A. Zaiß (Hrsg.)
DRG: Verschlüsseln leicht gemacht

A. Zaiß (Hrsg.)

DRG: Verschlüsseln leicht gemacht

Deutsche Kodierrichtlinien mit Tipps, Hinweisen und Kommentierungen

Mit Beiträgen von B. Busse, D. Dreizehnter, S. Hanser, F. Metzger und A. Rathgeber

2. aktualisierte Auflage

Deutscher Ärzte-Verlag Köln

Dr. med. Albrecht Zaiß
Medizinische Informatik
Universitätsklinikum Freiburg
Stefan-Meier-Str. 26
79104 Freiburg

Mit 26 Abbildungen und 30 Tabellen

ISBN: 3-7691-3213-0

Bestellservice
■ Fax: 0049 (0) 22 34 / 70 11-476
■ E-Mail: www.vsbh@aerzteverlag.de

Bibliografische Information Der Deutschen
Bibliothek
Die Deutsche Bibliothek verzeichnet diese
Publikation in der Deutschen Nationalbiblio-
grafie; detaillierte bibliografische Daten sind im
Internet über http://dnb.ddb.de abrufbar.

Copyright © 2004 by
Deutscher Ärzte-Verlag GmbH
Dieselstraße 2, 50859 Köln

Umschlagkonzeption: Hans Peter Willberg
und Ursula Steinhoff
Titelgrafik: Eva Kroll

Satz: Deutscher Ärzte-Verlag, Köln
Druck/Bindung: Kösel, Kempten

5 4 3 2 1 0 / 600

AUTORENVERZEICHNIS

Bettina Busse
Leistungsdokumentation und Statistik
Geschäftsbereich Patientenangelegenheiten
Universitätsklinikum Freiburg
Hugstetter Straße 55
79106 Freiburg im Breisgau

Dr. med. Dorothea Dreizehnter
Medizincontrolling
Städtisches Klinikum Karlsruhe gGmbH
Moltkestraße 90
76133 Karlsruhe

Susanne Hanser
Medizinische Informatik
Universitätsklinikum Freiburg
Stefan-Meier-Straße 26
79104 Freiburg im Breisgau

Dr. med. Franz Metzger
Medizincontrolling
Klinikum Mannheim gGmbH
Theodor-Kutzer-Ufer 1-3
68167 Mannheim

Angelika Rathgeber
Medizincontrolling und Qualitätsmanagement
Klinikum Offenbach
Starkenburgring 66
63069 Offenbach

Dr. med. Albrecht Zaiß
Medizinische Informatik
Universitätsklinikum Freiburg
Stefan-Meier-Straße 26
79104 Freiburg im Breisgau

INHALTSVERZEICHNIS

Spezielle Kodierrichtlinien

VORWORT

Mit Einführung der Fallpauschalen wird die Finanzierung der Kranken-
häuser ab dem Jahr 2003 auf eine völlig neue Basis gestellt. Dann wird mit
Hilfe von Fallpauschalen nicht mehr die Verweildauer, sondern die
tatsächlich erbrachte Leistung der Krankenhäuser vergütet. Die Höhe der
Vergütung ergibt sich durch die Klassifikation jedes einzelnen Patienten.
Dazu stehen Fallgruppen, so genannte „Diagnosis Related Groups" –
(DRGs) zur Verfügung. Maßgeblich für die Einordnung sind die Erkrankung
des Patienten, größere Behandlungsschritte und manchmal auch das Alter.

Da die Finanzierung des Krankenhauses auf den DRGs beruht, kommt der
korrekten Kodierung eine große Bedeutung zu. Eine unvollständige oder
falsche Kodierung könnte weit reichende ökonomische Folgen haben. Es ist
also unerlässlich, dass vergleichbare Krankenhausfälle auch derselben
DRG zugeordnet werden. Diese Forderung kann jedoch nur erfüllt werden,
wenn Diagnosen- und Prozedurenklassifikationen in einheitlicher Weise
angewendet werden. Kodierrichtlinien regeln und unterstützen diesen
Prozess, um möglichst auch in schwierigen Fällen eine eindeutige Verschlüsselung zu ermöglichen.

Die allgemeinen und speziellen Kodierrichtlinien werden künftig zum
Handwerkszeug im Krankenhaus gehören. Die korrekte Anwendung der
Kodierrichtlinien wird durch den vorliegenden Kommentar erheblich
erleichtert. Er erläutert sie und vereinfacht ihre Anwendung, in dem er auch
bei komplizierten Fragestellungen weiterhilft. Der Kommentar wird aus dem
Krankenhausalltag schon bald nicht mehr wegzudenken sein.

Wolfgang Pföhler

Präsident der Deutschen Krankenhausgesellschaft

Vorsitzender des Vorstandes der
Baden-Württembergischen Krankenhausgesellschaft

ABKÜRZUNGSVERZEICHNIS

Abkürzung	Bezeichnung
ACS	Australian Coding Standard
AICD	Automatischer implantierbarer Cardioverter/Defibrillator
AIDS	Acquired Immune(o) Deficiency Syndrome
a.n.k.	anderenorts nicht klassifiziert
Anti-HBe	Antikörper gegen Hbe-Antigen bei Virus-Hepatitis
AR-DRG	Australian Refined Diagnosis Related Groups
AV	atrioventrikulär
BCG	Bacillus Calmette-Guérin
BEL	Beckenendlage
BE	Broteinheit
BPflV	Bundespflegesatzverordnung
BQ	Blutungsquelle
BZ	Blutzucker
CCL	Clinical Complexity Level
CK	Kreatinkinase
COPD	Chronisch obstruktive Lungenkrankheit (Chronic obstructive pulmonary disease)
CT	Computertomographie
CTG	Cardiotokographie
DIMDI	Deutsches Institut für Medizinische Information und Dokumentation
DKG-NT	Tarifwerk der Deutschen Krankenhausgesellschaft
DKR	Deutsche Kodierrichtlinie
DRG	Diagnosis Related Group
DV	Datenverarbeitung
EKG	Elektrokardiogramm
EUG	Extrauteringravidität
FGM	Weibliche Genitalmutilation
G-DRG	German Diagnosis Related Groups
ggf.	gegebenenfalls
GIB	Gastrointestinale Blutung
GOÄ	Gebührenordnung für Ärzte
GvHD	Graft-versus-Host-Krankheit (Graft versus Host Disease)
HBV	Hepatitis-B-Virus
HD	Hauptdiagnose
HHL	Hinterhauptslage
HIV	Humanes Immundefizienz-Virus
HPV	Humanes Papilloma Virus
H. pylori	Helicobacter pylori
HWI	Harnwegsinfekt
ICD	Internationale Klassifikation der Krankheiten (International Classification of Diseases)
ICD-9	Internationale Klassifikation der Krankheiten, Verletzungen und Todesursachen, 9. Revision
ICD-10	Internationale statistische Klassifikation der Krankheiten und verwandter Gesundheitsprobleme, 10. Revision

ICD-10-GM	Internationale statistische Klassifikation der Krankheiten und verwandter Gesundheitsprobleme, 10. Revision, German Modification
ICD-10-SGB-V	Internationale statistische Klassifikation der Krankheiten und verwandter Gesundheitsprobleme, 10. Revision, Ausgabe für die Zwecke des Fünften Buches Sozialgesetzbuch (SGB V)
i.d.R.	in der Regel
KH	Krankheit
KHEntgG	Krankenhausentgeltgesetz
KHK	Koronare Herzkrankheit
MDK	Medizinischer Dienst der Krankenversicherung
MM	Muttermund
MRSA	Methicillin-resistenter Staphylococcus aureus
NCCH	National Centre of Classification in Health
ND	Nebendiagnose
N.n.bez.	Nicht näher bezeichnet
OPS	Operationen- und Prozedurenschlüssel
OPS-301	Operationen- und Prozedurenschlüssel nach § 301 SGB V, Internationale Klassifikation der Prozeduren in der Medizin
pAVK	Periphere arterielle Verschlusskrankheit
PCCL	Patient Clinical Complexity Level
PCR	Polymerasekettenreaktion (Polymerase Chain Reaktion)
PTCA	Percutaneous Transluminal Coronary Angioplasty
RCA	Right Coronary Artery
RIVA	Ramus Interventricularis Anterior
RR	Riva-Rocci (Blutdruckmessung)
s.	siehe
s.a.	siehe auch
SHT	Schädel-Hirn-Trauma
SSW	Schwangerschaftswoche
TEP	Totalendoprothese
TUR	Transurethrale Resektion (TUR-B, TUR-P)
usw.	und so weiter
vs.	versus
WHO	Weltgesundheitsorganisation
z.B.	zum Beispiel
Z.n.	Zustand nach
z.Zt.	zur Zeit

Einleitung

Im Rahmen der Einführung des DRG-Systems ist immer wieder zu hören, wie überaus wichtig die Rolle der **medizinischen Dokumentation** in Zukunft sein wird. Aus gutem Grund, denn schließlich ist die Kodierung von Diagnosen mit der ICD-10-GM und von Prozeduren mit dem OPS-301 der Dreh- und Angelpunkt für die Fallgruppierung nach dem DRG-System. Denn nur eine regelrechte und einheitliche Verschlüsselung medizinischer Sachverhalte (Hauptdiagnose, Nebendiagnose, aufwändige Untersuchungen, Operationen) sichert die Eingruppierung vergleichbarer medizinischer Fälle in ein und dieselbe DRG. Auf der so definierten Basis homogener Fallgruppen werden die Kostengewichte für die Vergütung berechnet und damit die zukünftige Finanzlage der Krankenhäuser mit bestimmt. Die Kodierrichtlinien sind ein sehr wichtiger und zentraler Baustein für die Einführung des DRG-Systems, da sie die rechtlich verbindliche Grundlage für eine einheitliche Verschlüsselung gleicher medizinischer Sachverhalte und somit die Voraussetzung für die korrekte Kalkulation kostenhomogener Fallgruppen und für eine einheitliche Abrechnung darstellen.

Im September 2001 erschienen die "Deutschen Kodierrichtlinien, Allgemeine und Spezielle Kodierrichtlinien für die Verschlüsselung von Diagnosen und Prozeduren (Version 2002)" als Gesamtausgabe und mussten ab dem 1. Januar 2002 verbindlich angewendet werden. In der Zwischenzeit wurden die Kodierrichtlinien von den Selbstverwaltungspartnern mehrfach angepasst und in der aktuell gültigen Version 2004 am 23. September 2003 verabschiedet. Die inhaltliche Bearbeitung und Aufbereitung erfolgte durch die „AG Klassifikation der Selbstverwaltung", Deutschen Krankenhausgesellschaft (DKG), Spitzenverbände der Krankenkassen (GKV), Verband der privaten Krankenversicherung (PKV), Institut für das Entgeltsystem im Krankenhaus (InEK), mit fachlicher Begleitung durch das Deutsche Institut für Medizinische Information und Dokumentation (DIMDI) und Unterstützung durch ein Team der Abteilung Medizinische Informatik des Universitätsklinikums Freiburg.

Die Inhalte der ersten Version 2002 der Deutschen Kodierrichtlinien waren eng an die „Australian Coding Standards", (ICD-10-AM, Band 5, 1st und 2nd Edition) angelehnt. Aber übersetzen allein reichte bei weitem nicht aus. Jede Regel musste an die deutschen Verhältnisse im Hinblick auf eine andere Zielgruppe (Ärzte vs. australische Kodierer), eine andere Prozedurenklassifikation, andere Versorgungs- und Vergütungsstrukturen, etc. angepasst und in der Selbstverwaltung abgestimmt werden.

Die Version 2004 der Deutschen Kodierrichtlinien wurde von den Selbstverwaltungspartnern in enger Anlehnung an die Vorversion 2003 unter redaktionellen Aspekten mit Fehlerbeseitigung sowie Anpassung an die neuen Versionen 2004 für die ICD-10-GM, den OPS-301 und das G-DRG-System überarbeitet. Dabei wurde das Regelwerk an sich nicht wesentlich modifiziert. Eingearbeitet wurden notwendige Inhalte der Abrechnungsbestimmungen (KFPV 2004). Neu aufgenommen wurde die DKR *0303c Versagen und Abstoßungsreaktion nach Transplantation,* die DKR *0507a Münchhausen-Stellvertreter-Syndrom* wurde gestrichen.

Es wird sich sicher nicht für jede offene (Kodier-) Frage eine direkte Antwort in den Kodierrichtlinien finden. Für die Einführung des DRG-Systems sind die Kodierrichtlinien eine extrem wichtige und zukünftig für die Dokumentation und Abrechnung rechtsverbindliche Arbeitsgrundlage. Im Zuge der Entwicklung der G-DRGs müssen die Kodierrichtlinien mit gepflegt und weiterentwickelt werden, wobei bei Bedarf zusätzliche Regeln aufgenommen und überflüssige gestrichen werden können.

Die "Allgemeinen Kodierrichtlinien für die Verschlüsselung von Krankheiten und Prozeduren" enthalten allgemein gültige Kodierregeln, wie zum Beispiel die korrekte Bestimmung der Hauptdiagnose und der Nebendiagnosen. Die Speziellen Kodierrichtlinien, die sich in ihrer Gliederung an den Krankheitskapiteln der ICD-10-GM orientieren, enthalten ca. 200 verschiedene Kodierrichtlinien. Diese speziellen Richtlinien sind krankheitsspezifisch und regeln die Kodierung für bestimmte Krankheiten (z.B. Kodierung bei Malignomen), für Ausnahmen (z.B. Kodierung bei HIV/AIDS-Krankheit), für Zweifelsfälle und für besondere Situationen (z.B. Kodierung von beatmeten Patienten).

Zahlreiche Seminare mussten zur Vermittlung der Inhalte der Deutschen Kodierrichtlinien und zur Umsetzung der neuen Kodieraufgaben durchgeführt werden. Alle Autoren des Buches arbeiten im Krankenhaus vor Ort, klären Kodierfragen, schulen ärztliche Mitarbeiter und haben eine umfangreiche Seminarerfahrung.

Vor diesem Hintergrund entstand die Idee dieses Buches:

- Die offiziellen Kodierrichtlinien durch Kommentare zielgruppengerecht zu ergänzen.
- Praxisorientierte Tipps und Kommentare zu den einzelnen Kodierrichtlinien zu erstellen.
- Schulungsmaterialien, wie Übersichten, Flussdiagramme, Tabellen, Abbildungen und Beispiele bereitzustellen.
- Sinnvolle und nach medizinischen Gesichtspunkten gegliederte Zusammenfassungen für Themenbereiche auszuarbeiten, wie z.B. Tumoren und Geburtshilfe.
- Insbesondere für die speziellen Kodierrichtlinien alle kodierungsrelevanten Informationen aus der ICD-10-GM, dem OPS-301 und den Deutschen Kodierrichtlinien zusammenzutragen und darzustellen.

Ganz im Vordergrund stand und steht die sachgerechte Kodierung der Diagnosen und Prozeduren nach den Regeln der Deutschen Kodierrichtlinien, der ICD-10-GM und des OPS-301.

Bewusst wurde auf eine Diskussion der Eigenschaften der australischen und der deutschen Grouper-Versionen und auf eine Optimierung der Kodierung unter Erlösaspekten verzichtet.

Der Begriff „Medizinische Dokumentation" umfasst die Methoden, die Tätigkeiten und das Ergebnis des Sammelns, Erschließens, Speicherns, Ordnens, Aufbewahrens und der gezielten Wiedergewinnung medizinischer Informationen oder medizinischen Wissens zu spezifischen Frage- und Aufgabenstellungen. Mit „Kodierung" oder „Verschlüsselung" wird die Einordnung einer Diagnose/Prozedur in eine Klasse einer Diagnosen/Prozeduren-Klassifikation bezeichnet, wobei der Kode bzw. die Schlüsselnummer der betreffenden Klasse in der Regel mit genannt wird.

Vor der Kodierung muss eine exakte Diagnose gestellt werden. Dies ist Aufgabe des behandelnden Arztes. Die Kodierrichtlinien können die Frage „Wann ist ein Diabetes mellitus entgleist und wann nicht?" oder „Handelt es sich um eine Phlegmone, einen Abszess, eine Gelenkinfektion, eine Osteomyelitis?" nicht beantworten. Je präziser die Diagnose gestellt und je präziser sie begrifflich fixiert ist, desto leichter ist die Kodierung mit der ICD-10-GM. Das gleiche gilt für die Kodierung von Prozeduren mit dem OPS-301.

Die Erfahrung im Umgang mit Kodierungsfragen hat gezeigt, dass es viele Situationen und Beispiele gibt, in der „Kodierexperten" höchst unterschiedlicher Meinung sind. Die Variation eines Beispieltextes um ein Wort oder eine geringfügig andere Interpretation eines Begriffes kann die Kodierung eines Falles gänzlich verändern. Dies zeigt die Schwierigkeiten im Umgang mit dieser Materie.

Alle Kodierbeispiele wurden sehr sorgfältig erstellt und sind nach Meinung der Autoren und des Herausgebers korrekt verschlüsselt. Sie stellen unsere Meinung zu diesen Kodierfragen dar und haben keine Rechtsverbindlichkeit. Haftungsansprüche sind somit ausgeschlossen. Die Flussdiagramme sollen die jeweiligen Inhalte sowie die Vorgehensweise grafisch darstellen und damit die Kodierung unterstützen. Sie sind nicht für die Programmierung gedacht und deshalb auch nicht streng formalisiert.

Das Thema „Korrektes Verschlüsseln für DRGs" ist neu in den deutschen Krankenhäusern, ebenso dieses Buch zu diesem Thema. Wir bedanken uns bei allen, die uns durch ihre Fragen, ihre Beispiele und Anregungen geholfen haben, dieses trockene und manchmal auch schwierige Thema zu bearbeiten. Für Anregungen und Vorschläge zur Weiterentwicklung sowie für Fehlerkorrekturen sind wir dankbar.

Albrecht Zaiß

Freiburg, Januar 2004

Grundlagen

Albrecht Zaiß

Die folgende Abbildung zeigt schematisch den Datenfluss der Daten eines Behandlungsfalls unter dem Blickwinkel der Eingruppierung in eine DRG und unter dem Aspekt der Kostenkalkulation. Sinn und Zweck der Kodierrichtlinien wurde bereits in der Einleitung beschrieben. Der „Wirkungsbereich" der Deutschen Kodierrichtlinien ist grau hinterlegt und im Kommentar zu DKR *D001a Allgemeine Kodierrichtlinien* genauer erläutert.

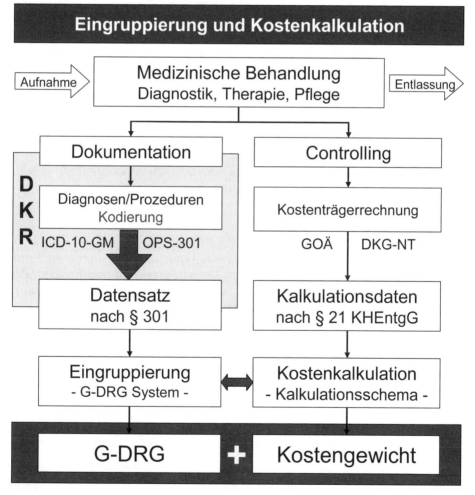

Abbildung E-1: Eingruppierung und Kostenkalkulation im G-DRG-System

Maßgeblich für die Eingruppierung eines Behandlungsfalls in eine DRG sind die mit der ICD-10-GM kodierten Diagnosen, die mit dem OPS-301 kodierten Prozeduren sowie weitere Daten, wie z.B. Alter und Aufnahmegewicht. Die Kalkulationsdaten eines Behandlungsfalls werden mit Hilfe der Kostenträgerrechnung ermittelt, wobei jedoch einem ICD-Kode bzw. einem OPS-Kode i.d.R. keine Kosten direkt zugeordnet werden. Erst bei der Kostenkalkulation zur Bestimmung der relativen Kostengewichte für jede DRG werden sowohl die Gruppierungsdaten als auch die Kalkulationsdaten (Fallkosten, Kostenstellen/Kostenartenschema) benötigt.

Diagnosen

Sinn und Zweck der Kodierung von Diagnosen ist es, mit den ICD-Kodes für die Haupt- und Nebendiagnosen den Zustand des Patienten bei Aufnahme, mögliche Komplikationen während der Behandlung und die Indikationen für spezifische diagnostische, therapeutische und pflegerische Maßnahmen (Prozeduren) klassifizierend zu beschreiben. Auf der Basis dieser klassifizierenden Daten erfolgt die Eingruppierung des Behandlungsfalls im DRG-System.

Die Praxis hat gezeigt, dass die richtige Kodierung der Diagnosen mit der ICD-10-GM wesentlich mehr Schwierigkeiten bereitet als die Verschlüsselung der Prozeduren mit dem OPS-301. Das liegt vor allem an der ICD-10-GM selbst, da diese mit ihren eigenen Regeln, den vielen Hinweisen, Inklusiva und Exklusiva schwierig zu handhaben ist.

Prozeduren

Sinn und Zweck der Kodierung von Prozeduren ist es, die während eines Behandlungsfalls durchgeführten Leistungen und den damit verbundenen Aufwand mit Hilfe von OPS-Kodes klassifizierend zu beschreiben. Auf der Basis dieser klassifizierenden Daten erfolgt die Eingruppierung des Behandlungsfalls im DRG-System.

Was bedeutet nun DRG-Relevanz eines OPS-Kodes?

(A)   Jeder OPS-Kode, der im DRG-System bei der Eingruppierung verwendet wird.

(B)   OPS-Kodes, die aufwändige Prozeduren abbilden und die bei der Weiterentwicklung des DRG-Systems potenziell eine ökonomisch differenzierende Bedeutung für einen DRG-Split bekommen können.

(C)   Jede Leistung, die nicht mit einem OPS-Kode verschlüsselt oder verschlüsselbar ist, ist für das DRG-System verloren, denn dafür gibt es kein Geld.

Welche Antworten sind richtig?

Antwort (A) ist sicher richtig. In der derzeitigen Version 2004 des DRG-Systems ergibt sich kapitelweise für die in den DRG-Definitionstabellen verwendeten „DRG-relevanten" OPS-Kodes folgende Übersicht:

Amtlicher OPS-301 V 2004		Anzahl Kodes	davon DRG-relevant	in %
Kapitel	**Bezeichnung**			
1	Diagnostische Maßnahmen	912	462	50,7%
3	Bildgebende Diagnostik	108	10	9,3%
5	Operationen	20022	18.340	91,6%
8	Nichtoperative therapeutische Maßnahmen	1224	627	51,2%
9	Ergänzende Maßnahmen	44	19	43,2%
Summe		**22.310**	**19.458**	**87,2%**

Tabelle E-1:   Übersicht zu den DRG-relevanten OPS-Kodes

Antwort (B) ist ebenfalls richtig. Diese Prozeduren müssen heute schon kodiert werden, damit diese, zusammen mit den Kostendaten, bei der Weiterentwicklung des DRG-Systems schon frühzeitig, d.h. in der nächsten Kalkulationsrunde, berücksichtigt werden können. Aus methodischen Gründen werden wahrscheinlich jedoch nur solche OPS-Kodes in das DRG-System aufgenommen werden, die eine ausreichende ökonomisch differenzierende „Kraft" haben, kosteninhomogene DRGs diskriminatorisch zu trennen und einen DRG-Split bewirken können. Das sind insbesondere aufwändige und besonders teure Leistungen.

Antwort (C) ist falsch. Die Berechnung der Kostengewichte erfolgt anhand der Kalkulationsdaten, die auch den Aufwand von nicht mit dem OPS-301 kodierten Prozeduren berücksichtigen, wie z.B. Hotelkosten, Beratung, Konsultationen, Arzneimittel. Im DRG-System erfolgt nämlich keine Einzelleistungsvergütung von Prozeduren nach dem OPS-301.

Merke: Die ICD- und OPS-Kodes werden für die Eingruppierung des Behandlungsfalls im DRG-System und für die Weiterentwicklung des DRG-Systems benötigt.

Mit den ICD-Kodes wird der Zustand des Patienten klassifizierend beschrieben.

Mit den OPS-Kodes werden die durchgeführten Leistungen klassifizierend beschrieben.

Notizen:

Allgemeine Kodierrichtlinien

Albrecht Zaiß

Allgemeine Kodierrichtlinien für Krankheiten

Albrecht Zaiß

Kapitelübersicht:

DKR	Titel	kommentiert	nicht kommentiert
D001a	Allgemeine Kodierrichtlinien	X	
D002c	Hauptdiagnose	X	
D003b	Nebendiagnosen	X	
D004a	Syndrome		X
D005a	Folgezustände		X
D006a	Akute und chronische Krankheiten	X	
D007a	Aufnahme zur Operation, Operation nicht durchgeführt		X
D008b	Verdachtsdiagnosen	X	
D009a	„Sonstige" und „nicht näher bezeichnete" Schlüsselnummern	X	
D010a	Kombinations-Schlüsselnummern	X	
D011a	Doppelkodierung	X	
D012a	Mehrfachkodierung	X	
D013c	Im Systematischen Verzeichnis verwendete formale Vereinbarungen		X
D014a	Im Alphabetischen Verzeichnis und im ICD-10-GM-Diagnosenthesaurus verwendete formale Vereinbarungen		X

Die allgemeinen Kodierrichtlinien für Krankheiten regeln insbesondere in den angegebenen DKR die folgenden Fragen:

- Wer ist für die Kodierung verantwortlich?
    - o D001a Allgemeine Kodierrichtlinien
- Welche Diagnosen/Symptome sind zu kodieren?
    - o D001a Allgemeine Kodierrichtlinien, abnorme Befunde
    - o D002c Hauptdiagnose
    - o D003b Nebendiagnosen
- Was ist die Hauptdiagnose?
    - o D002c Hauptdiagnose

- Was ist die Hauptdiagnose in besonderen Situationen?
  - D002c Hauptdiagnose
  - D007a Aufnahme zur Operation, Operation nicht durchgeführt
  - D008b Verdachtsdiagnosen
- In welcher Reihenfolge sind Diagnosen anzugeben?
  - D003b Nebendiagnosen
  - D012a Mehrfachkodierung
- Wie sind Diagnosen zu kodieren?
  - D001a Allgemeine Kodierrichtlinien
  - D009a Sonstige und nicht näher bezeichnete Schlüsselnummern
  - D010a Kombinations-Schlüsselnummern
  - D012a Mehrfachkodierung
  - D013c Im systematischen Verzeichnis verwendete formale Vereinbarungen
  - D014a Im Alphabetischen Verzeichnis und im ICD-10-GM-Diagnosenthesaurus verwendete formale Vereinbarungen
- Wie oft sind Diagnosen zu kodieren?
  - D011a Doppelkodierung
- Wie sind besondere Diagnosen zu kodieren?
  - D004a Syndrome
  - D005a Folgezustände
  - D006a Akute und chronische Krankheiten

In den nun folgenden Kommentaren zu den einzelnen Kodierrichtlinien wird auf diese Fragen eingegangen.

Die Praxis hat gezeigt, dass die Kodierung der Diagnosen mit der ICD-10-GM wesentlich schwieriger ist als die Kodierung der Prozeduren mit dem OPS-301.

D001a Allgemeine Kodierrichtlinien

Wirkungsbereich und Verantwortung für die Kodierung

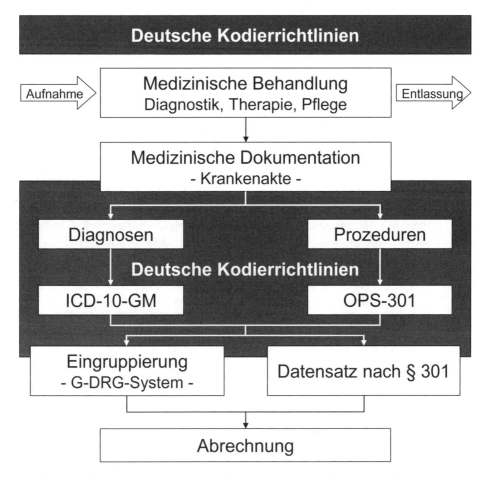

Abbildung D-1: „Wirkungsbereich" der Deutschen Kodierrichtlinien

Zusammen mit den Aussagen in der Einleitung zu den Deutschen Kodierrichtlinien regelt diese Kodierrichtlinie die Verantwortung für die Kodierung
der Diagnosen und Prozeduren und verlangt die Übereinstimmung mit der
klinischen Dokumentation in der Krankenakte.

DKR, Einleitung zu Version 2002:

> „Die Verantwortung für die Dokumentation von Diagnosen und
> Prozeduren, insbesondere der Hauptdiagnose, liegt beim behandeln-
> den Arzt, unabhängig davon ob er selbst oder eine von ihm beauf-
> tragte Person die Verschlüsselung vornimmt."

DKR D001a:

> „Die Auflistung der Diagnosen bzw. Prozeduren liegt in der Verant-
> wortung des behandelnden Arztes. Vor der Kodierung jeglicher aufge-
> zeichneter Diagnose bzw. Prozedur müssen die Informationen anhand
> der Krankenakte nachgeprüft werden."

Der „Wirkungsbereich" der Deutschen Kodierrichtlinien ist in Abbildung D-1
schematisch dargestellt. Durch die gesetzlich verankerte Aufgabe des
Medizinischen Dienstes der Krankenversicherung (MDK), die Kodierung der
stationären Behandlungsfälle zu überprüfen, ist die Übereinstimmung der
Kodierung mit der Krankenakte und deren Nachvollziehbarkeit sehr wichtig.
Deshalb sollte die Krankenakte zu folgenden Fragen Auskunft geben
können:

- Warum wurde eine Diagnose gestellt?
- Wodurch war die Diagnose begründet?
- Welcher Aufwand war mit der Diagnose verbunden?
- Welche Prozeduren wurden durchgeführt?
- Warum wurde eine Prozedur veranlasst?

Abnorme Befunde

DKR D001a:

> Abnorme Labor-, Röntgen-, Pathologie- und andere diagnostische
> Befunde werden nicht kodiert, es sei denn, sie haben eine klinische
> Bedeutung. Z.B. wird eine im Labortest gefundene leicht erhöhte
> Gamma-GT, die keine weiteren diagnostischen oder therapeutischen
> Maßnahmen nach sich zieht, nicht kodiert.

Nun zeigt z.B. bei einer Tibiafraktur das Röntgenbild einen pathologischen
Befund mit klinischer Bedeutung, der somit mit dem ICD-Kode *R93.6
Abnorme Befunde bei der bildgebenden Diagnostik der Extremitäten*
verschlüsselt werden kann. Diese Kodierung bringt jedoch keine zusätzliche
Information, da der Kode für die Diagnose „Fraktur" bereits alle wesent-

lichen Informationen enthält. Deshalb wird nur die Fraktur kodiert. Der pathologische Röntgenbefund wird nicht kodiert.

Dieser Überlegung wurde auch bei der 3rd Edition der „Australian Coding Standards" Rechnung getragen.

ACS 0010, 3rd Ed.:

> "Laboratory, X-ray, pathologic and other diagnostic results should be coded where they clearly add specificity to already documented conditions **and** they meet the definition of an additional diagnosis as defined in ACS 0002 *Additional diagnoses*."

Empfehlung: Abnorme Labor-, Röntgen-, Pathologie- und andere diagnostische Befunde nur dann mit einem ICD-10-Kode kodieren, wenn dadurch die Spezifität des bisher dokumentierten Datensatzes signifikant erhöht wird.

Die Definition in DKR *D003b Nebendiagnosen* ist mehr oder weniger automatisch erfüllt, da diagnostische Maßnahmen in der Definition explizit genannt sind.

Sich anbahnende oder drohende Krankheit

Eine sich anbahnende oder drohende Krankheit wird nur dann kodiert, wenn es dafür in der ICD-10-GM einen spezifischen Eintrag, wie z.B. das Inklusivum „Drohender zerebrovaskulärer Insult" bei *G45.9 Zerebrale transitorische ischämische Attacke, nicht näher bezeichnet,* gibt. In allen anderen Fällen werden nur die tatsächlich vorliegenden Diagnosen kodiert.

Diese Regel basiert auf dem Grundprinzip der Diagnosenkodierung, mit den ICD-Kodes den „Zustand" des Patienten zu beschreiben. Was auch den weiteren Schluss erlaubt, dass Diagnosen, die sicher ausgeschlossen sind und somit nicht vorliegen, auch nicht kodiert werden.

D002c   Hauptdiagnose

Zur genauen Bestimmung der Hauptdiagnose, die für die Eingruppierung eines Behandlungsfalles im DRG-System von entscheidender Bedeutung ist, ist es sinnvoll, zwischen Regeln zur

- Auswahl von Diagnosen/Symptomen
- Festlegung der Hauptdiagnose
- Kodierung der Hauptdiagnose mit der ICD-10-GM

zu unterscheiden und auch in dieser Reihenfolge bei der Zuweisung der Hauptdiagnose vorzugehen (s. Tabelle D-1). Dabei sind in jedem Fall ggf. zutreffende spezielle Kodierrichtlinien zu beachten.

Auswahl der Diagnosen, Symptome und Befunde zur Kodierung

Bei der Auswahl der „Kandidaten" für die Hauptdiagnose und Neben-diagnosen sind Diagnosen, Symptome, Befunde und andere Faktoren, die den Gesundheitszustand beeinflussen und zur Inanspruchnahme des Gesundheitswesens führen, zu betrachten. Im Regelfall ist dabei folgendes zu beachten:

- Für das DRG-System sind nur Diagnosen und Symptome mit Res-sourcenverbrauch relevant (s. DKR *D003b Nebendiagnosen*).

- Diagnosen haben Vorrang vor Symptomen und Befunden.

  - Symptome, die im Regelfall als eindeutige und unmittelbare Folge mit der zugrunde liegenden Krankheit vergesellschaftet sind, wer-den nicht kodiert.

  - Symptome, die ein eigenständiges, wichtiges Problem für die medi-zinische Betreuung darstellen, werden zusätzlich kodiert (s. DKR *D002b Hauptdiagnose*).

  - Abnorme Befunde werden nur dann zusätzlich kodiert, wenn da-durch die Spezifität des bisher dokumentierten Datensatzes signifi-kant erhöht wird (s. DKR *D001a Allgemeine Kodierrichtlinien*).

  - Spezielle DKR *1801a Befunde und Symptome* beachten.

- Liegen keine Symptome und pathologischen Befunde vor, handelt es sich um einen Beobachtungsfall (s. Kapitel XXI der ICD-10-GM).

- Der Umfang der kodierbaren Faktoren, die den Gesundheitszustand beeinflussen und zur Inanspruchnahme des Gesundheitswesens führen, ist durch das Kapitel XXI der ICD-10-GM bestimmt.

Aktivität	Zwischenüberschriften	DKR
Auswahl von Diagnosen, Symptomen und Befunden	Abnorme Befunde	D001a
	Nebendiagnosen	D003b
	Zuweisung der zugrunde liegenden Krankheit als Hauptdiagnose (Symptom als Nebendiagnose)	D002c
	Befunde und Symptome	1801a
Festlegung der Haupt-diagnose	Definition	D002c
	Zuweisung der zugrunde liegenden Krankheit als Hauptdiagnose	D002c
	Schlüsselnummern für Symptome, Befunde und ungenau bezeichnete Zustände	D002c
	Zwei oder mehr verwandte Krankheiten, die jeweils unabhängig voneinander der Definition der Hauptdiagnose entsprechen können	D002c
	Zwei oder mehr Diagnosen, die gleichermaßen der Definition der Hauptdiagnose entsprechen	D002c
	Schlüsselnummern aus Z03.0 bis Z03.9: Ärztliche Beobachtung und Beurteilung von Verdachtsfällen	D002c
	Nicht ausgeführter ursprünglicher Behandlungsplan	D002c
	Geplanter Folgeeingriff	D002c
	Interne Verlegung zwischen Abteilungen nach BPflV und KHEntgG	D002c
	Wiederaufnahme in dasselbe Krankenhaus	D002c
	Rückverlegungen aus anderen Krankenhäusern	D002c
	Aufnahme zur Operation, Operation nicht durchgeführt	D007a
	Verdachtsdiagnosen	D008b
Kodierung der Haupt-diagnose	Kreuz-Stern-System	D012a
	Akute und chronische Krankheiten	D006a
	Restzustand oder Art von Folgezuständen	D005a
	Tagesfall/mehrtägiger Aufenthalt	D002c

Tabelle D-1: Kodierrichtlinien und -regeln in Verbindung mit der Hauptdiagnose (Übersicht)

Festlegung der Hauptdiagnose

Mit der Veröffentlichung und verbindlichen Einführung der Deutschen Kodierrichtlinien wurde auch die wörtlich übersetzte Hauptdiagnosendefinition des australischen DRG-Systems (AR-DRG) übernommen.

DKR D002c:

„Die Hauptdiagnose wird definiert als:

„Die Diagnose, die nach Analyse als diejenige festgestellt wurde, die hauptsächlich für die Veranlassung des stationären Krankenhausaufenthaltes des Patienten verantwortlich ist."

Der Begriff „nach Analyse" bezeichnet die Evaluation der Befunde am Ende des stationären Aufenthaltes, um diejenige Krankheit festzustellen, die hauptsächlich verantwortlich für die Veranlassung des stationären Krankenhausaufenthaltes war. Die dabei evaluierten Befunde können Informationen enthalten, die aus der medizinischen und pflegerischen Anamnese, einer psychiatrischen Untersuchung, Konsultationen von Spezialisten, einer körperlicher Untersuchung, diagnostischen Tests oder Prozeduren, chirurgischen Eingriffen und pathologischen oder radiologischen Untersuchungen gewonnen wurden.

Die nach Analyse festgestellte Hauptdiagnose muss nicht der Aufnahmediagnose oder Einweisungsdiagnose entsprechen."

Die neue Definition steht im Gegensatz zur bisher geltenden WHO-Definition der Hauptdiagnose. Die Hauptdiagnose nach WHO gilt auch für die Abrechnung von Fallpauschalen und Sonderentgelte nach Bundespflegesatzverordnung und lautet (ICD-10, Band II Regelwerk):

„Für unikausale Morbiditätsanalysen ist derjenige Zustand als Hauptdiagnose auszuwählen, der während des jeweiligen Betreuungszeitraumes behandelt oder untersucht wurde. Die Hauptdiagnose ist als derjenige Zustand definiert, der am Ende der Gesundheitsbetreuung als Diagnose feststeht und der der Hauptanlass für die Behandlung und Untersuchung des Patienten war. Sind mehr als ein Zustand aufgeführt, ist derjenige auszuwählen, der den größten Aufwand an Mitteln erforderte. Erfolgte keine Diagnosestellung, dann ist das Hauptsymptom, der schwerwiegendste abnorme Befund oder die schwerwiegendste Gesundheitsstörung als Hauptdiagnose auszuwählen."

Im Vorfeld der DRG-Einführung hat die neue Definition der Hauptdiagnose eine umfangreiche Diskussion ausgelöst, auf die hier nicht näher eingegangen wird.

Wichtige Argumente für die neue Definition sind:

- Sie ist die Basis des AR-DRG-Systems.

- Sie ist durch ihren Bezug zum Anlass der Behandlung besser und eindeutiger bestimmbar.

Wichtige Gegenargumente sind:

- Ein höherer Aufwand für neuauftretende Krankheiten ohne Zusammenhang mit der ursprünglichen Krankheit kann nicht abgebildet werden.

- Komplikationen oder aufwändige Verläufe im Zusammenhang mit der Behandlung der ursprünglichen Krankheit können nicht adäquat abgebildet werden.

- Die unterschiedlichen Definitionen führen zu Problemen in der Übergangszeit.

Achtung: Führt die Anwendung der beiden o.g. Definitionen zu unterschiedlichen Hauptdiagnosen, so sind für diejenigen stationären Krankenhausfälle, die ggf. noch mit dem Fallpauschalen/Sonderentgelt-System der Bundespflegesatzverordnung abgerechnet werden, die Übergangsregelungen der Deutschen Kodierrichtlinien zu beachten.

> **Merke:** **Die Hauptdiagnose wird am Ende des stationären Aufenthaltes festgelegt.**
>
> **Als Hauptdiagnose ist diejenige Diagnose auszuwählen, die hauptsächlich den stationären Aufenthalt veranlasst hat.**
>
> **Die Hauptdiagnose gilt für den gesamten Krankenhausaufenthalt.**

Bei der weiteren Festlegung der Hauptdiagnose ist es wichtig, zwischen der Einweisung und der Aufnahme zu unterscheiden. Dabei helfen folgende Fragen:

Einweisung: Warum ging der Patient ins Krankenhaus? bzw.

Warum wurde der Patient ins Krankenhaus eingeliefert?

Aufnahme: Warum wurde der Patient im Krankenhaus **behalten**?

Salopp: „Warum wurde der Patient ins Bett gelegt?"

Die Einweisung beschreibt die Situation vor der Krankenhausaufnahme. Die Aufnahme beschreibt die Situation im Krankenhaus. In Verbindung mit der neuen Hauptdiagnosendefinition ist es daher ratsam, die Aufnahmegründe sorgfältig festzulegen und zu dokumentieren (s. Beispiel BD.01 bis BD.04).

Beispiel BD.01

Ein Patient mit bekannter Cholezystolithiasis wird zur elektiven Cholezystektomie stationär aufgenommen.

Hauptdiagnose:
> *Cholezystolithiasis*

Beispiel BD.02

Ein 7-jähriges Mädchen stürzt mit dem Fahrrad, zieht sich eine Kopfplatzwunde zu, ist wenige Sekunden bewusstlos und wird ins Krankenhaus eingeliefert. Bei der chirurgischen Versorgung der Kopfplatzwunde stellt der Arzt eine retrograde Amnesie für das Unfallereignis fest und veranlasst die stationäre Aufnahme wegen einer Commotio cerebri.

Hauptdiagnose:
> *Commotio cerebri*

Nebendiagnose(n):
> *Kopfplatzwunde*

Beispiel BD.03

Ein 76-jähriger Patient wird morgens wegen eines einseitigen Leistenbruchs stationär aufgenommen. Am Abend erleidet der Patient einen Hinterwandinfarkt, wird notfallmäßig versorgt und anschließend in die Innere Medizin verlegt.

Hauptdiagnose:
> *Hernia inguinalis, einseitig*

Nebendiagnose(n):
> *Akuter Myokardinfarkt der Hinterwand*

Beispiel BD.04

Eine 85-jährige Frau stürzt und wird mit einer Humerusschaftfraktur ins Krankenhaus eingeliefert. Nach chirurgischer Erstversorgung der Fraktur in der chirurgischen Notfallambulanz mit Anlage eines Gipsverbandes wird die Patientin zur Abklärung der Operabilität anschließend von einem Internisten untersucht. Dabei finden sich deutliche Zeichen einer ischämischen Herzkrankheit, so dass der Internist die stationäre Aufnahme auf einer kardiologischen Station veranlasst. Bei den weiteren Untersuchungen findet sich neben anderen Diagnosen eine atherosklerotische 2-Gefäßerkrankung, die mit einem ACVB operativ behandelt wird.

Hauptdiagnose:
> *Atherosklerotische Herzkrankheit*

Nebendiagnose(n):
> *Humerusschaftfraktur*

Sind unter Berücksichtigung der Aufnahmesituation aus den Diagnosen, Symptomen und Befunden die „Kandidaten" für die Hauptdiagnose bestimmt, so erfolgt die weitere Festlegung der Hauptdiagnose mit Abgrenzung zwischen Diagnose, Symptom und Beobachtungsfall nach dem Schema in Abbildung D-2.

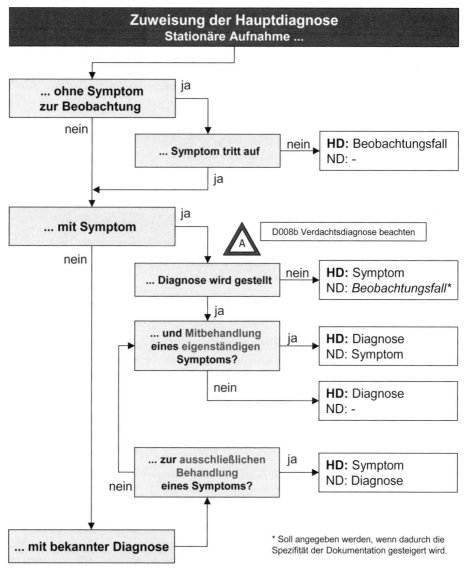

Abbildung D-2: Flussdiagramm Zuweisung der Hauptdiagnose

In diesem Flussdiagramm sind die Aussagen folgender Abschnitte der DKR *D002c Hauptdiagnose* berücksichtigt:

- Zuweisung der zugrunde liegenden Krankheit als Hauptdiagnose

- Schlüsselnummern für Symptome, Befunde und ungenau bezeichnete Zustände

- Schlüsselnummern aus Z03.0 bis Z03.9 für ärztliche Beobachtung und Beurteilung von Verdachtsfällen

Kann bei gegebener Symptomatik am Ende eines stationären Aufenthaltes eine Diagnose weder mit Sicherheit bestätigt noch mit Sicherheit ausgeschlossen werden, so ist für diese Situation die DKR *D008b Verdachtsdiagnosen* anzuwenden.

> **Merke:** **Für die Zuweisung der Hauptdiagnose gilt: Diagnose vor Symptom vor Beobachtung.**
>
> **Wird ausschließlich ein Symptom behandelt, so wird das Symptom zur Hauptdiagnose.**
>
> **Ist eine Diagnose weder sicher bestätigt noch sicher ausgeschlossen, so ist DKR *D008b Verdachtsdiagnosen* zu beachten.**

Hauptdiagnose bei mehreren Diagnosen bzw. Symptomen

In der bisherigen Darstellung und in Abbildung D-2 ist der vereinfachte Fall dargestellt, dass nur eine Diagnose bzw. ein Symptom als Kandidat für die Hauptdiagnose in Frage kommt. In der Praxis ist die Hauptdiagnose oft aus mehreren Diagnosen bzw. Symptomen auszuwählen.

In den beiden Abschnitten

- zwei oder mehr verwandte Krankheiten, die jeweils unabhängig voneinander der Definition der Hauptdiagnose entsprechen können,

- zwei oder mehr Diagnosen, die gleichermaßen der Definition der Hauptdiagnose entsprechen

der DKR *D002c Hauptdiagnose* wird festgelegt, dass in solchen Situationen die Auswahl und Festlegung der Hauptdiagnose durch den behandelnden Arzt erfolgt. Wenn mehrere Diagnosen bzw. Symptome gleichermaßen die Kriterien der Definition der Hauptdiagnose erfüllen, soll diejenige Diagnose bzw. dasjenige Symptom ausgewählt werden, die bzw. das für die Untersuchung und/oder Behandlung die meisten Ressourcen verbraucht hat (S. Beispiel BD.05).

> **Merke:** Bei mehreren Diagnosen/Symptomen, die als Hauptdiagnose in Frage kommen, wählt der behandelnde Arzt die Hauptdiagnose unter Berücksichtigung des Ressourcenverbrauchs aus.

Beispiel BD.05

Eine 82-jährige multimorbide Frau wird mit einem entgleisten Diabetes mellitus, einer dekompensierten Herzinsuffizienz, einer Hypertonie und einer Infekt-exazerbation bei chronisch obstruktiver Bronchitis stationär aufgenommen. Der pulmonale Infekt wird mit einem teuren Breitbandantibiotikum behandelt. Die anderen Diagnosen werden medikamentös behandelt.

Bei Entlassung legt der behandelnde Arzt aufgrund des Ressourcenverbrauchs die Hauptdiagnose fest.

Hauptdiagnose:
  Chronisch obstruktive Lungenkrankheit mit Infektexazerbation
Nebendiagnose(n):
  Dekompensierte Herzinsuffizienz
  Diabetes mellitus, entgleist
  Hypertonie

Hauptdiagnose in besonderen Situationen

Die restlichen Abschnitte in der DKR *D002c Hauptdiagnose* und andere allgemeine DKR regeln die Festlegung der Hauptdiagnose in besonderen Situationen:

- **Verdachtsdiagnose**

  Ist die Hauptdiagnose am Ende des stationären Aufenthaltes weder sicher bestätigt noch sicher ausgeschlossen, so ist die DKR *D008b Verdachtsdiagnose* zu beachten.

- **Nicht ausgeführter ursprünglicher Behandlungsplan**

  Eine Modifikation eines geplanten Behandlungsablaufs hat keinen Ein-fluss auf die Festlegung der Hauptdiagnose. Siehe dazu auch DKR *D007a Aufnahme zur Operation, Operation nicht durchgeführt,* die die Festlegung der Hauptdiagnose in gleicher Weise regelt.

- **Geplanter Folgeeingriff** (Zitat aus DKR *D002c Hauptdiagnose*)

  „Bei einer Aufnahme zu einer zweiten oder weiteren Operation nach einem Ersteingriff, die zum Zeitpunkt des Ersteingriffs im Rahmen der Gesamtbehandlung bereits als Folgeeingriff geplant war, wird die ursprüngliche Krankheit als Hauptdiagnose kodiert. Das gilt auch dann, wenn die ursprüngliche Krankheit nicht mehr vorhanden ist."

- **Interne Verlegung zwischen Abteilungen nach BPflV und KHEntgG**

  Dieser Abschnitt regelt die Festlegung der Hauptdiagnose für eine nicht unterbrochene Gesamtbehandlung, die sich in einem Krankenhaus über mehrere Fachabteilungen mit internen Verlegungen erstreckt. Hier ist erst am Ende des gesamten Krankenhausaufenthaltes die Hauptdiagnosendefinition auf diejenigen Diagnosen/Symptome/Befunde anzuwenden, die hauptsächlich für die Veranlassung der stationären Aufnahme in die erste mit DRGs abrechnende Fachabteilung verantwortlich sind. Dies gilt auch, wenn der Patient mehrfach zwischen Abteilungen nach BPflV (z.B. Psychiatrie) und KHEntgG (z.B. Innere Medizin, Chirurgie) verlegt wurde.

- **Wiederaufnahme in dasselbe Krankenhaus und Rückverlegungen aus anderen Krankenhäusern**

  Dieser Abschnitt regelt die Festlegung der Hauptdiagnose bei Wiederaufnahme in dasselbe Krankenhaus (KFPV 2004) oder für eine nicht unterbrochene Gesamtbehandlung, die sich über mehrere Krankenhäuser mit Rückverlegung ins ursprünglich erstbehandelnde Krankenhaus erstreckt. Falls die zeitlich getrennten Aufenthalte zusammengeführt und mit einer DRG abgerechnet werden, so ist auch hier und zwar erst am Ende des zweiten bzw. gesamten Krankenhausaufenthaltes die Hauptdiagnosendefinition auf diejenigen Diagnosen/Symptome/Befunde anzuwenden, die hauptsächlich für die Veranlassung der ersten stationären Aufnahme in das erstbehandelnde Krankenhaus verantwortlich sind.

Kodierung der Hauptdiagnose

Nach der inhaltlichen Festlegung und Fixierung der Hauptdiagnose muss diese mit der ICD-10-GM verschlüsselt werden. Dazu gibt die DKR *D002c Hauptdiagnose* in getrennten Abschnitten folgende Anweisungen und Hinweise:

- **Kreuz-Stern-System**

  Das Kreuz-Stern-System (Ätiologie-Manifestations-Verschlüsselung) der ICD-10-GM muss berücksichtigt werden. D.h. die Ätiologie-Schlüsselnummer (Kreuz-Kode) muss vor der Manifestationsschlüsselnummer (Stern-Kode) angegeben werden. Somit kann eine Stern-Schlüsselnummer nie Hauptdiagnose sein. Eine genaue Erklärung findet sich in DKR *D012a Mehrfachkodierung*.

- **Akute und chronische Krankheiten**

  Die Kodierung von Krankheiten, bei denen sowohl die akute als auch die chronische Form derselben Krankheit gleichzeitig vorliegen, wird in DKR *D006a Akute und chronische Krankheiten* ausführlich dargestellt.

- **Restzustand oder Art von Folgezuständen**

  Die Kodierung von Krankheiten, bei denen aktuelle Krankheitszustände Folgen einer früheren Krankheit sind, wird in DKR *D005a Folgezustände* ausführlich dargestellt.

- **Tagesfall/mehrtägiger Eingriff** (Zitat aus DKR *D002c Hauptdiagnose*)

  „In den speziellen Kodierrichtlinien wird in der Kodierrichtlinie DKR 1401c *Dialyse* (Seite 153) eine unterschiedliche Kodierung von Haupt- und Nebendiagnosen bei Tagesfällen bzw. mehrtägigen Aufenthalten festgelegt.

  Wenn es keine spezielle Kodierrichtlinie zur Kodierung von Tagesfällen gibt, werden Haupt- und Nebendiagnosen gemäß den allgemeinen Kodierrichtlinien festgelegt. Die Dauer des Aufenthaltes spielt dann keine Rolle."

Merke: Die korrekte Bestimmung der Hauptdiagnose bestimmt maßgeblich den Eingruppierungsprozess im DRG-System.

1. **Bestimme die Auswahl der Diagnosen und Symptome, die hautpsächlich den stationären Aufenthalt veranlasst haben.**

2. **Lege die Hauptdiagnose fest.**

3. **Kodiere die Hauptdiagnose.**

D003b Nebendiagnosen

In den deutschen Kodierrichtlinien werden Nebendiagnosen wie folgt definiert:

DKR D003b:

„Eine Krankheit oder Beschwerde, die entweder gleichzeitig mit der Hauptdiagnose besteht oder sich während des Krankenhausaufenthaltes entwickelt.

Für Kodierungszwecke müssen Nebendiagnosen als Krankheiten interpretiert werden, die das Patientenmanagement in der Weise beeinflussen, dass irgendeiner der folgenden Faktoren erforderlich ist:

- therapeutische Maßnahmen

- diagnostische Maßnahmen

- erhöhter Betreuungs-, Pflege- und/oder Überwachungsaufwand"

Im ersten Abschnitt der Definition wird festgelegt, dass sämtliche Krankheiten und Beschwerden, die zusammen mit der Hauptdiagnose bestehen (Ko- und Multimorbidität) als auch sämtliche Krankheiten, die sich während des stationären Aufenthaltes entwickeln (Neu- und Sekundärerkrankungen, Komplikationen) als Nebendiagnosen zu betrachten sind.

Kodiert werden aber nur solche Nebendiagnosen, die das Patientenmanagement gemäß den Kriterien der Definition beeinflusst haben. Dabei gibt es keine strengen Kriterien für die Größe des damit verbundenen Aufwandes; d.h. der Ressourcenverbrauch muss nur „größer Null" sein. Wie in den Beispielen in DKR *D003b Nebendiagnosen* ausgeführt, genügt z.B. zur Kodierung einer Depression die Gabe von Medikamenten (therapeutischer Aufwand) oder für die Kodierung eines mit Diät behandelten Diabetes mellitus die tägliche Blutzuckerkontrolle (diagnostischer Aufwand).

Bei der Kodierung der Nebendiagnosen gelten die gleichen Grundregeln für die Abgrenzung zwischen „Befund – Symptom – Diagnose", wie dies in den DKR *D001a Allgemeine Kodierrichtlinien* und DKR *D002c Hauptdiagnose* ausgeführt ist.

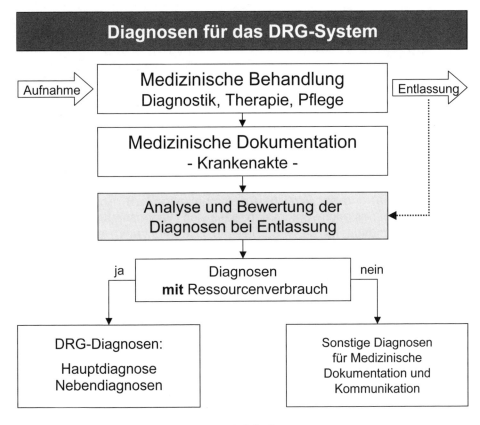

Abbildung D-3: Diagnosen für das DRG-System

Nicht kodiert werden:

- Anamnestische Diagnosen, die das Patientenmanagement nicht beeinflusst haben.

- Diagnosen zu abnormen Befunden, wenn sie das Patienten-management nicht beeinflusst haben (s. Beispiel 1 in DKR *D003b Nebendiagnosen*).

- Symptome, die im Regelfall als eindeutige und unmittelbare Folge mit der zugrunde liegenden Krankheit vergesellschaftet sind (s. DKR *D002c Hauptdiagnose*).

- Abnorme Befunde, wenn sie das Patientenmanagement nicht beein-flusst haben (s.a. Kommentar zu DKR *D001a Allgemeine Kodier-richtlinien*).

- Ausgeschlossene Diagnosen, auch wenn die damit verbundenen diagnostischen Maßnahmen Ressourcen verbraucht haben.

Merke: **Diagnosen mit Ressourcenverbrauch werden als Nebendiagnosen kodiert.**

Diagnosen ohne Ressourcenverbrauch werden nicht kodiert („sonstige Diagnosen").

Die für das DRG-System nicht kodierten „sonstigen Diagnosen" haben jedoch für die medizinische Dokumentation und für die ärztliche Kommunikation eine Bedeutung. Daher ist streng zwischen den kodierten Daten für die Abrechnung nach dem DRG-System und den ggf. ebenfalls kodierten „sonstigen Diagnosen" für die medizinische Dokumentation (z.B. Anamnese) und der ärztlichen Kommunikation (z.B. Arztbrief) zu trennen. Dabei kann es auch vorkommen, dass sich Diagnosen für das DRG-System und Diagnosen für die medizinische Dokumentation widersprechen (s.a. DKR *D008b Verdachtsdiagnosen*).

Die Reihenfolge der Nebendiagnosen spielt für die Eingruppierung des Behandlungsfalls - bis auf extrem seltene Ausnahmefälle - keine Rolle. Wird jedoch zur Kodierung einer Diagnose mehr als ein ICD-Kode benötigt (z.B. Kreuz-Stern-System, Ausrufezeichenkodes), so ist für die Reihenfolge der Kodes die DKR *D012a Mehrfachkodierung* zu beachten. Für bestimmte Diagnosen-Konstellationen legen spezielle Kodierrichtlinien die Reihenfolge der Nebendiagnosen fest, z.B. „Angina pectoris vor koronarer Herzkrankheit" in DKR *0901c Ischämische Herzkrankheit* oder „Glaukom vor Katarakt" in DKR *0703a Reihenfolge der Angabe von Glaukom und Katarakt*.

Die Auswahl der kodierten Nebendiagnosen sollte sich nicht nur auf die CCL-relevanten Nebendiagnosen des G-DRG-Systems beschränken, da damit der „Zustand" des behandelten Patienten nur unzureichend beschrieben und eine Weiterentwicklung des DRG-Systems durch die Verzerrung des Diagnosenspektrums erschwert wird. Wichtig ist aber, dass CCL-relevante Diagnosen, die die Nebendiagnosendefinition erfüllen, stets kodiert werden und damit nie fehlen.

D006a Akute und chronische Krankheiten

Diese Kodierrichtlinie legt die Haupt- und Nebendiagnose für Patienten fest, die gleichzeitig an der akuten und chronischen Form derselben Krankheit leiden. Unter Berücksichtigung der DKR *D002c Hauptdiagnose* und *D010a Kombinationsschlüsselnummern* ergibt sich folgendes Flussdiagramm.

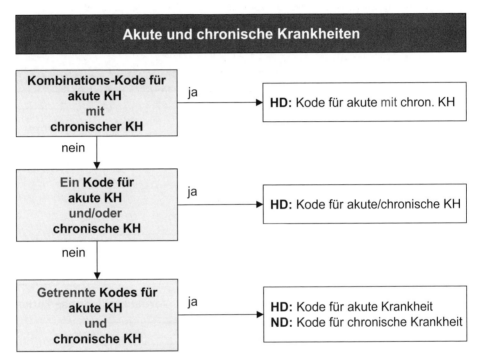

Abbildung D-4: Reihenfolge der Kodezuweisung bei akuten und chronischen Krankheiten

Handelt es sich bei der Krankheit mit gleichzeitiger Manifestation der akuten und chronischen Form während eines Behandlungsfalls um eine Nebendiagnose, so gelten die Aussagen für die Kodeauswahl analog.

D008b Verdachtsdiagnosen

Der Begriff „Verdachtsdiagnose" dieser Kodierrichtlinie bezeichnet Diagnosen, die am Ende eines stationären Aufenthaltes weder sicher bestätigt noch sicher ausgeschlossen sind.

Nicht gemeint sind die aufgrund einer bestehenden Symptomatik gestellten Verdachtsdiagnosen des behandelnden Arztes, die differenzialdiagnostisch abgeklärt werden.

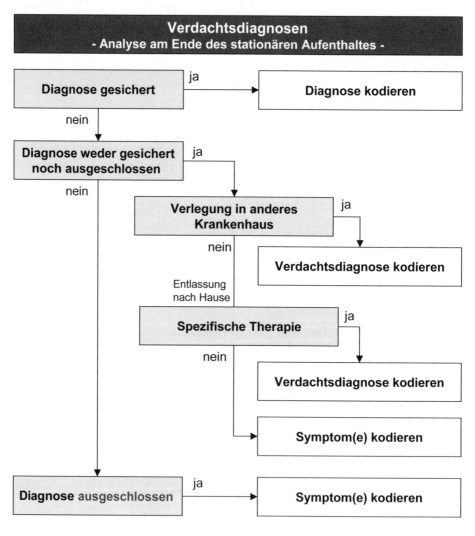

Abbildung D-5: Flussdiagramm zur Kodierung von Verdachtsdiagnosen

Bei Verlegungen in ein anderes Krankenhaus ist zu beachten, dass die Kodierung von Verdachtsdiagnosen mit den Informationen des primär behandelnden Krankenhauses zum Zeitpunkt der Entlassung erfolgen muss. Eine spätere Korrektur oder eine (verspätete) Kodierung mit späteren Informationen des nachbehandelnden Krankenhauses sind nicht erlaubt.

D009a „Sonstige" und „Nicht näher bezeichnete" Schlüssel-nummern

Die Resteklassen **„Sonstige ..."** sind vorgesehen für Krankheiten, die als solche genau beschrieben und spezifiziert sind, für die es aber in der ICD-10-GM keinen eigenen, spezifischen Kode gibt. Salopp formuliert bedeutet „Sonstige":

> *Ich weiß mehr, als mir die ICD-10-GM zum spezifischen und korrekten Verschlüsseln anbietet.*

Die Resteklassen **„Nicht näher bezeichnete ..."** („N.n.bez.") sind vorge-sehen für Krankheiten, deren genaue Beschreibung und Inhalt beim Ver-schlüsseln nicht bekannt ist. Salopp formuliert bedeutet „Nicht näher bezeichnet":

> *Ich weiß weniger, als ich zum spezifischen und korrekten Verschlüsseln mit der ICD-10-GM brauche.*

Merke:

„Sonstige ..."

> Krankheit ist genau bekannt, aber in der ICD-10-GM ist kein spezifischer Kode vorhanden!

„Nicht näher bezeichnet ..." („N.n.bez.")

> Krankheit ist **nicht** genau bekannt und kann deshalb auch nicht genau kodiert werden.

Diese Resteklassen haben klassifikatorisch den Sinn, alle Krankheiten in allen Verschlüsselungssituationen verschlüsselbar zu machen. Die Reste-klassen sollen aber nicht einfach als „Auffangtopf" benutzt werden, um Krankheiten, Symptome, abnorme Befunde, Behandlungsanlässe, etc. „bequem" zu kodieren, für die es „auf den ersten Blick" keine spezifische Schlüsselnummer in der ICD-10-GM gibt. ICD-Kodes für „Nicht näher bezeichnete ..." Resteklassen sind Zeichen einer schlechten Dokumen-tationsqualität und sollten, wann immer möglich, vermieden werden.

**Krankheiten der Appendix
(K35–K38)**

K35.– **Akute Appendizitis**

K35.0 **Akute Appendizitis mit diffuser Peritonitis**
Appendizitis (akut) mit:
- Perforation
- Peritonitis nach Perforation oder Ruptur
- Ruptur

K35.1 **Akute Appendizitis mit Peritonealabszeß**
Appendixabszeß

K35.9 **Akute Appendizitis, nicht näher bezeichnet**
Akute Appendizitis ohne:
- Perforation
- Peritonealabszeß
- Ruptur
Akute Appendizitis mit Peritonitis, lokal oder o.n.A.

K36 **Sonstige Appendizitis**
Appendizitis:
- chronisch
- rezidivierend

K37 **Nicht näher bezeichnete Appendizitis**

Wie aber der obige Auszug aus der ICD-10-GM zeigt, gibt es gängige Krankheiten, die mit einem Kode „Nicht näher bezeichnet ..." korrekt verschlüsselt sind. Das ist insbesondere immer dann der Fall, wenn spezifische Diagnosen über Inklusiva einer ICD-Klasse mit „Nicht näher bezeichnet ..." zugeordnet werden, wie z.B. die Diagnose „Akute Appendizitis ohne Perforation" der Schlüsselnummer *K35.9 Akute Appendizitis, nicht näher bezeichnet*. Die Resteklasse *K37 Nicht näher bezeichnete Appendizitis* dagegen ist eine „reine" Resteklasse, die nach Möglichkeit vermieden werden sollte.

Merke: **Möglichst spezifisch verschlüsseln!**
Hinweise, Inklusiva und Exklusiva auf allen Hierarchieebenen der ICD-10-GM beachten!
Resteklassen vermeiden!

Näheres zu den Inklusiva und Exklusiva findet sich in *DKR D013c Im systematischen Verzeichnis verwendete formale Vereinbarungen*.

D010a Kombinationsschlüsselnummern

Kombinationsschlüsselnummern sind Schlüsselnummern, die

- zwei, häufig in Kombination auftretende Diagnosen
- eine Diagnose und zugehörige Manifestation(en)
- eine Diagnose und zugehörige Komplikation(en)

zu einer Schlüsselnummer zusammenfassen, wobei die beiden „Teile" durch das Wort „**mit**" kombiniert werden (s. Beispiel BD.06).

Beispiel BD.06
Beispielkodes für Kombinationsschlüsselnummern:

B06.0	*Röteln **mit** neurologischen Komplikationen*
B51.0	*Malaria tertiana **mit** Milzruptur*
E05.0	*Hyperthyreose **mit** toxischem solitärem Schilddrüsenknoten*
E11.30†	*Nicht primär insulinabhängiger Diabetes mellitus [Typ-II-Diabetes] **mit** Augenkomplikationen, nicht als entgleist bezeichnet*
I11.0-	*Hypertensive Herzkrankheit **mit** (kongestiver) Herzinsuffizienz*
I12.0-	*Hypertensive Nierenkrankheit **mit** Niereninsuffizienz*
I13.2-	*Hypertensive Herz- und Nierenkrankheit **mit** (kongestiver) Herzinsuffizienz und Niereninsuffizienz*
I98.21*	*Ösophagusvarizen bei anderenorts klassifizierten Krankheiten, **mit** Blutung*
K35.0	*Akute Appendizitis **mit** diffuser Peritonitis*

Sinn und Zweck dieser Kombinationsschlüsselnummern ist es, häufige und typische Kombinationen mit einer Schlüsselnummer zu kodieren (mono-kausales Verschlüsselungsprinzip). Zur Anwendung der Kombinations-schlüsselnummern steht in den DKR:

DKR D010a:

„Die Kombinations-Schlüsselnummer ist nur dann zu verwenden, wenn diese Schlüsselnummer die betreffende diagnostische Infor-mation vollständig wiedergibt und wenn das Alphabetische Verzeich-nis eine entsprechende Anweisung gibt.

Mehrfachkodierungen dürfen nicht verwendet werden, wenn die Klas-sifikation eine Kombinations-Schlüsselnummer bereitstellt, die ein-deutig alle in der Diagnose dokumentierten Elemente umfasst."

Mit der neuen Version 2004 wurde nun erstmals mit dem ICD-10-GM-Diag-nosenthesaurus ein zur ICD-10-GM passendes alphabetisches Verzeichnis zur Systematik der ICD-10-GM veröffentlicht, das auch Hinweise zur Mehrfachkodierung mit dem Kreuz-Stern-System und den Zusatzschlüsselnummern gibt. Da jedoch noch nicht alle Einträge des WHO-Alphabetes bearbeitet und in den ICD-10-GM-Diagnosenthesaurus aufgenommen sind, müssen bei Rückgriff auf das WHO-Alphabet die dort genannten Schlüsselnummern mit Hilfe der Systematik der ICD-10-GM verifiziert werden.

Beispiel BD.07
Akute Appendizitis mit diffuser Peritonitis:

Richtig::   K35.0   *Akute Appendizitis **mit** diffuser Peritonitis*

Falsch: K35.9   *Akute Appendizitis, nicht näher bezeichnet und*
              K65.0   *Akute Peritonitis*

> **Merke: Kombinationsschlüsselnummern sind dann zu verwenden, wenn die diagnostische Information vollständig und spezifisch wiedergegeben ist.**

Wie die Beispielliste in BD.06 weiter zeigt, gibt es in der ICD-10-GM aber auch Kombinationsschlüsselnummern aus dem Kreuz-Stern-System. Diese Schlüsselnummern, z.B. E11.30† und I98.21* müssen nach den Regeln des Kreuz-Stern-Systems mit zwei ICD-Kodes verschlüsselt werden (s. DKR *D012a Mehrfachkodierung*).

Beispiel BD.08
Diabetes mellitus Typ II mit Diabetischer Retinopathie

Richtig: E11.30†   *Nicht primär insulinabhängiger Diabetes mellitus*
                             *[Typ-II-Diabetes] **mit** Augenkomplikationen, nicht als*
                             entgleist bezeichnet
              H36.0*   *Diabetische Retinopathie*

Anmerkung: In diesem Fall ist die Angabe für die kombinierten „Augenkomplikationen" sehr unspezifisch und wird deshalb durch den Stern-Kode H36.0* näher spezifiziert.

Beispiel BD.09
Ösophagusvarizenblutung bei alkoholischer Leberzirrhose

Richtig:	*K70.3†*	*Alkoholische Leberzirrhose*
	I98.21*	*Ösophagusvarizen bei anderenorts klassifizierten Krankheiten, **mit** Blutung*

Anmerkung: In diesem Fall muss der Stern-Kode I98.21* zusammen mit dem Kreuz-Kode für die Ätiologie kodiert werden.

> **Merke:** **Für Kombinationsschlüsselnummern, die unter die DKR D012a Mehrfachkodierung fallen, müssen die Regeln zur Mehrfachkodierung beachtet werden.**

D011a Doppelkodierung

Die Überschrift dieser Kodierrichtlinie ist irreführend, da es nicht um die Angabe von zwei Kodes („Doppelkodierung") geht, sondern um die Kodierung von Krankheiten, die sich an zwei (oder mehreren) Lokalisationen manifestieren. Die bessere Überschrift wäre deshalb „Krankheiten mit bilateraler/multipler Lokalisation".

Für die Kodierung solcher Krankheiten gelten folgende, gegenüber der offiziellen DKR auf „multiple Lokalisationen" erweiterte Regeln:

1. Derselbe ICD-Kode wird nur einmal verwendet.

Bilaterale Lokalisation:

2. Gibt es einen spezifischen Kode für eine Erkrankung mit bilateraler Lokalisation, so ist dieser zu verwenden, z.B. *M16.6 Sonstige sekundäre Koxarthrose, beidseitig.*

3. Fehlen in der ICD Angaben zur bilateralen Lokalisation, so kann das Zusatzkennzeichen „B" für „beiderseits" hinter dem ICD-Kode angegeben werden.

Multiple Lokalisationen:

4. Gibt es einen spezifischen Kode für eine Erkrankung mit multipler Lokalisation, so ist vor dessen Verwendung zu prüfen, ob es spezielle Kodierrichtlinien gibt, die eine andere Kodierung vorschreiben. So ist z.B. laut *DKR 1911a Mehrfachverletzungen* bei multiplen Verletzungen jede Verletzung getrennt zu kodieren.

5. Andernfalls sind die passenden Kodes der ICD-10-GM ohne Angabe eines Zusatzkennzeichens zu verwenden, da es in der ICD-10-GM kein optionales Zusatzkennzeichen für „multipel" gibt.

Da die Diagnosen den Zustand des Patienten beschreiben, ist eine doppel-
seitige Erkrankung auch dann anzugeben, wenn nur eine Seite operiert
wird. Multipel durchgeführte Prozeduren, die ja die durchgeführten
Leistungen beschreiben, werden dagegen i.d.R. jedes Mal kodiert (s. DKR
P005b Multiple/Bilaterale Prozeduren).

Beispiel BD.11
Ein 76-jähriger Patient mit beidseitiger, sekundärer Gonarthrose wird zur
Operation des linken Kniegelenkes mit einer unikondylären Schlittenprothese
stationär aufgenommen.

Hauptdiagnose:
     M17.4   *Sonstige sekundäre Gonarthrose, **beidseitig***
Nebendiagnose(n):
     Keine
Prozedur(en):
     5-822.01   *unikondyläre Schlittenprothese, zementiert*

D012a Mehrfachkodierung

Diese Kodierrichtlinie beschreibt Situationen, in denen eine Krankheit mit
zwei oder gelegentlich mehr als zwei ICD-Kodes verschlüsselt werden
muss („Doppelkodierung" oder „Doppelklassifizierung" im eigentlichen
Sinne und Mehrfachkodierung im erweiterten Sinne). Das ist in folgenden
Situationen erforderlich:

1. Ätiologie- und Manifestationsverschlüsselung: Kreuz-Stern-System

2. Hinweise zur Doppelklassifizierung

Zur Verschlüsselung sind in diesen Fällen zwei ICD-Schlüsselnummern
notwendig, die Primär- und Sekundär-Schlüsselnummer oder Primär- bzw.
Sekundär-Kode genannt werden. (s. Beispiel BD.08).

Primär-Schlüsselnummern sind alle ICD-Kodes

- **ohne** Kennzeichen oder
- mit einem **Kreuz ("†")** als Kennzeichen.

Primär-Schlüsselnummern mit einem Kreuz-Kennzeichen sind entweder
bereits in der ICD-10-GM mit einem Kreuz gekennzeichnet oder werden bei
der Kodierung mit einem Kreuz gekennzeichnet, wenn mit dieser ICD-
Schlüsselnummer im Rahmen des Kreuz-Stern-Systems die Ätiologie für
eine Stern-Schlüsselnummer (Manifestation) kodiert wird.

Sekundär-Schlüsselnummern sind alle ICD-Kodes

- mit einem **Stern („*")** oder
- mit einem **Ausrufezeichen („!")** als Kennzeichen.

Sekundär-Schlüsselnummern sind ausschließlich durch die Systematik der ICD-10-GM vorgegeben. Die Kennzeichen „*" und „!" dürfen bei der Kodierung nicht hinzugefügt werden.

> **Merke:**
>
> **Primär-Schlüsselnummern können alleine verwendet werden.**
>
> **Sekundär-Schlüsselnummern sind durch die ICD-10-GM vorgegeben und müssen immer zusammen mit einer Primär-Schlüsselnummer verwendet werden.**
>
> **Primärschlüsselnummer vor Sekundärschlüsselnummer.**

Bei der Doppelklassifizierung von Ätiologie und Manifestation wird eine Primär-Schlüsselnummer (Kreuz-Kode) mit einer Sekundär-Schlüsselnummer (Stern-Kode) kombiniert (s. Tabelle D-2). Bei der Doppelklassifizierung gemäß den Hinweisen in der ICD-10-GM gibt es sowohl die Kombination von Primär-Schlüsselnummer mit Sekundär-Schlüsselnummer (Ausrufezeichen-Kode) (s. Tabelle D-3) als auch die Kombination von zwei Primär-Schlüsselnummern (s. Tabelle D-5).

Ätiologie- und Manifestationsverschlüsselung: Kreuz-Stern-System

Die Doppelklassifizierung nach Ätiologie und Manifestation (Kreuz-Stern-System) wurde 1976 von der WHO mit der 9. Revision der ICD-9 eingeführt und in der ICD-10-GM fortgeführt.

Doppelkodierung	Primär-Schlüsselnummer	Sekundär-Schlüsselnummer
Ätiologie-Manifestations-verschlüsselung	Kreuz-Kode (†) für die Ätiologie	Stern-Kode (*) für die Manifestation

Tabelle D-2: Doppelklassifizierung nach dem Kreuz-Stern-System

In der Praxis macht dieses System auf Grund seiner Komplexität immer wieder Probleme. Zur korrekten Verschlüsselung empfiehlt sich das in Abbildung D-6 dargestellte Vorgehen.

Die verschiedenen Darstellungsarten in der Systematik der ICD-10-GM für Querverweise und Hinweise zwischen Kreuz- und Sternkodes sind in den Deutschen Kodierrichtlinien ausführlich dargestellt. In den Beispielen werden Situationen beschrieben, in denen ICD-Kodes ohne Kreuz-Kennzeichen bei der Kodierung mit einem Kreuz für den Ätiologiekode gekennzeichnet werden.

Nach den Regeln der ICD-10-GM muss der Kreuz-Kode auf jeden Fall angegeben werden, während der Stern-Kode fakultativ angegeben werden kann.

Für das DRG-System müssen sowohl der Kreuz-Kode als auch der Stern-Kode angegeben werden, da nur so die Diagnose-Information des Patienten spezifisch verschlüsselt und damit der Behandlungsfall sachgerecht eingruppiert werden kann.

> **Merke:**
>
> **Jeder Stern-Kode braucht einen Kreuz-Kode! (ICD und DRG)**
>
> **Jeder Kreuz-Kode braucht einen Stern-Kode! (DRG)**

Hinweise zur Doppelklassifizierung

Mit in die ICD-10-GM eingearbeitet und durch entsprechende Hinweise geregelt gibt es Reihe von weiteren Situationen, in denen eine Doppelklassifizierung zur vollständigen Beschreibung des Gesundheitszustandes des Patienten notwendig ist. Der dafür übliche Hinweistext in der ICD-10-GM lautet:

> „Soll ... angegeben werden, ist eine zusätzliche Schlüsselnummer zu benutzen."

In allen Situationen, in denen die Angabe der zusätzlichen Schlüsselnummer für das DRG-System notwendig ist, wird außerdem mit folgendem Text in der ICD-10-GM darauf hingewiesen.

> Im Krankenhaus sollte diese Information immer verschlüsselt werden, wenn sie vorliegt.

Die zusätzlichen Schlüsselnummern sind entweder durch ein Ausrufezeichen (!) als Sekundär-Schlüsselnummer gekennzeichnet oder sie haben kein Kennzeichen und sind somit eine Primär-Schlüsselnummer.

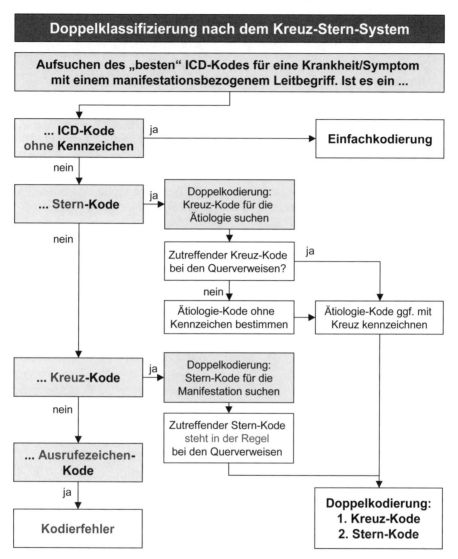

Abbildung D-6: Kodierschema für das Kreuz-Stern-System

Doppel-kodierung	Primär-Schlüsselnummer	Sekundär-Schlüsselnummer Ausrufezeichenkodes (!)
Durch Hinweise geregelt (Pflicht)	Infektionskrankheiten	Erreger B95-B97!
		Resistenzen U80-U85!
	Neubildungen	Leukämie, Refraktär auf Standard-induktionstherapie C95.8!
		Bösartige Neubildungen als Primär-tumoren an mehreren Lokalisationen C97!
	Paraparese und Para-plegie, Tetraparese und Tetraplegie (G82.-)	Funktionale Höhe der Schädigung des Rückenmarkes G82.6!
	Geburtshilfe	Schwangerschaftsdauer O09.-!
		Ergebnis der Geburt Z37.-!
	Traumatologie	Funktionale Höhe der Rücken-marksverletzung S14.7!, S24.7!, S34.7!
		Schweregrad des Weichteilschadens bei Fraktur/Luxation Sx1.84! bis Sx1.89! (x = 0 bis 9)
		Schweregrad des Weichteilschadens bei intrakranieller/ intraabdominaler/ intrathorakaler Wunde S01.83!, S21.83!, S31.83!
	Verbrennungen/ Verätzungen	Ausmaß der betroffenen Körperoberfläche T31.-!, T32.-!
(Optional)	*Verletzungen/ Vergiftungen*	*Äußere Ursachen von Morbidität und Mortalität (Kodes aus Kap. XX)*

Tabelle D-3: Doppelklassifizierung mit Ausrufezeichenkodes gemäß den Hinweisen in der ICD-10-GM

Nach den Deutschen Kodierrichtlinien **müssen** alle **Ausrufezeichen-Schlüsselnummern** mit Ausnahme der Kodes aus dem ICD-10-GM Kapitel XX „Äußere Ursachen von Morbidität und Mortalität" (s. Tabelle D-4) ange-geben werden.

> **Merke: Jede Ausrufezeichen-Schlüsselnummer braucht eine Primär-Schlüsselnummer.**

ICD-10 Kode	Bezeichnung
V99!	Transportmittelunfall
W49.9!	Unfall durch Exposition gegenüber mechanischen Kräften unbelebter Objekte
W64.9!	Unfall durch Exposition gegenüber mechanischen Kräften belebter Objekte
W87.9!	Unfall durch elektrischen Strom
W91.9!	Strahlenunfall
W92.9!	Unfall durch künstliche Hitze
W93.9!	Unfall durch künstliche Kälte
W94.9!	Unfall durch Luftdruckwechsel
X19.9!	Verbrennung oder Verbrühung durch Hitze oder heiße Substanzen
X29.9!	Unfall durch Kontakt mit giftigen Pflanzen oder Tieren
X49.9!	Akzidentelle Vergiftung
X59.9!	Sonstiger und nicht näher bezeichneter Unfall
X84.9!	Vorsätzliche Selbstbeschädigung
Y09.9!	Tätlicher Angriff
Y34.9!	Nicht näher bezeichnetes Ereignis, Umstände unbestimmt
Y35.7!	Verletzung bei gesetzlichen Maßnahmen
Y36.9!	Verletzungen durch Kriegshandlungen
Y57.9!	Komplikationen durch Arzneimittel oder Drogen
Y59.9!	Komplikationen durch Impfstoffe oder biologisch aktive Substanzen
Y69!	Zwischenfälle bei chirurgischem Eingriff und medizinischer Behandlung
Y82.8!	Zwischenfälle durch medizintechnische Geräte und Produkte
Y84.9!	Zwischenfälle durch medizinische Maßnahmen, nicht näher bezeichnet

Tabelle D-4:   Optionale Ausrufezeichenkodes aus dem ICD-Kapitel XX „Äußere Ursachen von Morbidität und Mortalität"

Es gibt auch Situationen mit Hinweisen zur Doppelklassifizierung mit zwei Primär-Schlüsselnummern (s. Tabelle D-5) als auch solche, die als zusätzliche Schlüsselnummer ein Kreuz-Stern-Paar erfordern. Dabei sind ggf. allgemeine oder spezielle Kodierrichtlinien zu berücksichtigen.

Doppelkodierung	Primär-Schlüsselnummer	Primär-Schlüsselnummer
Durch Hinweise geregelt	„Akute Krankheiten"	Manifestation bei HIV/AIDS (s.a. DKR 0101c)
		Folge von ... (s.a. DKR D005a)
		Chronische Krankheit (s.a. DKR D006a)
		...
	Tumoren	Endokrine Auswirkungen
	Psychische und Verhaltensstörungen	Zugrunde liegende organische Krankheit, Verletzung oder Hirnschädigung

Tabelle D-5: Doppelklassifizierung mit Primär-Schlüsselnummern gemäß den Hinweisen in der ICD-10-GM

Mehrfachkodierung

Der Begriff „Mehrfachkodierung" wird verwendet, wenn zur Kodierung einer Diagnose zwei oder mehr ICD-Kodes verwendet werden müssen. In den bisherigen Ausführungen wurden die Prinzipien der Doppelkodierung näher erläutert. In folgenden Situationen müssen z.B. bei der Kodierung mehr als zwei Kodes angegeben werden:

- Eine Primär-Schlüsselnummer gilt für mehrere Sekundär-Schlüsselnummern, z.B. Diabetes mellitus mit multiplen Komplikationen oder HIV/AIDS mit mehreren Manifestationen.

- Eine Sekundär-Schlüsselnummer gilt für mehrere Primär-Schlüsselnummern, z.B. offene intraabdominelle Wunde mit mehreren intraabdominellen Verletzungen.

- Eine Doppelklassifizierung mit dem Kreuz-Stern-System erfordert eine zusätzliche Ausrufezeichen-Schlüsselnummer, z.B. Harnwegsinfekt mit einem Methicillin resistenten Staphylococcus aureus (MRSA) (N39.0, B95.6!, U80.0!).

- Ein Hinweis zur Doppelklassifizierung in der ICD-10-GM erfordert eine Doppelkodierung mit zusätzlichen Schlüsselnummern, z.B. HIV/AIDS-Krankheit (B20) und Toxoplasmose-Meningoenzephalitis (B58.2† und G05.2*).

Reihenfolge

Bei den Regeln zur Reihenfolge der Schlüsselnummern ist zwischen der einspaltigen Darstellung in den Deutschen Kodierrichtlinien und der zweispaltigen Darstellung der Datenübermittlungsvereinbarung nach § 301 zu unterscheiden.

Für die Deutschen Kodierrichtlinien mit einspaltiger Angabe der Kodes, insbesondere bei den Beispielen, gilt:

<u>DKR D012a:</u>

„Für die Reihenfolge der ICD-Kodes bei Mehrfachverschlüsselung mit Primär- und Sekundär-Diagnoseschlüssel gelten folgende Regeln:

- Primär-Diagnoseschlüssel vor Sekundär-Diagnoseschlüssel

- Ein Primär-Diagnoseschlüssel gilt für alle folgenden Sekundär-Diagnoseschlüssel bis zum Auftreten eines neuen Primär-Diagnoseschlüssels.

- Ein Sekundär-Diagnoseschlüssel darf nie einem Sekundär-Diagnoseschlüssel zugeordnet werden. (D.h. ein Ausrufezeichenkode darf nie einem Sternkode zugeordnet werden und umgekehrt.)"

Für die Datenübermittlung nach § 301 SGB V mit zweispaltiger Angabe der Kodes gilt:

- Primär- und Sekundär-Diagnoseschlüssel sind paarweise anzugeben.

- Der Sekundär-Diagnoseschlüssel kann fehlen.

- Der Primär-Diagnoseschlüssel ist ggf. zu wiederholen.

Achtung: Der in der Datenübermittlungsvereinbarung verwendete Begriff „Primär-Diagnoseschlüssel" bezeichnet dabei eine „Primär-Schlüsselnummer für eine mit der ICD-10-GM nach den Regeln der Mehrfachkodierung verschlüsselte Diagnose".

Merke:	**Eine Diagnose muss ggf. mit mehreren ICD-Schlüsselnummern kodiert werden.**
	Für die Reihenfolge der Diagnosen-Schlüsselnummern sind die Regeln der Mehrfachkodierung zu beachten.

Notizen:

Allgemeine Kodierrichtlinien für Prozeduren

Albrecht Zaiß

Kapitelübersicht:

DKR	Titel	kommentiert	nicht kommentiert
P001a	Allgemeine Kodierrichtlinien für Prozeduren	X	
P002a	Hauptprozedur	X	
P003a	Hinweise und formale Verein-barungen für die Benutzung des OPS-301	X	
P004a	Nicht vollendete oder unterbrochene Prozedur	X	
P005b	Multiple/bilaterale Prozeduren	X	
P006a	Laparoskopische/arthroskopische/ endoskopische Prozeduren		X
P007a	Endoskopie multipler Gebiete (Panendoskopie)		X
P008a	Klinische Untersuchung in Allgemeinanästhesie		X
P009a	Allgemeinanästhesie		X
P010a	Prozeduren medizinischer Fachberufe		X
P011a	Pädiatrische Prozeduren		X
D012a	Prozeduren, unterschieden auf der Basis von Größe, Zeit oder Anzahl	X	
P013b	Wiedereröffnung eines Operations-gebietes	X	
P014a	Prozeduren, die normalerweise nicht verschlüsselt werden	X	
P015c	Organentnahme und Transplantation		X

Die allgemeinen Kodierrichtlinien für Prozeduren regeln insbesondere in den angegebenen DKR die folgenden Fragen:

- Welche Prozeduren sind zu kodieren?
  - P001a Allgemeine Kodierrichtlinie für Prozeduren
- In welcher Reihenfolge sind die Prozeduren anzugeben?
  - P002a Hauptprozedur

- Wie ist eine Prozedur allgemein zu kodieren?
  - P001a Allgemeine Kodierrichtlinie für Prozeduren; Prozedurenkomponenten
  - P003a Hinweise und formale Vereinbarungen für die Benutzung des OPS-301
  - P012a Prozeduren, unterschieden auf der Basis von Größe, Zeit oder Anzahl.
- Wie oft ist eine Prozedur zu kodieren?
  - P003a Hinweise und formale Vereinbarungen für die Benutzung des OPS-301
  - P005b Multiple/bilaterale Prozeduren
  - P014a Prozeduren, die normalerweise nicht verschlüsselt werden
- Wie ist in besonderen Situationen zu kodieren?
  - P004a Nicht vollendete oder unterbrochene Prozedur
  - P006a Laparoskopische/arthroskopische/endoskopische Prozeduren
  - P007a Endoskopie multipler Gebiete
  - P008a Klinische Untersuchung in Allgemeinanästhesie
  - P009a Allgemeinanästhesie
  - P011a Pädiatrische Prozeduren
  - P013a Wiedereröffnung eines Operationsgebietes
  - P015a Organentnahme und Transplantation

In den nun folgenden Kommentaren zu den einzelnen Kodierrichtlinien wird auf diese Fragen eingegangen.

Die Praxis hat gezeigt, dass nach einer Einführungsphase die Kodierung der Prozeduren mit dem OPS-301 wesentlich weniger Schwierigkeiten bereitet als die Kodierung der Diagnosen mit der ICD-10-GM.

P001a   Allgemeine Kodierrichtlinien für Prozeduren

Nach dieser Kodierrichtlinie müssen alle „signifikanten" Prozeduren kodiert werden:

DKR P001a:

"Alle signifikanten Prozeduren, die vom Zeitpunkt der Aufnahme bis zum Zeitpunkt der Entlassung vorgenommen wurden und im OPS-301 abbildbar sind, sind zu kodieren. Dieses schließt diagnostische, therapeutische und pflegerische Prozeduren ein.

Die Definition einer signifikanten Prozedur ist, dass sie entweder

- chirurgischer Natur ist
- ein Eingriffsrisiko birgt
- ein Anästhesierisiko birgt
- Spezialeinrichtungen oder Geräte oder spezielle Ausbildung erfordert."

Diese Definition ist sehr allgemein gehalten, umfasst Diagnostik, Therapie und Pflege, grenzt operative Verfahren und Eingriffe unter Anästhesie sehr gut ab, schließt Prozeduren im Funktionsbereich des Krankenhauses mit ein, öffnet sich aber mit dem letzten Spiegelpunkt im Prinzip für alle Verfahren, die mit dem OPS-301 abbildbar sind.

In *DKR P002a Hauptprozedur* (s. dort) wird eine Reihenfolge für die „Signifikanz" der Prozeduren festgelegt. Dabei gilt:

- erste Ebene: Therapie vor Diagnostik

  o zweite Ebene: Haupt- vor Nebendiagnose(n).

Bei der Verschlüsselung der Prozeduren ist insbesondere der Abschnitt über **Prozedurenkomponenten** zu beachten.

Das Grundprinzip des OPS-301 ist die Verschlüsselung **eines** Eingriffs mit allen typischen „Komponenten", die zur Durchführung des Eingriffs **notwendig** sind, in **einem** Schlüssel (monokausale Kodierung).

Beispiel BP.01
Eine Operation umfasst z.B. folgende Komponenten:

Vor- und Nachbereitung, Lagerung, Anästhesie, Intubation, intraoperative Beatmung, OP-Zugang, Freilegen des OP-Situs, die „eigentliche" Operation, Verschluss, Hautnaht, postoperative Beatmung bis 24 Stunden, Extubation, postoperative Schmerztherapie.

Die gesamte Operation wird (im Regelfall) mit einem OPS-Kode für die Operation verschlüsselt.

Obwohl es für folgende „Prozedurenkomponenten" des Beispiels BP.01 eigene Kodes im OPS-301 gibt, wird nur der spezifische OPS-Kode für die komplette Operation angegeben. Die OPS-Kodes für die Prozeduren-komponenten: Intubation, Anästhesie, Exploration des OP-Gebietes, Haut-naht, maschinelle Beatmung, postoperative Schmerztherapie werden nicht zusätzlich verschlüsselt. Ebenso ist z.B. eine Darmspülung zur Vor-bereitung einer Darmoperation oder einer Koloskopie nicht gesondert zu kodieren oder eine diagnostische Arthroskopie im Rahmen einer Meniskus-operation.

Merke: Eine Prozedur => Ein OPS-Kode!   (im Regelfall)

Ausnahmen:

Wird jedoch eine Prozedur, die auch Komponente von anderen umfangreicheren Prozeduren ist, als **selbstständige Maßnahme** durchge-führt, so wird diese als eigenständige Prozedur verschlüsselt, z.B. *8-121 Darmspülung* als eigenständige therapeutische Maßnahme (s.a. DKR *P009a Anästhesie*).

Müssen zur Durchführung einer Prozedur **zusätzliche Prozeduren** er-bracht werden, die routinemäßig für die Erbringung der eigentlichen Prozedur normalerweise nicht notwendig sind, wie z.B. eine Anästhesie bei einem unruhigen Kind, so werden diese zusätzlichen Prozeduren ver-schlüsselt.

Weitere Ausnahmen sind in den **Hinweisen** des OPS-301 beschrieben (z.B. gesonderte Kodierung des Zugangs bei neurochirurgischen Opera-tionen oder Operationen an der Wirbelsäule).

Beispiel BP.02
Dorsale Spondylodese mit Fixateur interne von BWK 12 auf LWK 2.

Prozedur(en):

5-032.11	*Zugang zur Lendenwirbelsäule, zum OS sacrum und zum OS cogccygis, Flavektomie LWS, 2 Segmente*
5-836.31	*Spondylodese, dorsal, 2 Segmente*
5-835.7	*Osteosynthese an der Wirbelsäule, Fixateur interne*

Anmerkung: Bei der Verschlüsselung dieses Beispiels ist zu beachten, dass erstens der Hinweis „Der Zugang ist gesondert zu kodieren" auf der Ebene des Dreistellers *5-83 Operationen an der Wirbelsäule* für alle Kodes aus 5-83 gilt und dass zweitens der Hinweis „Eine durchgeführte Osteo-synthese ist gesondert zu kodieren" bei *5-836.- Spondylodese* die Angabe des Kodes *5-835.7 Osteosynthese an der Wirbelsäule, Fixateur interne* notwendig macht (s.a. *P003a Hinweise und formale Vereinbarungen für die Benutzung des OPS-301*).

P002a Hauptprozedur

In dieser Kodierrichtlinie werden Empfehlungen zur Festlegung der Hauptprozedur und zur Reihenfolge der weiteren Prozedurenkodes gegeben. In
der Praxis werden die Prozeduren meist in der zeitlichen Reihenfolge ihrer
Erbringung dokumentiert, im Krankenhausinformationssystem gespeichert
und auch in dieser Reihenfolge zur Abrechnung übermittelt.

Können alle Kodes übermittelt werden, so hat

- weder die Festlegung der Hauptprozedur
- noch die Reihenfolge der Kodes

einen Einfluss auf die DRG-Gruppierung.

**Festlegung der Hauptprozedur
und sinnvolle Reihenfolge der Prozedurenkodes**

Therapeutische Prozeduren

Prozeduren zur Therapie der Hauptdiagnose:
- Kode für die Gesamtbeatmungszeit
- Operationen (signifikante, aufwändige zuerst)
- Kodes für Blutprodukte, teure Leistungen
- sonstige therapeutische und ergänzende Maßnahmen

Prozeduren zur Therapie der Nebendiagnose:
- Kode für die Gesamtbeatmungszeit
- Operationen (signifikante, aufwändige zuerst)
- Kodes für Blutprodukte, teure Leistungen
- sonstige therapeutische und ergänzende Maßnahmen

Diagnostische Prozeduren

Prozeduren zur Diagnostik der Hauptdiagnose:
- Diagnostische Maßnahmen
- Bildgebende Verfahren

Prozeduren zur Diagnostik der Nebendiagnose:
- Diagnostische Maßnahmen
- Bildgebende Verfahren

Abbildung P-1: Festlegung der Hauptprozedur und sinnvolle Reihenfolge
der Prozedurenkodes

Können aber, z.B. wegen besonders vieler OPS-Kodes während eines Behandlungsfalles, nicht alle Kodes übermittelt werden, sollten die Kodes gemäß DKR P002a in der angegeben Reihenfolge lt. Abbildung P-1 umsortiert und wichtige Kodes, wie z.B. Kodes für Beatmung und Transfusion von Blutprodukten, gesondert behandelt werden.

Achtung: Nach *DKR P012a Prozeduren, unterschieden auf der Basis von Größe, Zeit oder Anzahl* können die korrekten Kodes für solche Prozeduren erst am Ende des stationären Aufenthaltes ermittelt werden und stünden in zeitlicher Reihenfolge ganz am Ende des Datensatzes.

Dies betrifft nach *DKR 1001c Maschinelle Beatmung* den Kode für die Gesamtbeatmungszeit aus *8-718.- Dauer der maschinellen Beatmung.* Auf Grund der hohen Relevanz der Beatmungszeit für die DRG-Eingruppierung und Abrechnung ist daher **unbedingt** darauf zu achten, dass

  • die Gesamtbeatmungszeit in Stunden (Pflichtfeld ab 2004)

  und/oder

  • der korrekte OPS-Kode für die Gesamtbeatmungszeit

zur Abrechnung übermittelt werden.

Gleiches gilt für OPS-Kodes aus 8-80 bis 8-82 für die Transfusion von teuren Blutprodukten, da hierfür wie auch für eine Reihe von OPS-Kodes die endgültigen und korrekten Kodes erst am Ende des stationären Aufenthaltes ermittelt werden können.

P003a Hinweise und formale Vereinbarungen für die Benutzung des OPS-301

Diese Kodierrichtlinie ist weitgehend identisch mit dem entsprechenden Kapitel „Hinweise zur Benutzung (DIMDI)" aus dem OPS-301 und wurde für die Deutschen Kodierrichtlinien insbesondere um Beispiele erweitert. Aus der Praxis gibt es zur Anwendung des OPS-301 eine Reihe von häufig gestellten Fragen, die hier beantwortet werden sollen.

Geltungsbereiche der Inklusiva, Exklusiva und Hinweise

Der OPS-301 ist ein hierarchisch strukturierter Schlüssel und kennt folgende Hierarchieebenen:

  • Kapitel
    o Bereichsüberschriften
      ▪ 3-Steller
        • 4-Steller
          o 5-Steller
            ▪ 6-Steller

Inklusiva, Exklusiva und Hinweise werden jeweils auf der höchsten Hierar-chieebene angegeben und gelten für alle darunter liegenden Hierarchie-ebenen.

Für den in Beispiel BP.02 angegebenen 5-stelligen Kode *5-836.31 Spondylodese, dorsal, 2 Segmente* gelten somit alle Inklusiva, Exklusiva und Hinweise der darüber liegenden 4-stelligen, 3-stelligen Hierarchie-ebenen und der Bereichsüberschriften. Die Kapitelebene entfällt, da es dort keine Inklusiva, Exklusiva und Hinweise gibt.

5-836	**Spondylodese**	
	Exkl.:	Spondylodese bei Kyphose (5-837)
		Spondylodese bei Skoliose (5-838)
	Hinw.:	Die Entnahme eines Knochenspanes ist gesondert zu kodieren (5-783)
		Eine durchgeführte Osteosythese ist gesondert zu kodieren (5-835)
5-836.3	Dorsal	
.30	1 Segment	
.31	2 Segmente	
.32	3-5 Segmente	
.33	Mehr als 5 Segmente	
5-836.4	Dorsal und ventral kombiniert	
.40	1 Segment	
.41	2 Segmente	
.42	3-5 Segmente	
.43	Mehr als 5 Segmente	
5-836.x	Sonstige	
5-836.y	N.n.bez.	

Somit müssen für eine korrekte Kodierung die Inklusiva, Exklusiva und Hinweise aller darüber liegenden Hierarchieebenen berücksichtigt werden.

Auf der Ebene des 3-Stellers *5-83 Operationen an der Wirbelsäule* finden sich folgende Inklusiva, Exklusiva und Hinweise:

5-83 Operationen an der Wirbelsäule		
	Exkl.:	Operationen an Rückenmark, Rückenmarkhäuten und Spinalkanal (5-03)
	Hinw.:	Der Zugang ist gesondert zu kodieren (5-030 ff.)

Somit ist der Zugang in Beispiel BP.02 gesondert zu kodieren.

Auf der noch eine Ebene darüber liegenden Bereichsüberschrift finden sich folgende Inklusiva, Exklusive und Hinweise:

5-78...5-86 Operationen an den Bewegungsorganen

Hinw.: Die Anwendung mikrochirurgischer Technik ist, sofern nicht als eigener
Kode angegeben, zusätzlich zu kodieren (5-984)

Die Anwendung von Lasertechnik ist, sofern nicht als eigener Kode
angegeben, zusätzlich zu kodieren (5-985)

Die Anwendung von minimalinvasiver Technik ist, sofern nicht als eigener
Kode angegeben, zusätzlich zu kodieren (5-986)

Die Durchführung der Operation im Rahmen der Versorgung einer
Mehrfachverletzung ist zusätzlich zu kodieren (5-981)

Die Durchführung der Operation im Rahmen der Versorgung eines
Polytraumas ist zusätzlich zu kodieren (5-982)

Die Durchführung einer Reoperation ist, sofern nicht als eigener Kode
angegeben, zusätzlich zu kodieren (5-983)

Der vorzeitige Abbruch einer Operation ist zusätzlich zu kodieren (5-995)

Die Anwendung eines OP-Roboters ist zusätzlich zu kodieren (5-987)

Die Anwendung eines Navigationssystems ist zusätzlich zu kodieren (5-988)

Dieser Hinweis ist für alle Bereichsüberschriften in Kapitel 5 Operationen identisch, gilt somit für das ganze Kapitel 5 und verweist auf die Zusatzinformationen (Zusatzkodes) für Operationen. So wird z.B. im Fall einer operativen Versorgung bei Mehrfachverletzung zusätzlich zu den eigentlichen Operationskodes der Zusatzkode *5-981 Versorgung bei Mehrfachverletzung* angegeben.

Achtung: **Für die korrekte Verschlüsselung müssen die Inklusiva, Exklusiva und Hinweise aller Hierarchieebenen eines Prozedurenkodes berücksichtigt werden.**

Leider gibt es bis heute noch keine Kennzeichnung der Kodes, für die es auf höherer Ebene kodierrelevante Inklusiva, Exklusiva bzw. Hinweise gibt. Während sich in den Büchern die wichtigsten Inklusiva, Exklusiva und Hinweise in der Regel im Umfeld des zutreffenden Kodes finden und erst die weiter entfernten Hierarchieebenen nachgeschlagen werden müssen, fehlen diese Informationen in den Metadaten des DIMDI für die DV-Nutzung und werden in den gängigen Verschlüsselungsprogrammen nicht direkt angezeigt, sondern erst auf Anforderung durch den Benutzer.

Resteklassen

Damit alle Prozeduren verschlüsselbar sind, enthält der OPS-301 Resteklassen mit folgenden Bezeichnungen und Kodekonventionen:

Resteklasse	Kodeposition	x-Steller
„**Andere** ... Prozedur"	alphanumerisch	3-, 4-
„**Sonstige** ... Prozedur"	„x"	5-, 6-
„**Nicht näher bezeichnete** ... Prozedur"	„y"	5-

Die Resteklassen „Andere ..." und „Sonstige ..." Prozeduren sind vorgesehen für Prozeduren, die als solche genau beschrieben und spezifiziert sind, für die es aber im OPS-Schlüssel keinen eigenen, spezifischen Kode gibt. Die Bezeichnung „Andere ..." wird auf den Hierarchieebenen der 3- und 4-Steller verwendet, die Bezeichnung „Sonstige ..." für die 5- und 6-Steller. Inhaltlich haben sie trotz unterschiedlicher Bezeichnung die gleiche Bedeutung. Salopp formuliert bedeutet „Sonstige":

Ich weiß mehr, als mir der OPS-301 zum spezifischen und korrekten Verschlüsseln anbietet.

Die Resteklassen „Nicht näher bezeichnete ..." („N.n.bez.") sind vorgesehen für Prozeduren, deren genaue Beschreibung und Inhalt beim Verschlüsseln nicht bekannt ist. Salopp formuliert bedeutet „Nicht näher bezeichnet":

Ich weiß weniger, als ich zum spezifischen und korrekten Verschlüsseln mit dem OPS-301 brauche.

Merke:

„Sonstige ..." oder **„Andere ..."**

Prozedur ist genau bekannt, aber im OPS-301 ist kein spezifischer Kode vorhanden!

„Nicht näher bezeichnet ..." **(„N.n.bez.")**

Prozedur ist **nicht** genau bekannt und kann deshalb auch nicht genau kodiert werden.

Diese Resteklassen haben klassifikatorisch den Sinn, alle Prozeduren in allen Verschlüsselungssituationen verschlüsselbar zu machen. Die Resteklassen sollen aber nicht als „Auffangtopf" benutzt werden, um alle Prozeduren eines Behandlungsfalls zu kodieren. OPS-Kodes für „Nicht näher bezeichnete ... Prozeduren" sind Zeichen einer schlechten Dokumentationsqualität und sollten, wann immer möglich, vermieden werden.

P004a Nicht vollendete oder unterbrochene Prozedur

Diese Kodierrichtlinie regelt die Kodierung von Prozeduren, die aus irgendwelchen Gründen unterbrochen bzw. nicht vollendet wurden. Dazu gehört auch der Umstieg von einem laparoskopischen/endoskopischen Verfahren auf „offen chirurgisch".

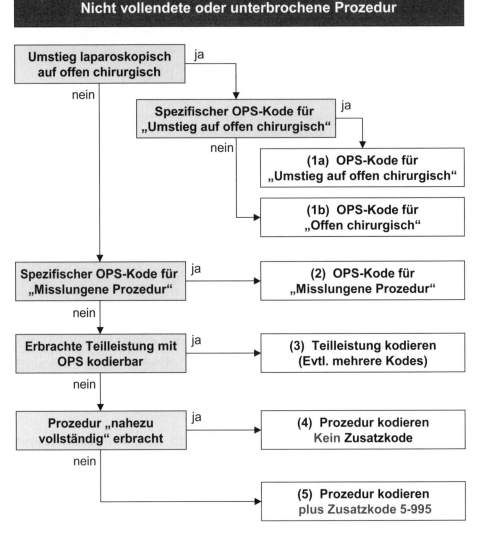

Abbildung P-2: Flussdiagramm zur Kodierung von nicht vollendeten bzw. unterbrochenen Prozeduren

1)   Umstieg auf „offen chirurgisch"

Im OPS-301 sind für alle gängigen laparoskopisch/endoskopisch Proze-duren entsprechende Kodes für einen Umstieg auf „offen chirurgisch" enthalten (1a). In den seltenen Fällen, in denen es keinen spezifischen Kode für einen Umstieg gibt, ist die durchgeführte Prozedur nur mit dem Kode für die „offen chirurgische Prozedur" zu kodieren (1b).

2) Misslungene Prozedur

Spezifische OPS-Kodes für „Misslungene Prozeduren" gibt es nur in der Geburtshilfe. Es sind dies folgende Kodes:

OPS-Kodes für „Misslungene Prozeduren" – Nur Geburtshilfe	
5-733.-	**Mißlungene vaginale operative Entbindung**
5-733.0	Zangenentbindung
5-733.1	Vakuumextraktion
5-733.2	Mißlungene innere Wendung
5-733.3	Mißlungene kombinierte Wendung
5-733.x	Sonstige
5-733.y	N.n.bez.
8-510.1	Mißlungene äußere Wendung

3) Teilleistung kodierbar

Diese Kodieranweisung ist insbesondere dann zu prüfen, wenn eine Prozedur/Operation sehr frühzeitig, z.B. noch vor Erreichen des eigentlichen Operationsgebietes wegen einer Komplikation oder nach Erreichen und Darstellung des Operationsgebietes wegen Inoperabilität abgebrochen werden musste.

Beispiel BP.03
Geplante Kolonteilresektion wegen eines Kolon-Karzinoms. Nach Eröffnung des Bauchraums findet sich eine inoperable Situation.

Prozedur(en):
      5-541.0   *Explorative Laparotomie*

4) Prozedur nahezu vollständig erbracht

Der Begriff „nahezu vollständig erbracht" wird in den Kodierrichtlinien nicht genau definiert und auch nicht weiter erläutert. Eine wesentliche Voraussetzung zur Anwendung dieser Regel sollte das vollständige Erreichen der mit der Operation/Prozedur verbundenen Ziele sein.

5) Prozedur nicht nahezu vollständig erbracht

Beispiel BP.04
Schenkelhalsfraktur, osteosynthetische Versorgung durch eine Totalendoprothese. Intraoperativ kommt es zu einem Herzstillstand. Abbruch der Operation.

Prozedur(en):
      5-820.00   *Implantation einer Totalendoprothese, nicht*
                         zementiert
      5-995   *Vorzeitiger Abbruch einer Operation*

Im Gegensatz zu 4) kann hier vorausgesetzt werden, dass das eigentliche Operationsziel wegen einer Komplikation nicht erreicht wurde.

Zusammenfassend beantwortet diese DKR zwei Fragen:

- Wurde das Ziel der Operation/Prozedur erreicht?
  o Ja, in Situation 1a), 1b) und 4).
  o Nein, in Situation 2), 3) und 5)

- Wie spezifisch kann kodiert werden?
  o Spezifisch, in Situation 1a), 2 und 3)
  o „Unspezifisch", in Situation 1b) und 5

Achtung: Für eine als „Hauptleistung" eines stationären Aufenthaltes geplante und dann aber nicht durchgeführte Prozedur gibt es keinen spezifischen OPS-Kode bzw. auch keinen extra Zusatzkode. Diese Situation wird nach DKR *D007a Aufnahme zur Operation, Operation nicht durchgeführt* mit Hilfe des ICD-Kodes *Z53 Personen, die Einrichtungen des Gesundheitswesens wegen spezifischer Maßnahmen aufgesucht haben, die aber nicht durchgeführt wurden* kodiert.

P005b Multiple/bilaterale Prozeduren

Wie in der Einleitung dargestellt, sollen die verschlüsselten Prozeduren die durchgeführten medizinischen Leistungen und den damit verbundenen Aufwand abbilden. Daher sind Prozeduren in der Regel jedes Mal zu kodieren, wenn sie während der Behandlungsphase durchgeführt werden.

Grundregel: Prozeduren werden jedes Mal mit Datum kodiert.

Aber keine Regel ohne Ausnahme(n).

(1) **Nicht** kodiert werden Prozeduren,

- die in Tabelle 1 der *DKR P014a Prozeduren, die normalerweise nicht kodiert werden* genannt sind.

- die im OPS-301 nicht enthalten sind.

Multiple Prozeduren sind Prozeduren, die während eines stationären Aufenthaltes mehrfach durchgeführt werden. Dies kann sich zeitlich auf den gesamten stationären Aufenthalt beziehen oder nur auf eine operative Sitzung. Im ersten Abschnitt regelt DKR P005b die Kodierung multipler Prozeduren und definiert folgende Ausnahmen von der o.g. Grundregel:

(2) **Nur einmal pro stationärem Aufenthalt mit Datum der ersten Leistungserbringung** werden multiple Prozeduren kodiert, wenn

- Hinweise im OPS-301 oder Kodierrichtlinien dies anweisen.

- Prozeduren Mengen-, Zeit- oder Größenangaben enthalten und unter die DKR *P012a Prozeduren, unterschieden auf der Basis von Größe, Zeit oder Anzahl* fallen (s. dort).

- Prozeduren, die während einer stationären Behandlung wiederholt werden und in Tabelle 1 „Prozeduren, die nur einmal pro stationärem Aufenthalt zu kodieren sind" der DKR P005b genannt sind.

(3)   **Nur einmal pro operativer Sitzung und kodierbarer Lokalisation** werden multiple Hautexzisionen, Biopsien und andere ähnlich aufwändige Prozeduren verschlüsselt.

Bei Biopsien sind die Hinweise des OPS-301 zu beachten. Bei multiplen Biopsien an den Atemwegen, Gallengängen, am Harntrakt und bei den männlichen Geschlechtsorganen gilt diese Regel für 1 bis 5 Biopsien pro kodierbarer Lokalisation. Bei Entnahme von mehr als 5 Biopsien ist der Kode für die Stufenbiopsie zu verwenden. Bei den Biopsien am oberen und unteren Verdauungstrakt entfallen ab Version 2004 die Kodes für unterschiedliche Lokalisationen, so dass nur die Anzahl der Biopsien die Auswahl des Kodes bestimmt (siehe Beispiel BP.05 und BP.06).

Beispiel BP.05
Bei einem Patienten mit Ulcus ventriculi und bestehendem Malignomverdacht wird eine Ösophagogastroduodenoskopie durchgeführt. Dabei werden im Ösophagus zwei Biopsien und im Ulkusbereich drei Biopsien entnommen.

Prozedur(en):
1-638.1	*Diagnostische Ösophagogastroduodenoskopie*
1-440.a	*1 bis 5 Biopsien am oberen Verdauungstrakt*

Beispiel BP.06
Bei einem Patienten mit Ulcus ventriculi und bestehendem Malignomverdacht wird eine Ösophagogastroduodenoskopie durchgeführt. Dabei werden im Ösophagus zwei Biopsien, im Ulkusbereich drei Biopsien und im Duodenum zwei Biopsien entnommen.

Prozedur(en):
1-638.1	*Diagnostische Ösophagogastroduodenoskopie*
1-440.9	*Stufenbiopsie am oberen Verdauungstrakt*

Bilaterale Prozeduren sind Prozeduren, die zwei getrennte Gebiete erschließen, ein bilaterales Organ betreffen oder bilateral zwei getrennte Inzisionen erfordern.

Bilaterale Prozeduren, die nur einen „einfachen" unilateralen Zugang erfordern, wie z.B. Gefäßdarstellungen, gehören nicht zu den bilateralen Prozeduren im Sinne dieser Kodierrichtlinie.

Für bilaterale Prozeduren ist zu prüfen, ob es im OPS-301 einen spezifischen Kode für den beidseitigen Eingriff gibt oder entsprechende Hinweise, wie z.B. der Hinweis bei *5-53 Verschluß abdominaler Hernien,* die Kodierung regeln.

- Falls es einen Kode für „beidseitig" gibt, ist dieser zu verwenden, wobei für den Kode *5-889.51 Implantation eines Hautexpanders, beidseitig* bei Abrechnung des Krankenhausfalls nach dem alten Fallpauschalen/Sonderentgelt-System die Übergangsregelungen zu beachten sind.

- Gibt es keinen spezifischen Kode für den beidseitigen Eingriff, wird der Kode für den einseitigen Eingriff zweimal angegeben.

OPS-Gruppe	Bezeichnung
5-06...5-07	Operationen an endokrinen Drüsen
5-18...5-20	Operationen an den Ohren
5-21...5-22	Operationen an Nase und Nasennebenhöhlen
5-23...5-28	Operationen an Mundhöhle und Gesicht
5-32...5-34	Operationen an Lunge und Bronchus
5-40...5-41	Operationen am hämatopoetischen und Lymphgefäßsystem
5-55...5-59	Operationen an den Harnorganen
5-60...5-64	Operationen an den männlichen Geschlechtsorganen
5-65...5-71	Operationen an den weiblichen Geschlechtsorganen
5-87...5-88	Operationen an der Mamma
5-89...5-92	Operationen an Haut und Unterhaut

Tabelle P-1:   OPS-Gruppen mit Kodes für bilaterale Prozeduren

P012a Prozeduren, unterschieden auf der Basis von Größe, Zeit oder Anzahl

Bei der Verschlüsselung von Prozeduren, deren Kodes im OPS-301 auf der Basis von Größen-, Zeit- oder Mengenangaben unterschieden werden, ist folgendes zu beachten:

Addition von Mengen und Zeiten: Für die Kodes aus Tabelle P-2 sind die Mengen- und Zeitangaben über den gesamten stationären Aufenthalt zu addieren und die Summe am Ende des stationären Aufenthaltes zu kodieren. Als Bezugsdatum ist der Tag der ersten Leistung anzugeben. (s.a. *P002a Hauptprozedur*).

Achtung:

- Größenangaben, z.B. Länge oder Fläche, werden nicht addiert.

- Zeiten sind exakt zu addieren und vor der Kodierung evtl. zu runden (s. DKR *1001c Maschinelle Beatmung*)

OPS-Kode	Bezeichnung
8-718.-	Dauer der maschinellen Beatmung
8-720	Sauerstoffzufuhr beim Neugeborenen
8-800.-	Transfusion von Vollblut, Erythrozytenkonzentrat und Thrombozytenkonzentrat
8-802.-	Transfusion von Leukozyten
8-810.-	Transfusion von Plasma und Plasmabestandteilen
8-811.-	Infusion von Volumenersatzmitteln bei Neugeborenen

Tabelle P-2: OPS-Kodes, für die Mengen bzw. Zeiten zu addieren sind und die Summe zu verschlüsseln ist

Achtung: Mengen und Zeiten werden nur für Prozeduren addiert, die nur einmal pro stationärem Aufenthalt angeben werden (s. DKR *P005b Multiple/bilaterale Prozeduren*).

Direkte Kodierung von Prozeduren unter Berücksichtigung von Größen-, Mengen- oder Zeitangaben gibt es bei verschiedenen Kodes (s. Beispiel BP.07). Dabei gibt es aber auch Kodes, die erst ab einer bestimmten Menge, Größe oder Dauer angeben werden (s. Beispiel BP.08), was durch einen Hinweis oder den Beschreibungstext geregelt ist.

Beispiel BP.07: Auszug aus dem OPS-301:

8-522	**Hochvoltstrahlentherapie**
8-522.0	Telekobaltgerät bis zu 2 Bestrahlungsfelder
8-522.1	Telekobaltgerät 3 bis 4 Bestrahlungsfelder
8-522.2	Telekobaltgerät mehr als 4 Bestrahlungsfelder oder 3D-geplante Bestrahlung
8-522.3	Linearbeschleuniger bis zu 6 MeV, bis zu 2 Bestrahlungsfelder
8-522.4	Linearbeschleuniger bis zu 6 MeV, 3 bis 4 Bestrahlungsfelder
8-522.5	Linearbeschleuniger bis zu 6 MeV, mehr 4 Bestrahlungsfelder oder 3D-geplante Bestrahlung
8-522.6	Linearbeschleuniger mehr als 6 MeV, bis zu 2 Bestrahlungsfelder
8-522.7	Linearbeschleuniger mehr als 6 MeV, 3 bis 4 Bestrahlungsfelder
8-522.8	Linearbeschleuniger mehr als 6 MeV, mehr als 4 Bestrahlungsfelder oder 3D-geplante Bestrahlung
8-522.x	Sonstige
8-522.y	N.n.bez.

Beispiel BP.08: Auszüge aus dem OPS-301

8-560   Lichttherapie
8-560.0   Selektive Ultraviolettphototherapie (SUP)
8-560.1   Photochemotherapie (PUVA)
...
8-560.2   Lichttherapie des Neugeborenen (bei Hyperbilirubinämie)
               Hinw.:   Dauer mindestens 12 Stunden
...
8-560.x   Sonstige
8-560.y   N.n.bez.

8-920   EEG-Monitoring (mindestens 2 Kanäle) für mehr als 24 h

Der Kode für die kleinste Menge bzw. kürzeste Zeit muss verwendet werden, wenn keine Angaben zu Größen, Mengen oder Zeiten verfügbar oder bekannt sind.

P013b Wiedereröffnung eines Operationsgebietes/Reoperation

Definitionsgemäß ist diese Kodierrichtlinie in folgenden Situationen anzuwenden:

DKR P013b:

„Bei der Wiedereröffnung eines Operationsgebietes zur

- Behandlung einer Komplikation
- Durchführung einer Rezidivtherapie
- Durchführung einer anderen Operation in diesem Operationsgebiet

ist zunächst zu prüfen, ob die durchgeführte Operation mit Wiedereröffnung des Operationsgebietes im OPS-301 durch einen spezifischen Kode im betreffenden Organkapitel kodiert werden kann, wie z.B.:

5-289.1   *Operative Blutstillung **nach Tonsillektomie***
5-340.30   ***Rethorakotomie**, Blutstillung.*

Gibt es keinen spezifischen Kode, dann ist die durchgeführte Operation zusammen mit einem Zusatzkode, wie z.B.

5-379.5   ***Reoperation** an Herz und Perikard*
5-559.3   ***Revisionsoperation** an der Niere*

>   5-749.0   *Resectio*
>   5-983   *Reoperation*
>
>   für die Reoperation anzugeben."

Im letzten Spiegelpunkt wird die Anwendung der Kodierrichtlinie auf alle Operationen ausgeweitet, die durch ein oder in ein voroperiertes Operationsgebiet führen.

Nun gibt es aber eine Reihe von Eingriffen, die per se in einem bereits voroperierten Operationsgebiet stattfinden, wie z.B. Metallentfernung oder Rückverlagerung eines Stomas. In diesen Fällen ist die Information einer Reoperation bereits im Operationskode des „Folgeeingriffs" enthalten, so dass eine zusätzliche Kodierung mit einem Reoperationskode aufgrund der Dokumentationsprinzipien (monokausale Kodierung, Prozedurenkomponente) nicht notwendig ist. Eine explizite Regelung dazu fehlt aber in der aktuellen Version der Deutschen Kodierrichtlinien.

Empfehlung: Für Eingriffe, die definitionsgemäß eine Reoperation sind, kann der Zusatzkode für die Reoperation entfallen.

P014a Prozeduren, die normalerweise nicht verschlüsselt werden

Prozeduren mit folgenden Eigenschaften werden normalerweise nicht verschlüsselt:

*   Sie sind in Tabelle 1 „Beispiele für nicht kodierbare Prozeduren" der DKR *P014a Prozeduren, die normalerweise nicht kodiert werden* aufgeführt.

*   Sie sind nicht im OPS-301 enthalten, wie z.B. einfache Röntgenaufnahmen. In diesem Fall sollen diese Prozeduren auch nicht mit den Resteklassen „Andere ..." oder „Sonstige ..." verschlüsselt werden.

*   Es handelt sich um Prozeduren, die bei vielen Krankheiten und/oder mehrfach während eines Krankenhausaufenthaltes durchgeführt werden. Hier spiegelt sich der Aufwand entweder in einer Diagnose oder in einer anderen (aufwändigeren) durchgeführten Prozedur wider.

*   Sie sind notwendiger Bestandteil (Prozedurenkomponente) einer umfangreichen und komplexen Prozedur (s. DKR *P001a Allgemeine Kodierrichtlinien für Prozeduren*).

*   Wenn Inklusiva und Hinweise im OPS-301 oder eine Kodierrichtlinie eine Verschlüsselung ausschließen.

Notizen:

Spezielle Kodierrichtlinien

Bettina Busse

Dorothea Dreizehnter

Susanne Hanser

Franz Metzger

Angelika Rathgeber

Albrecht Zaiß

1 Bestimmte infektiöse und parasitäre Krankheiten

Susanne Hanser

Kapitelübersicht:

Dieser Kommentar enthält ergänzende Informationen und Beispiele zu den vier Kodierrichtlinien aus Kapitel 1 der Deutschen Kodierrichtlinien.

Vorangestellt werden einige allgemeine Informationen zur Kodierung im Zusammenhang mit infektiösen Erkrankungen: das Grundprinzip „Ätiologie vor Manifestation", Hinweise zur Kodierung von Folgezuständen, Verdachtsfällen, Keimträgern und von prophylaktischen Maßnahmen.

DKR	Titel	kommentiert	nicht kommentiert
0101c	HIV/AIDS	x	
0102a	Virushepatitis	x	
0103a	Bakteriämie, Sepsis und Neutropenie	x	
0104a	Urosepsis	x	

Grundsätzliches zur Kodierung bei infektiösen und parasitären Erkrankungen

1. Ätiologie vor Manifestation

Die „klassische" Infektionskrankheit wird mit einem Kode aus dem Kapitel I *Bestimmte infektiöse und parasitäre Erkrankungen* der ICD-10-GM verschlüsselt, zum Beispiel:

> A15.0   *Lungentuberkulose, durch mikroskopische Untersuchung des Sputums gesichert, mit oder ohne Nachweis durch Kultur*

Gegebenfalls wird der Kode aus Kapitel I (Ätiologiekode) ergänzt durch einen Kode aus einem anderen Kapitel der ICD-10-GM für das Organ, an dem die Infektion sich manifestiert (Kreuz-Stern-System), zum Beispiel:

> A18.0†   **Tuberkulose** *der Knochen und Gelenke*
> M49.04*   *Tuberkulose der* **Wirbelsäule, Thorakalbereich**

Erst mit beiden Kodes ist die Diagnose „Thorakale Wirbeltuberkulose" korrekt abgebildet (s.a. DKR *D012a Mehrfachkodierung*).

2.   Manifestation vor Ätiologie

In bestimmten Fällen wird vom Grundprinzip „Ätiologie vor Manifestation" abgewichen.

a) Bei Krankheiten, die nicht primär als „Infektionskrankheiten" angesehen werden, bei denen Infektionserreger aber zu den Ursachen zählen, wird die infektiöse Ätiologie **nach** der Manifestation kodiert, mit Ausrufezeichenkodes: Kategorien *B95-B97! „...als Ursache von Krankheiten, die in anderen Kapiteln klassifiziert sind"*.

Beispiel B01.01
Kodierung eines Ulcus ventriculi bei Nachweis von Helicobacter pylori

Hauptdiagnose:
       K25.7   *Ulcus ventriculi, chronisch oder n. n. bez., ohne*
                      Blutung oder Perforation
Nebendiagnose(n):
       B96.81!   *H. pylori als Ursache von Krankheiten, die in anderen*
                      Kapiteln klassifiziert sind

Auch bei einer Pneumonie oder einem Harnwegsinfekt, die mit einem Kode aus *J10-J18 Grippe und Pneumonie* bzw. aus Kapitel XIV *Krankheiten des Urogenitalsystems* verschlüsselt werden, ist für **bekannte** Erreger die passende Schlüsselnummer aus der Gruppe *B95-B97! Bakterien, Viren und sonstige Infektionserreger als Ursache von Krankheiten, die in anderen Kapiteln klassifiziert sind* als Nebendiagnose anzugeben.

b) Bei der HIV-Krankheit/AIDS (B20-24) ist/sind nach den Deutschen Kodierrichtlinien in der Regel die Manifestation(en) vor dem Kode für die Ursache anzugeben. Die unterschiedlichen Situationen im Zusammenhang mit der Behandlung eines HIV-Patienten und die entsprechende Kodierung werden ausführlich im Kommentar zu Kodierrichtlinie *DKR 0101c HIV/AIDS* beschrieben.

3.   Folgen infektiöser/parasitärer Erkrankungen

Eine abgeheilte Infektionskrankheit hinterlässt möglicherweise Folgeschäden. Wenn z.B. eine schwere Deformität der Wirbelsäule nach abgeheilter Wirbeltuberkulose zu erhöhtem diagnostischem Behandlungs- oder Betreuungsaufwand bei späteren Aufnahmen aus anderen Gründen führt, kann das mit den folgenden Kodes (s. Beispiel B01.02) verschlüsselt werden:

Beispiel B01.02
Kodierung eines Folgezustands nach Tuberkulose bei Aufnahme aus anderen
Gründen, zum Beispiel Nephrolithiasis.

Hauptdiagnose:
        N20.0   *Nierenstein*
Nebendiagnose(n):
        M43.85   *Sonstige näher bezeichnete Deformitäten der*
                        Wirbelsäule und des Rückens, Thorakolumbalbereich
        B90.2   *Folgezustände einer Tuberkulose der Knochen und*
                        der Gelenke

4.   Trägerstatus und Kodes für Infektionserreger mit Resistenzen

„Keimträger von Infektionskrankheiten" stellen ein Infektionsrisiko für Kran-
kenhauspersonal und Mitpatienten dar, das in den meisten Fällen zur
Erhöhung des Betreuungsaufwandes führen wird. Dieser Aufwand kann mit
den folgenden Kodes abgebildet werden:

Z21	**Asymptomatische HIV-Infektion [Humane Immundefizienz-Virusinfektion]**
	HIV-positiv o.n.A.
	Exkl.: HIV-Krankheit (B20-B24)
	         Kontakt mit und Exposition gegenüber HIV (Z20.6)
	         Laborhinweis auf HIV (R75)

Z22.-	**Keimträger von Infektionskrankheiten** Inkl.: Verdachtsfälle
Z22.0	Keimträger von Typhus abdominalis
Z22.1	Keimträger anderer infektiöser Darmkrankheiten
Z22.2	Keimträger der Diphtherie
Z22.3	Keimträger anderer näher bezeichneter bakterieller Krankheiten Keimträger bakterieller Krankheit durch: • Meningokokken • Staphylokokken • Streptokokken
Z22.4	Keimträger von Infektionskrankheiten, die vorwiegend durch Geschlechtsverkehr übertragen werden Keimträger von: • Gonorrhoe • Syphilis
Z22.5	Keimträger der Virushepatitis Keimträger von Hepatitis-B-Oberflächen-Antigen [HBsAg]
Z22.6	Keimträger von humaner T-Zell-lymphotroper-Viruskrankheit, Typ I [HTLV-1]
Z22.8	Keimträger sonstiger Infektionskrankheiten*
Z22.9	Keimträger von Infektionskrankheit, nicht näher bezeichnet

Es ist sinnvoll, einen mit *Z22.- Keimträger von Infektionskrankheiten* kodierten Trägerstatus durch einen Kode aus

B95-B97! Bakterien, Viren und sonstige Infektionserreger als Ursache von Krankheiten, die in anderen Kapiteln klassifiziert sind

und/oder mit den neuen Kodes der ICD-10-GM Version 2004

U80-85! Infektionserreger mit Resistenzen gegen bestimmte Antibiotika oder Chemotherapeutika (s.u.)

zu spezifizieren.

Infektionserreger mit Resistenzen gegen bestimmte Antibiotika oder Chemotherapeutika (U80-U85!)	
Hinw.: Die folgenden Schlüsselnummern sind zu benutzen, wenn der jeweilige Erreger gegen eine oder mehrere der aufgeführten Substanzgruppen resistent ist.	
U80!	**Erreger mit bestimmten Antibiotikaresistenzen, die besondere therapeutische oder hygienische Maßnahmen erfordern**
U80.0!	Staphylococcus aureus mit Resistenz gegen Oxacillin, Glykopeptid-Antibiotika, Chinolone, Streptogramine und Oxazolidinone
U80.1!	Streptococcus pneumoniae mit Resistenz gegen Penizillin, Oxacillin, Makrolid-Antibiotika, Oxazolidinone und Streptogramine
U80.2!	Enterococcus faecalis mit Resistenz gegen Glykopeptid-Antibiotika, Oxazolidinone, mit High-Level-Aminoglykosid-Resistenz
U80.3!	Enterococcus faecium mit Resistenz gegen Glykopeptid-Antibiotika, Oxazolidinone, Streptogramine, mit High-Level-Aminoglykosid-Resistenz
U80.4!	Escherichia, Klebsiella und Proteus mit Resistenz gegen Chinolone, Carbapeneme, Amikacin, mit nachgewiesener Resistenz gegen alle β-Lactam-Antibiotika [ESBL-Resistenz]
U80.5!	Enterobacter, Citrobacter und Serratia mit Resistenz gegen Carbapeneme, Chinolone und Amikacin
U80.6!	Pseudomonas aeruginosa und andere Nonfermenter mit Resistenz gegen Carbapeneme, Chinolone, Amikacin, Ceftazidim und Piperacillin/Tazobactam Exkl.: Burkholderia (U80.7) Stenotrophomonas (U80.7)
U80.7!	Burkholderia und Stenotrophomonas mit Resistenz gegen Chinolone, Amikacin, Ceftazidim, Piperacillin/Tazobactam und Cotrimoxazol
U81!	**Bakterien mit Multiresistenz gegen Antibiotika** Hinw.: Es ist nur noch eine Sensitivität gegen nicht mehr als zwei Antibiotika-Substanzgruppen nachweisbar.

U82!	**Mykobakterien mit Resistenz gegen Antituberkulotika (Erstrangmedikamente)**
	Inkl.: Atypische Mykobakterien
	             Mycobacterium-tuberculosis-Komplex
	             Nocardia

U83!	**Candida mit Resistenz gegen Fluconazol oder Voriconazol**
U84!	**Herpesviren mit Resistenz gegen Virustatika**
U85!	**Humanes Immundefizienz-Virus mit Resistenz gegen Virustatika oder Proteinaseinhibitoren** Inkl.: HIV-1 HIV-2

Beispiel B01.03
Ein Patient, der zur Behandlung einer diabetischen Gangrän aufgenommen wird, ist Keimträger eines Methicillin-resistenten Staphylococcus aureus (MRSA).

Hauptdiagnose:

	E10.50†	*Primär insulinabhängiger Diabetes mellitus [Typ-I-Diabetes] mit peripheren vaskulären Komplikationen, nicht als entgleist bezeichnet*

Nebendiagnose(n):

	I79.2*	*Periphere Angiopathie bei anderenorts klassifizierten Krankheiten*
	I70.24	*Atherosklerose der Extremitätenarterien, Becken-Bein-Typ, mit Gangrän*
	Z22.3	*Keimträger anderer näher bezeichneter bakterieller Krankheiten*
	kombiniert mit	
	U80.0!	*Staphylococcus aureus mit Resistenz gegen Oxacillin, Glykopeptid-Antibiotika, Chinolone, Streptogramine und Oxazolidinone*
	Z29.0	*Isolierung als prophylaktische Maßnahme*

Anmerkung: Die Kodierung des Trägerstatus mit *Z22.3 Keimträger anderer näher bezeichneter bakterieller Krankheiten* wird spezifiziert durch den Sekundärkode *U80.0! Staphylococcus aureus mit Resistenz gegen Oxacillin, Glykopeptid-Antibiotika, Chinolone, Streptogramine und Oxazolidinone* für den nachgewiesenen Erreger. Die Angabe von *U80.0!* ist hier sinnvoll, obwohl der Keim eigentlich (noch) keine Krankheit verursacht hat. Der Aufwand, der auf Station betrieben werden muss, um eine Infektionserkrankung zu verhindern, wird durch beide Kodes zusammen wesentlich besser dargestellt als nur mit dem unspezifischen Kode *Z22.3 Keimträger anderer näher bezeichneter bakterieller Krankheiten*.

5.   Prophylaktische Maßnahmen

Prophylaktische Maßnahmen (Prozeduren) im Zusammenhang mit Infektionskrankheiten können im Allgemeinen nicht mit dem OPS-301, aber durch bestimmte Diagnosekodes abgebildet werden:

a) *Z20.-   Kontakt mit und Exposition gegenüber übertragbaren Krankheiten*

b) *Z23-Z27 Impfungen*

c) *Z29.-   Andere prophylaktische Maßnahmen*

laut folgender Tabelle:

Z29.-	**Notwendigkeit von anderen prophylaktischen Maßnahmen** Exkl.: Desensibilisierung gegenüber Allergenen (Z51.6) Prophylaktische Operation (Z40.-)
Z29.0	Isolierung als prophylaktische Maßnahme Stationäre Aufnahme zur Abschirmung einer Person vor ihrer Umgebung oder zur Isolierung einer Person nach Kontakt mit Infektionskrankheiten
Z29.1	Immunprophylaxe Verabreichung von Immunglobulin
Z29.2	Sonstige prophylaktische Chemotherapie Chemoprophylaxe Prophylaktische Antibiotikaverabreichung
Z29.8	Sonstige näher bezeichnete prophylaktische Maßnahmen
Z29.9	Prophylaktische Maßnahme, nicht näher bezeichnet

d) Als **„Ausnahme"** gibt es folgenden OPS-Kode:

8-810.4	Transfusion von Plasma und Plasmabestandteilen und gentechnisch hergestellten Plasmaproteinen: Immunglobuline

0101c HIV/AIDS

> **„Faustregeln":**
>
> 1. Die Kodierung bei HIV-Infektionssyndrom und -Krankheit ist eine besondere Variante der **Mehrfachkodierung**:
>
>   a)   Kodierung der Manifestation, die zur Aufnahme führt, als Hauptdiagnose
>
>   b)   HIV-Kode als „Sekundärkode" (Angabe der Grundkrankheit nach der Manifestation)
>
> 2. Die **Ausnahme zu 1.**: Ein HIV-Kode (*B20, B21, B22, B23.8, B24*) wird dann Hauptdiagnose, wenn die HIV-Infektion als solche, also keine bestimmte Manifestation, die Krankenhausaufnahme veranlasst.
>
> 3. Achtung: *B23.0 Akutes HIV-Infektionssyndrom* wird **nie** als Hauptdiagnose angegeben.
>
> 4. **Alle Manifestationen** (auch „Symptome") sind zu kodieren, unabhängig vom Ressourcenverbrauch.
>
> ../..

../..

5. Schlüsselnummern für Verdachtsfälle und asymptomatische Infektion:
   - *Z20.6*   (Kontakt)
   - *R75*   (Laborhinweis)
   - *Z21*   (HIV-positiv, asymptomatisch)

Zu 1. Manifestation vor Ätiologie

Die Kodierung der Diagnosen bei Patienten mit HIV-Infektion stellt eine **Ausnahme** zum **ICD-Prinzip "Ätiologie vor Manifestation"** dar. Ist die Grundkrankheit bekannt, wird in aller Regel der entsprechende Kode **vor** dem Kode für Manifestation an einem Organ oder Gewebe angegeben (Kreuz-Stern-System). Eine Meningitis bei Masern, die den Hausarzt zur Krankenhauseinweisung veranlasst, wird folgendermaßen kodiert:

> B05.1†   *Masern, kompliziert durch Meningitis*
> G02.0*   *Meningitis bei anderenorts klassifizierten*
> *Viruskrankheiten*

Eine **HIV-Meningitis**, die bei einem akuten HIV-Infektionssyndrom zur stationären Behandlung führt, wird dagegen wie folgt verschlüsselt:

> G03.0   *Nichteitrige Meningitis*
> B23.0   *Akutes HIV-Infektionssyndrom*

Zu 2. Kodes aus B20-B24 HIV-Krankheit als Hauptdiagnose

Bei HIV-Patienten ist nur dann die **Grundkrankheit die Hauptdiagnose**, wenn keine bestimmte Manifestation behandelt wird, wie es z.B. bei einer Aufnahme zur antiretroviralen Chemotherapie bei AIDS/HIV-Krankheit der Fall sein kann.

Zu 4. Alle Manifestationen sind zu kodieren

Manifestiert sich eine Grunderkrankung in mehr oder weniger spezifischen Symptomen wie Schmerz, Fieber oder Krämpfen, wird die Grund-erkrankung im Allgemeinen **anstelle** der Kodes für die Symptome ange-geben (zum Beispiel "Masern" ohne Angabe von "Fieber" oder "Exanthem"). Bei HIV-Patienten wird auch hier **vom üblichen Vorgehen abgewichen**: alle Manifestationen und ggf. Symptome werden verschlüsselt.

G03.0	*Nichteitrige Meningitis*
B23.0	*Akutes HIV-Infektionssyndrom*
R59.1	*Lymphknotenvergrößerung, generalisiert*
R50.9	*Fieber, nicht näher bezeichnet*

Änderung 2004: Aufnahmen speziell zur Chemotherapie

Aufnahmen für einen Tag (**Tagesfälle**) zur antiretroviralen Chemotherapie oder zur Chemotherapie bei Kaposi-Sarkom werden ab 2004 genauso kodiert wie **mehrtägige Aufnahmen;** d.h. die Kodes

> Z51.1   Chemotherapie-Sitzung wegen bösartiger Neubildung

oder

> Z51.2   Andere Chemotherapie

sind auch bei Tagesfällen **nicht** als Hauptdiagnose anzugeben!

Typische Phasen der HIV-Infektion

Im Folgenden werden ergänzend zu *DKR 0101c HIV/AIDS* für typische Phasen im Verlauf der HIV-Krankheit Verschlüsselungsbeispiele vorgestellt.

Phase 1: Infektion (Seite 73)

Phase 2: Akutes HIV-Infektionssyndrom (Seite 74)

Phase 3: Latenzphase (Seite 75)

Phase 4: HIV-Krankheit/ AIDS (Seite 76)

Vorangestellt werden

- eine Liste der **HIV-Kodes,** die die ICD-10-GM (Version 2004) zur Verfügung stellt und

- eine **Übersicht** über die Situationen, in denen sie anzuwenden sind:

Liste ICD-Kodes (HIV/AIDS)	
Exposition und Infektion:	
Z20.6	Kontakt mit und Exposition gegenüber HIV [Humanes Immundefizienz-Virus]
R75	Laborhinweis auf Humanes Immundefizienz-Virus [HIV] (d.h. unsicherer Nachweis nach nicht eindeutigem serologischem Test)
B23.0	Akutes HIV-Infektionssyndrom
Z21	Asymptomatische HIV-Infektion [Humane Immundefizienz-Virusinfektion] (d.h. Infektionsstatus HIV-positiv o.n.A.)
	../..

../..	
HIV-Krankheit **(B20-B24, außer B23.0 Akutes HIV-Infektionssyndrom)**	
B20	Infektiöse und parasitäre Krankheiten infolge HIV-Krankheit [Humane Immundefizienz-Viruskrankheit] Exkl.: Akutes HIV-Infektionssyndrom (B23.0)
B21	Bösartige Neubildungen infolge HIV-Krankheit [Humane Immundefizienz-Viruskrankheit]
B22	Sonstige näher bezeichnete Krankheiten infolge HIV-Krankheit [Humane Immundefizienz-Viruskrankheit] *Inkl.:* Demenz Enzephalopathie Interstitielle lymphoide Pneumonie Kachexie-Syndrom Slim disease Wasting-Syndrom
B23.8	Sonstige näher bezeichnete Krankheitszustände infolge HIV-Krankheit (Persistierende) generalisierte Lymphadenopathie
B24	Nicht näher bezeichnete HIV-Krankheit [Humane Immundefizienz-Viruskrankheit] AIDS-related complex [ARC] o.n.A. Erworbenes Immundefektsyndrom [AIDS] o.n.A.
Zusatzkode für HIV-Erreger mit Resistenz gegen Chemotherapeutika:	
U85!	Humanes Immundefizienz-Virus mit Resistenz gegen Virustatika oder Proteinaseinhibitoren

DKR 0101c:

"Die Kodes R75, Z21, B23.0 und die Gruppe B20-B24 schließen sich gegenseitig aus und sind während desselben stationären Aufenthaltes nicht zusammen aufzuführen."

Phase 1:   Infektion

Beispiel B01.04
Eine 33-jährige Patientin wird zur Cholezystektomie aufgenommen. Ein präoperatives HIV-Screening ergibt kein eindeutig negatives Testergebnis.

Hauptdiagnose:
          K80.20   *Gallenblasenstein ohne Cholezystitis, ohne Angabe einer Gallenwegsobstruktion*
Nebendiagnose(n):
          K66.0   *Peritoneale Adhäsionen*
          R75   *Laborhinweis auf Humanes Immundefizienz-Virus [HIV]*

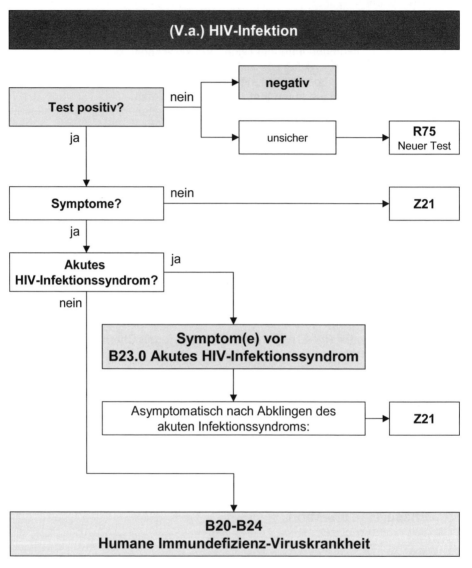

Abbildung 1-1:   Übersicht zur Kodierung bei HIV-Infektion/HIV-Krankheit

Phase 2:   Akutes HIV-Infektionssyndrom

Bei einem bestimmten Anteil der Patienten folgt auf die Infektion mit dem HIV-Virus ein "akutes HIV-Infektionssyndrom", häufig verläuft die Übertragung allerdings ohne Symptomatik.

"Bei einem „akuten HIV-Infektionssyndrom" (entweder bestätigt oder vermutet) ist der Kode *B23.0 Akutes HIV-Infektionssyndrom* als Nebendiagnose zu den Kodes der bestehenden Symptome (z.B. Lymphadenopathie, Fieber) oder der Komplikation (z.B. Meningitis) hinzuzufügen." (DKR 0101c)

B23.0 wird **nicht als Hauptdiagnose** verwendet. Die Hauptdiagnose ist beim akuten HIV-Infektionssyndrom das Symptom oder die Erkrankung, in dem/der sich die HIV-Infektion manifestiert.

Beispiel B01.05
Ein 30 Jahre alter Patient wird mit Pneumonie aufgenommen. Außerdem hohes Fieber, Angina tonsillaris, generalisierte Lymphknotenschwellungen. HIV-Antikörpertest negativ, V. a. HIV-Infektion durch Virusnachweis (PCR) bestätigt.

Hauptdiagnose:

	J18.0	*Bronchopneumonie, nicht näher bezeichnet*

Nebendiagnose(n):

	R59.1	*Lymphknotenvergrößerung, generalisiert*
	J03.9	*Akute Tonsillitis, nicht näher bezeichnet*
	R50.9	*Fieber, nicht näher bezeichnet*
	B23.0	*Akutes HIV-Infektionssyndrom*

Phase 3: Latenzphase (asymptomatisch)

Nach Abklingen der akuten Erkrankung wird ein Patient mit bekannter HIV-Infektion regelmäßig untersucht und prophylaktisch behandelt werden, um den Ausbruch der HIV-Krankheit zu verzögern bzw. zu verhindern.

Die *DKR 0101c HIV/AIDS* **schließt Z21** mit der Begründung, dass asymptomatische HIV-positive Patienten nur zur Behandlung anderer Erkrankungen stationär aufgenommen werden, **als Hauptdiagnose aus**.

Wird allerdings ein solcher Patient – zum Beispiel als Tagesfall – stationär zur Untersuchung des Verlaufs der Infektion oder zur antiretroviralen Chemotherapie aufgenommen, ist **Z21 die passende Hauptdiagnose**, da in diesem Fall kein bestimmtes Symptom und keine andere Erkrankung, sondern die HIV-Infektion der Aufnahmeanlass ist, siehe Beispiel B01.06.

Beispiel B01.06
Ein Patient, HIV-positiv, aber ohne Symptome einer HIV-Erkrankung, wird als Tagesfall mit antiretroviraler Chemotherapie behandelt.

Hauptdiagnose:
      Z21   *Asymptomatische HIV-Infektion*
Nebendiagnose(n):
      Z51.2   *Andere Chemotherapie*

Falls bei Aufnahmen zur Behandlung anderer Erkrankungen der Status "HIV-positiv" den Behandlungs-/Betreuungsaufwand erhöht, kann das mit Z21 verschlüsselt werden, siehe Beispiel B01.07.

Beispiel B01.07
Aufnahme einer HIV-positiven Patientin (asymptomatisch) mit akuter Appendizitis; Appendektomie.

Hauptdiagnose:
      K35.0   *Akute Appendizitis mit diffuser Peritonitis*
Nebendiagnose(n):
      Z21   *Asymptomatische HIV-Infektion*
Prozedur(en):
      5-470.1   *Appendektomie, laparoskopisch*

Phase 4:   HIV-Krankheit/AIDS

Von AIDS spricht man bei Vorliegen

- eines AIDS Related Complex ("konstitutionelle" Symptome: Schwäche, Gewichtsverlust, subfebrile Temperaturen)

oder

- von "AIDS-definierenden" Krankheiten wie Kaposi-Sarkom oder Pneumonie durch atypische Erreger.

Dabei ist zu beachten, dass:

- alle Manifestationen der HIV-Krankheit kodiert werden.

- die **klinische Diagnose** einer HIV-Erkrankung **nicht** ausreicht, um einen Kode aus B20-B22, B23.8, B24 zuzuweisen. Die Diagnose muss durch einen positiven HIV-Test bestätigt sein.

	Aufnahmeanlass	Hauptdiagnose	Nebendiagnose(n)	Beispiel
1.	Manifestation, z.B Candida-Stomatitis bei AIDS	Manifestation	aus B20-B22, B23.8, B24 und alle vorliegenden Manifestationen	B01.08
2.	"HIV-Krankheit"	aus B20-B22, B23.8, B24	alle vorliegenden Manifestationen	
3.	Antiretrovirale Chemotherapie bei HIV-Krankheit (ein- oder mehrtägig)	aus B20-B22, B23.8, B24	Z51.2 und alle vorliegenden Manifestationen	B01.09 B01.11
4.	Chemotherapie wegen bösartiger Neubildung (z.B. Kaposi-Sarkom) (ein- oder mehrtägig)	Malignom	Z51.1, B21 und alle vorliegenden Manifestationen	B01.10

Tabelle 1-1: Checkliste HIV-Krankheit (AIDS) (S.a. Abbildung 1-1)

Beispiele zur HIV-Krankheit:

Beispiel B01.08
Ein Patient mit AIDS wird zur Behandlung von anogenitalen Warzen und einer Soorstomatitis aufgenommen.

Hauptdiagnose:

     A63.0   *Anogenitale Warzen*

Nebendiagnose(n):

     B37.0   *Candida-Stomatitis*

     B20   *Infektiöse und parasitäre Krankheit infolge HIV-Krankheit [Humane Immundefizienz-Viruskrankheit]*

Anmerkung: B20 ist Ätiologiekode zu den beiden mit A63.0 und B37.0 kodierten Manifestationen der Grunderkrankung. Der Ätiologiekode wird in diesem Fall nach den Manifestationskodes angegeben. Die Kodierung bei HIV/AIDS nach DKR 0101c ist eine Ausnahme von dem üblichen ICD-Prinzip „Ätiologie vor Manifestation".

Beispiel B01.09
Ein 32 jähriger Patient wird zur antiretroviralen Chemotherapie und Kontrolle des Krankheitsverlaufs aufgenommen. Entlassung nach 2 Tagen. Vor 2 Jahren stationär wegen akutem HIV-Infektionssyndrom mit HIV-Pneumonie, danach ambulante Betreuung, jetzt Gewichtsverlust, Schwächegefühl und subfebrile Temperaturen.

Hauptdiagnose:
      B23.8   *Sonstige näher bezeichnete Krankheitszustände infolge HIV-Krankheit*
Nebendiagnose(n):
      R50.9   *Fieber, nicht näher bezeichnet*
      R63.4   *Abnorme Gewichtsabnahme*
      Z51.2   *Andere Chemotherapie*

Beispiel B01.10
Ein Patient mit Morbus Hodgkin bei HIV-Krankheit wird als Tagesfall zur Chemotherapie der malignen Erkrankung aufgenommen.

Hauptdiagnose:
      C81.9   *Hodgkin-Krankheit, nicht näher bezeichnet*
Nebendiagnose(n):
      B21   *Bösartige Neubildungen infolge HIV-Krankheit [Humane Immundefizienz Viruskrankheit]*
      Z51.1   *Chemotherapie-Sitzung wegen bösartiger Neubildung*
Prozedur(en):
      Kode aus 8-54 Zytostatische Chemotherapie bei Neubildungen

Anmerkung: Ab 2004 haben eintägige Aufnahmen (Tagesfälle) zur Chemotherapie bei Neubildungen nicht mehr die Hauptdiagnose *Z51.1 Chemotherapie-Sitzung wegen bösartiger Neubildung*, sondern werden kodiert wie mehrtägige Aufnahmen zur Chemotherapie.

Beispiel B01.11
Ein Patient mit AIDS kommt als Tagesfall zur Durchführung der antiretroviralen Chemotherapie. Manifestationen der Erkrankung sind ein Kaposi-Sarkom der Haut und eine Dermatomykose.

Hauptdiagnose:
      C46.0   *Kaposisarkom der Haut*
Nebendiagnose(n):
      B21   *Bösartige Neubildungen infolge HIV-Krankheit [Humane Immundefizienz-Viruskrankheit]*
      Z51.2   *Andere Chemotherapie*
      B35.4   *Tinea corporis*
Optionale Nebendiagnose:
      B20   *Infektiöse und parasitäre Krankheiten infolge HIV-Krankheit [Humane Immundefizienz-Viruskrankheit]*

Anmerkung: Ab 2004 haben eintägige Aufnahmen (Tagesfälle) zur antiretroviralen Chemotherapie nicht mehr die Hauptdiagnose *Z51.2 Andere Chemotherapie,* sondern werden kodiert wie mehrtägige Aufnahmen zur Chemotherapie.

0102a Virushepatitis

Die Kodierung der akuten/chronischen aktiven Virushepatitis unterscheidet sich von der Kodierung eines Keimträgers.

a) **Eine akute oder chronisch aktive Virushepatitis** ist mit einem Kode aus *B15-B19 Virushepatitis* zu verschlüsseln (s. Beispiel B01.12). Ausgenommen ist die Virushepatitis, die während Schwangerschaft, Geburt oder Wochenbett auftritt und zu Komplikationen in diesem Zusammenhang führt. In diesem Fall ist O98.4 *Virushepatitis, die Schwangerschaft, Geburt und Wochenbett kompliziert* zu verwenden (s. Beispiel B01.13).

Beispiel B01.12
Ein Patient wird zur Behandlung einer akuten Hepatitis A aufgenommen.

Hauptdiagnose:
     B15.9   *Virushepatitis A ohne Coma hepaticum*
Nebendiagnose(n):
     keine

Beispiel B01.13
Eine schwangere Patientin in der 32. SSW wird mit einer Hepatitis A aufgenommen, die zu vorzeitigen Wehen geführt hat. Sie wird tokolytisch behandelt. Entbindung in der 36. SSW.

Hauptdiagnose:
     O98.4   *Virushepatitis, die Schwangerschaft, Geburt und Wochenbett kompliziert*

Nebendiagnose(n):
     B15.9   *Virushepatitis A ohne Coma hepaticum*
     O60.1   *Vorzeitige Entbindung*
     O09.4!   *Schwangerschaftsdauer, 26 bis 33 vollendete Wochen*
     Z37.0!   *Lebendgeborener Einling*

b) **Keimträger der Virushepatitis (Z22.5)** wird kodiert bei Patienten mit einer chronisch persistierenden Virushepatitis, die keine Krankheitssymptome aufweisen, wenn diese Tatsache den Behandlungsaufwand erhöht. Diese Diagnose wird anhand serologischer Befunde gestellt. Z22.5 wird auch einer Entbindungspatientin zugewiesen, wenn diese eine Hepatitis-(Virus-)-Trägerin ist.

DKR 0102a:

„Ein Patient wird dann als Hepatitis-(Virus-)Träger betrachtet (*Z22.5 Keimträger der Virushepatitis*), wenn er über die akute Phase der Erkrankung hinaus weiterhin Hepatitis B-, C- oder D-Viren in seinem Blut hat. Dabei weist er keine manifesten Krankheitssymptome auf, trägt den Erreger aber in sich und kann andere infizieren."

Beispiel B01.14
Ein AIDS-Patient wird zur Behandlung verschiedener Manifestationen der HIV-Krankheit aufgenommen. Die serologische Untersuchung ergibt, dass er HBV-Träger ist.

Hauptdiagnose:
	C46.0	*Kaposisarkom der Haut*

Nebendiagnose(n):
	B21	*Bösartige Neubildung infolge HIV-Krankheit*
	A63.0	*Anogenitale Warzen*
optional:	B20	*Infektiöse und parasitäre Krankheit infolge HIV-Krankheit*
	Z22.5	*Keimträger der Virushepatitis*

Anmerkung: Mit den Kodes B21 und B20 werden die Diagnosen „Kaposisarkom" (C46.0) und „Anogenitale Warzen" (A63.0) als Manifestationen der HIV-Krankheit gekennzeichnet. Der HIV-Kode, der die Ätiologie der Hauptdiagnose beschreibt, ist in jedem Fall anzugeben (hier: B21), die Angabe der „Ätiologiekodes" zu den Nebendiagnosen (hier: B20) ist optional, s. *DKR 0101a HIV/AIDS*.

Beispiel B01.15
Eine schwangere Patientin (Zwillinge) in der 30. SSW wird wegen leichter Wehen zur Beobachtung aufgenommen. Die Patientin ist Hepatitis-B-Trägerin (Z.n. Virushepatitis B, symptomfrei, keine Entzündungszeichen, Anti-HBe-positiv). Eine tokolytische Behandlung ist nicht erforderlich. Nach zwei Tagen Entlassung; zur Entbindung kam es nicht.

Hauptdiagnose:
	O47.0	*Frustrane Kontraktionen vor 37 vollendeten Schwangerschaftswochen*

Nebendiagnose(n):
	O30.0	*Zwillingsschwangerschaft*
	O09.4!	*Schwangerschaftsdauer, 26 bis 33 vollendete Wochen*
	Z22.5	*Keimträger der Virushepatitis*

0103a Bakteriämie, Sepsis und Neutropenie

a) Bakteriämie

DKR 0103a:

„In Fällen von symptomatischer Bakteriämie ist der Kode *A49.9*
Bakterielle Infektion, nicht näher bezeichnet zuzuweisen."

Beispiel B01.16
Eine 36-jährige Patientin bekommt am dritten Tag nach Cholezystektomie Fieber
mit kurzem Schüttelfrost. Eine Blutkultur wird angelegt. Am nächsten Tag Wohl-
befinden. Im Blut Nachweis von Staphylococcus aureus.

Hauptdiagnose:

K80.21	*Gallenblasenstein ohne Cholezystitis, mit Gallenwegsobstruktion*

Nebendiagnosen

A49.0	*Staphylokokkeninfektion, nicht näher bezeichnet*

Prozedur(en):

5-511.02	*Cholezystektomie, einfach, offen chirurgisch, mit operativer Revision der Gallengänge*

b) Sepsis (Septikämie)

Hinweis: Eine Neugeborenensepsis ist mit *P36.- Bakterielle Sepsis beim Neugeborenen* zu verschlüsseln.

Beispiel B01.17
Eine Patientin wird in der 12. SSW mit einer Sepsis durch Staphylococcus aureus
bei inkomplettem Abort aufgenommen.

Hauptdiagnose:

O03.5	*Spontanabort, inkomplett, kompliziert durch Infektion des Genitaltraktes und des Beckens*

Nebendiagnose(n):

A41.0	*Sepsis durch Staphylococcus aureus*
O09.1!	*Schwangerschaftsdauer, 5 bis 13 vollendete Wochen*

Achtung: Es handelt sich hier um eine "Sepsis in besonderer Situation",
mit bekanntem Erreger. Daher ist A41.0 **nicht** die Hauptdiagnose.

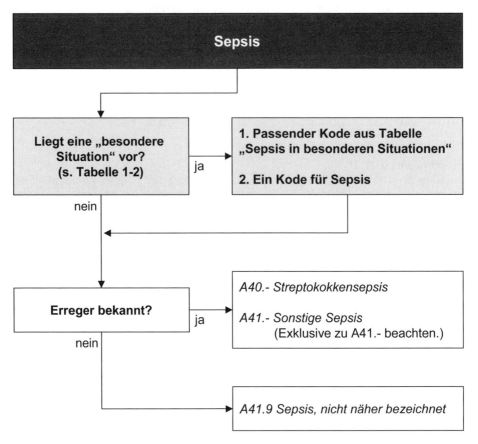

Abbildung 1-2:   Sepsis

Beispiel B01.18
Aufnahme wegen Sepsis bei Vorhandensein einer Herzklappenprothese; Erreger
kann nicht nachgewiesen werden.

Hauptdiagnose:
      T82.6   *Infektion und entzündliche Reaktion durch eine*
                           Herzklappenprothese
Nebendiagnose(n):
      A41.9   *Sepsis, nicht näher bezeichnet*

Achtung: Es handelt sich hier um eine „Sepsis in besonderer Situation", mit
unbekanntem Erreger. Daher ist A41.9 **nicht** die Hauptdiagnose.

Achtung:	Kode für „Sepsis" zusätzlich kodieren!
O03-O07	Schwangerschaft mit abortivem Ausgang
O08.0	Infektion des Genitaltraktes und des Beckens nach Abort, Extrauteringravidität und Molenschwangerschaft
O75.3	Sonstige Infektion unter der Geburt
O85	Puerperalfieber
T80.2	Infektionen nach Infusion, Transfusion oder Injektion zu therapeutischen Zwecken
T81.4	Infektion nach einem Eingriff, anderenorts nicht klassifiziert
T82.6	Infektion und entzündliche Reaktion durch eine Herzklappenprothese
T82.7	Infektion und entzündliche Reaktion durch sonstige Geräte, Implantate oder Transplantate im Herzen oder in den Gefäßen
T83.5	Infektion und entzündliche Reaktion durch Prothese, Implantat oder Transplantat im Harntrakt
T83.6	Infektion und entzündliche Reaktion durch Prothese, Implantat oder Transplantat im Genitaltrakt
T84.5	Infektion und entzündliche Reaktion durch eine Gelenkprothese
T84.6	Infektion und entzündliche Reaktion durch eine interne Osteosynthesevorrichtung [jede Lokalisation]
T84.7	Infektion und entzündliche Reaktion durch sonstige orthopädische Endoprothesen, Implantate oder Transplantate
T85.71	Infektion und entzündliche Reaktion durch Katheter zur Peritonealdialyse
T85.78	Infektion und entzündliche Reaktion durch sonstige interne Prothesen, Implantate oder Transplantate

Tabelle 1-2: Sepsis in besonderen Situationen

Beispiel B01.19
Ein Patient mit Bronchialkarzinom wird wegen einer Streptokokken-Sepsis (A-Streptokokken) aufgenommen.

Hauptdiagnose:
      A40.0   *Sepsis durch Streptokokken, Gruppe A*
Nebendiagnose(n):
      C34.9   *Bronchialkarzinom*

Achtung: Hier handelt sich um eine Sepsis, bei der **keine** der „besonderen Situationen" aus Tabelle 1-2 vorliegt. Daher ist A40.0 die Hauptdiagnose.

c)   Neutropenie (Agranulozytose)

DKR 0103a:

„Sepsis bei Neutropenie-Patienten ist in folgender Reihenfolge zu kodieren:

1.   Ein Kode für „Sepsis"

2.   Ein Kode aus D70.- Agranulozytose"

Kommentar: Ist die Sepsis der Anlass für den Krankenhausaufenthalt, so ist sie als Hauptdiagnose und der passende Kode aus *D70.- Agranulozytose* als Nebendiagnose zu kodieren.

Beispiel B01.20
Bei einem Patienten, der zur Chemotherapie eines kleinzelligen Non-Hodgkin-Lymphoms einbestellt wurde, wird bei der Aufnahmeuntersuchung eine arzneimittelinduzierte Agranulozytose diagnostiziert. Deshalb findet die Chemotherapie **nicht** statt. Während des Krankenhausaufenthalts entwickelt sich eine Staphylokokkensepsis.

Hauptdiagnose:

A41.0	*Sepsis durch Staphylococcus aureus*

Nebendiagnose(n):

D70.1	*Arzneimittelinduzierte Agranulozytose mit einer Dauer von weniger als 20 Tagen*
C83.0	*Kleinzelliges Non-Hodgkin-Lymphom*

Prozedur(en):

Kein Kode für Chemotherapie

Anmerkung: Eigentlich kommt dieser Patient zur Chemotherapie. Damit stellt sich die Frage: Wäre die korrekte Hauptdiagnose hier nicht das Malignom, mit den Nebendiagnosen *Z51.1 Chemotherapie-Sitzung wegen bösartiger Neubildung* und *Z53 Personen, die Einrichtungen des Gesundheitswesens wegen spezifischer Maßnahmen aufgesucht haben, die aber nicht durchgeführt wurden?* Die Antwort lautet: Nein, denn in diesem Fall stellt sich bereits im Rahmen der Aufnahmeuntersuchung heraus, dass die Chemotherapie nicht durchgeführt werden kann, weil eine Komplikation vorliegt, die ihrerseits stationär behandelt werden muss. Im weiteren Verlauf entwickelt sich eine Sepsis, die bei Neutropeniepatienten wie oben kodiert wird (A41.0 vor D70.-). Die Krankheit, die „hauptsächlich die stationäre Aufnahme veranlasste", war hier die Agranulozytose, die sich auf ihrem Boden entwickelnde Sepsis wird nach DKR 0103a Hauptdiagnose.

Beispiel B01.21
Ein Patient wird mit hohem Fieber und ulzerösen Läsionen an den Schleimhäuten von Mund und Rachen aufgenommen. Befunde: Agranulozytose, Streptokokken-sepsis. Der Patient wird seit 4 Monaten mit einem Antirheumatikum behandelt.

Hauptdiagnose:
A40.0	*Sepsis durch Streptokokken, Gruppe A*

Nebendiagnose:
D70.1	*Arzneimittelinduzierte Agranulozytose mit einer Dauer von weniger als 20 Tagen*
K13.7	*Sonstige und nicht näher bezeichnete Läsionen der Mundschleimhaut*
M06.99	*Rheumatische Arthritis*

Optionale Nebendiagnose:
Y57.9!	*Komplikationen durch Arzneimittel oder Drogen*

0104a Urosepsis

Die Urosepsis ist eine von den Harnwegen ausgehende Sepsis, also eine Allgemeininfektion mit Bakteriämie, hohem Fieber und deutlich beeinträchtigtem Allgemeinbefinden. Sie ist mit einem Kode für die Sepsis (z.B. A41.51, s. Beispiel B01.23) zu verschlüsseln.

Unter einem Harnwegsinfekt (HWI) versteht man eine entzündliche Erkrankung der Harnwege. Harnwegsinfekte werden mit dem passenden Kode nach Lokalisation (z.B. *N30.0 akute Zystitis*) verschlüsselt; der Erreger kann mit einem Kode aus B95-B97! kodiert werden.

Beispiel B01.22
Ein Diabetiker mit entgleister Stoffwechsellage wird zur Diabetes-Einstellung aufgenommen. Es liegt eine diabetische Retinopathie vor; außerdem hat der Patient eine akute Zystitis.

Hauptdiagnose:
E11.61†	*Nicht primär insulinabhängiger Diabetes mellitus [Typ-II-Diabetes] mit sonstigen näher bezeichneten Komplikationen, als entgleist bezeichnet*

Nebendiagnose(n):
H36.0*	*Retinopathia diabetica*
N30.0	*Akute Zystitis*

Beispiel B01.23
Ein Patient mit Nephrolithiasis wird zur Behandlung einer Urosepsis
aufgenommen, die sich auf dem Boden eines Harnwegsinfektes entwickelte.

Hauptdiagnose:
        A41.51   *Sepsis durch Escherichia coli [E. coli]*
Nebendiagnose(n):
        N20.0   *Nierenstein*

Verwirrend sind in diesem Zusammenhang die Verweise alter Versionen
des ICD-10-Diagnosenthesaurus, die für eine „Urosepsis" den Kode *N39.0*
Harnwegsinfektion, Lokalisation nicht näher bezeichnet angeben. Diese
Kodieranweisung ist nicht zu befolgen und wird durch diese spezielle
Kodierrichtlinie außer Kraft gesetzt. Dieser Fehler wurde in der neuen
Version 2004 des ICD-10-GM-Diagnosenthesaurus behoben und dort wird
nun die Diagnose „Urosepsis (n.n.bez.)" korrekt mit A41.9 *Sepsis, nicht*
näher bezeichnet angegeben.

Notizen:

2   Neubildungen

Bettina Busse

Kapitelübersicht:

DKR	Titel	kommentiert	nicht kommentiert
0201b	Auswahl und Reihenfolge der Kodes	x	
0202b	Komplikationen im Zusammenhang mit Neubildungen	x	
0203a	Rezidiv eines primären Malignoms	x	
0204a	Ausgedehnte Exzision eines Tumor-gebietes	x	
0205b	Malignomnachweis nur in der Biopsie	x	
0206a	Benachbarte Gebiete		x
0207a	Bösartige Neubildungen an mehreren Lokalisationen	x	
0208c	Remission bei malignen immuno-proliferativen Erkrankungen und Leukämie	x	
0209a	Malignom in der Eigenanamnese	x	
0210a	Optionale Kodes für die Morphologie		x
0211c	Chemotherapie bei Neubildungen	x	
0212c	Instillation von zytotoxischen Materialien in die Harnblase	x	
0213c	Strahlentherapie	x	
0214a	Lymphangiosis carcinomatosa		x
0215a	Lymphom		x
0216a	Malignom der Lippe		x
0217a	Familiäre adenomatöse Polypose		x
0218a	Hereditäres nichtpolypöses Kolon-karzinom		x
0219a	Intraepitheliale Neoplasie der Prostata		x

Einleitung

Die Kodierung von Neubildungen ist sehr komplex. Bei Diagnostik und Therapie des Primärtumors, der Metastasen und der durch sie verursachten Komplikationen stellt sich immer wieder die Frage, was als Hauptdiagnose anzugeben ist. Mit den Allgemeinen Kodierrichtlinien alleine ist diese Frage nicht zu beantworten. Aus diesem Grund wurde das Kapitel „Neubildungen" der Speziellen Kodierrichtlinien sehr ausführlich gestaltet.

Zum besseren Verständnis sollen zunächst ein paar Begrifflichkeiten geklärt werden:

Die Bezeichnung **„Malignom"** wird verwendet, wenn ein bösartiger Primärtumor und/oder Metastasen gemeint sind. Neben den soliden Tumoren werden auch Lymphome und Leukämien so bezeichnet. Werden nur der „Primärtumor" oder nur die „Metastase(n)" angesprochen, werden diese Bezeichnungen verwendet. In der ICD-10-GM werden die Primär-tumoren als „bösartige Neubildungen", Metastasen als „sekundäre bös-artige Neubildungen", manchmal auch als „Metastasen" bezeichnet.

Befindet sich ein Patient noch in Therapie und kommt zur Kontroll-untersuchung (z.B. Restaging, Therapieevaluation), wird die Untersuchung **„Kontrolluntersuchung"** genannt.

Unter **„Nachsorgeuntersuchung"** werden diejenigen Untersuchungen ver-standen, die nach Abschluss der Therapie durchgeführt werden.

Die Behandlung eines Malignoms gilt als **„endgültig** abgeschlossen", wenn keine Therapie des Primärtumors oder der Metastasen mehr erfolgt und kein Tumor und keine Metastasen mehr nachweisbar sind. Eine erneute Therapie ist nicht geplant. Es ist jedoch nicht auszuschließen, dass zu einem späteren Zeitpunkt eine Therapie wegen eines Rezidivs doch wieder erforderlich werden könnte.

Die Behandlung eines Malignoms gilt als „abgeschlossen", wenn keine Therapie des Primärtumors oder der Metastasen mehr erfolgt. Es ist jedoch möglich, dass noch ein Resttumor, der nicht therapiert wird, existiert.

In fast allen Kommentaren und Beispielen wird auf solide, bösartige Tu-moren eingegangen. Dennoch ist dieses Kapitel auch für andere bösartige Neubildungen (z.B. Leukämie) relevant. Für benigne Neubildungen sind diese Regeln ebenfalls anwendbar.

Um ein praxisorientiertes Nachschlagen der relevanten Kodierrichtlinien zu ermöglichen, stellt Abbildung 2-1 die Abläufe einer Malignombehandlung (Behandlung des Primärtumors, der Metastasen, der Komplikationen, Kontrolluntersuchungen, Nachuntersuchungen usw.) schematisch dar. Die Nummern in Klammern verweisen auf den entsprechenden Eintrag in den darauf folgenden Übersichtstabellen und die ausführlichen Erläuterungen. In den Übersichtstabellen wird für die verschiedenen Konstellationen bei der Behandlung von Malignompatienten dargestellt (2. Spalte), was als Haupt- und Nebendiagnose jeweils anzugeben ist (3. Spalte). Die 4. Spalte enthält Querverweise zu Beispielen in den Erläuterungen.

Da sich die Erläuterungen an der Reihenfolge der Behandlungsabläufe orientieren um den Bezug zur Praxis besser wiederzugeben, musste von der Reihenfolge der Deutschen Kodierrichtlinien abgewichen werden. Durch detaillierte Querverweise auf die entsprechenden Kodierrichtlinien ist ein Nachlesen im Original gewährleistet.

Der ICD-10-GM-Diagnosenthesaurus enthält eine Tabelle der Neu-
bildungen, die sich an der anatomischen Lokalisation orientiert. Pro
Lokalisation wird der ICD-Kode für den Primärtumor, die Metastase,
Carcinoma in situ und Tumor unbekannter Dignität aufgeführt.

	bösartig				unsicherer oder unbekannter
Neubildung *(Forts.)*	primär	sekundär	in situ	gutartig	Charakter
– Darm	C26.0	C78.5	D01.4	D13.9	D37.7
– – Dick-	C18.9	C78.5	D01.0	D12.6	D37.4
– – – Appendix	C18.1	C78.5	D01.0	D12.1	D37.3
– – – Colon, Kolon	C18.9	C78.5	D01.0	D12.6	D37.4
– – – – ascendens	C18.2	C78.5	D01.0	D12.1	D37.4
– – – – descendens	C18.6	C78.5	D01.0	D12.4	D37.4
– – – – distal	C18.7	C78.5	D01.0	D12.5	D37.4
– – – – Flexura					
– – – – – dextra	C18.3	C78.5	D01.0	D12.3	D37.4
– – – – – hepatica	C18.3	C78.5	D01.0	D12.3	D37.4
– – – – – lienalis	C18.5	C78.5	D01.0	D12.3	D37.4
– – – – – sigmoidei	C18.7	C78.5	D01.0	D12.5	D37.4
– – – – – sinistra	C18.5	C78.5	D01.0	D12.3	D37.4
– – – – linkes	C18.6	C78.5	D01.0	D12.4	D37.4
– – – – mit Rektum	C19	C78.5	D01.1	D12.7	D37.5
– – – – pelvinum	C18.7	C78.5	D01.0	D12.5	D37.4
– – – – rechtes	C18.2	C78.5	D01.0	D12.2	D37.4
– – – – sigmoideum (Flexur)	C18.7	C78.5	D01.0	D12.5	D37.4
– – – – transversum	C18.4	C78.5	D01.0	D12.3	D37.4
– – – – Zäkum	C18.0	C78.5	D01.0	D12.0	D37.4
– – – Ileozäkum	C18.0	C78.5	D01.0	D12.0	D37.4
– – – Zäkum	C18.0	C78.5	D01.0	D12.0	D37.4
– – Dünn-	C17.9	C78.4	D01.4	D13.3	D37.2
– – – Duodenum	C17.0	C78.4	D01.4	D13.2	D37.2
– – – Ileum	C17.2	C78.4	D01.4	D13.3	D37.2
– – – Jejunum	C17.1	C78.4	D01.4	D13.3	D37.2
– – Trakt a.n.k.	C26.0	C78.5	D01.4	D13.9	D37.7
– disseminiert	C80				

Tabelle 2-1: Auszug aus ICD-10-GM-Diagnosenthesaurus, Tabelle der
Neubildungen

Wichtige Änderung gegenüber DKR 2003

Bei der Kodierung von Fällen, die speziell zur Chemo- und/oder Strahlentherapie aufgenommen werden, wird nicht mehr zwischen Tagesfällen und mehrtägigen Fällen unterschieden. *Z51.0 Strahlentherapie-Sitzung* und *Z51.1 Chemotherapie-Sitzung wegen bösartiger Neubildung* werden bei Tagesfällen nicht mehr als Hauptdiagnose angegeben. Stattdessen ist wie bei den mehrtägigen Fällen das behandelte Malignom die Hauptdiagnose.

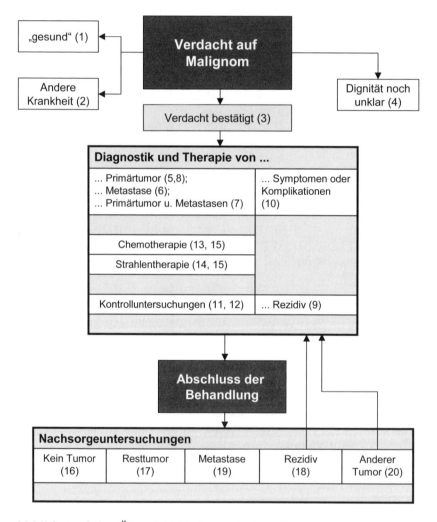

Abbildung 2-1:   Übersicht Malignombehandlung

Übersichtstabellen

a) Verdacht auf Malignom (DKR 0202b, 0205b)

Abs.	Aufnahme zur Abklärung	Dokumentation	s. Bsp.
(1)	Malignom wird ausgeschlossen. Keine andere Krankheit diagnostiziert. Keine Therapie.	HD: Symptom ND: *Z03.1 Beobachtung bei Verdacht auf bösartige Neubildung* ... OPS: Diagnostik	B02.01
(2)	Malignom wird ausgeschlossen. Andere Krankheit diagnostiziert und behandelt.	HD: andere Krankheit ND: ... OPS: Diagnostik und Therapie	
(3)	Malignom wird bestätigt.	HD: Malignom ND: ... (Symptome nicht kodieren, außer sie führen zu erhöhtem Aufwand.) OPS: Diagnostik und Therapie	B02.02 B02.03
(4)	Tumor vorhanden, Dignität noch nicht geklärt.	HD: Neubildung unsicheren oder unbekannten Verhaltens ND: ... OPS: Diagnostik	

b) Malignom: Diagnostik, Behandlung und Kontrolluntersuchung (DKR 0201b, 0202b, 0203a, 0204a, 0207a, 0211c, 0212c, 0213c)

Abs.	Aufnahme wegen	Dokumentation	s. Bsp.
(5)	Primärtumor (auch wenn schon entfernt)	HD: Primärtumor ND: Nebendiagnosen, Metastasen, Komplikationen OPS: Diagnostik und Therapie	B02.02 B02.03 B02.05 B02.06 B02.07
(6)	Metastase (auch wenn schon entfernt)	HD: Metastase ND: Primärtumor *(wenn unbekannt, dann C80 bösartige Neubildung ohne Angabe der Lokalisation)* OPS: Diagnostik und Therapie	B02.08 B02.09
(7)	Primärtumor und Metastasen	HD: Diagnose, die die meisten Ressourcen verbraucht	B02.10
(8)	mehrere unabhängige Primärtumoren	HD: Primärtumor A ND: Primärtumor B *C97! Bösartige Neubildungen als Primärtumoren an mehreren Lokalisationen*	
(9)	Rezidiv	HD: Primärtumor (Rezidiv) ND: Nebendiagnosen, Metastasen, Komplikationen OPS: Diagnostik und Therapie	B02.11
(10a)	Symptome oder Komplikationen, nur diese werden behandelt	HD: Symptom oder Komplikation ND: Primärtumor, Metastasen OPS: Diagnostik und Therapie	B02.12 B02.13 B02.14 B02.15
(10b)	Abstoßung oder GvHD[1] nach Knochenmarktransplantation oder Blutstammzelltransplantation	HD: *T86.0- Abstoßung eines Transplantates hämatopoetischer Stammzellen und Graft-versus-host-Krankheit* ND: Malignom Organmanifestationen der GvHD	
			../..

---

[1] Graft-versus-host-Krankheit

Abs.	Aufnahme wegen	Dokumentation	s. Bsp.
../..			
(11)	Kontrolluntersuchung wegen des Primärtumors	HD: Primärtumor ND: Nebendiagnosen, Metastasen, Komplikationen OPS: Diagnostik	B02.06
(12)	Kontrolluntersuchung wegen der Metastase	HD: Metastase ND: Primärtumor (wenn unbekannt, dann *C80 bösartige Neubildung ohne Angabe der Lokalisation*) OPS: Diagnostik	B02.08
(13)	Aufnahme speziell zur Chemotherapie	HD: Primärtumor oder Metastase ND: *Z51.1 Chemotherapie-Sitzung wegen bösartiger Neubildung* OPS: *8-54- Zytostatische Chemotherapie bei Neubildungen*	B02.16 B02.17
(14)	Aufnahme speziell zur Strahlentherapie	HD: Primärtumor oder Metastase ND: *Z51.0 Strahlentherapie-Sitzung* OPS: *8-52- Strahlentherapie* oder *8-53- Nuklearmedizinische Therapie*	
(15)	Aufnahme zur Chemo- und Strahlentherapie	HD: Primärtumor oder Metastase ND: *Z51.82 Kombinierte Strahlen- und Chemotherapiesitzung wegen bösartiger Neubildung* OPS: *8-54- Zytostatische Chemotherapie bei Neubildungen* *8-52- Strahlentherapie*	

c) Nachsorgeuntersuchung (DKR 0201b, 0203a, 0208c, 0209a)

Abs.	Untersuchungsergebnis	Dokumentation	s. Bsp.
(16)	Kein Tumor nachweisbar	HD: *Z08.- Nachuntersuchung nach Behandlung wegen bösartiger Neubildung* ND: *Z85.- bösartige Neubildung in der Eigenanamnese* OPS: Diagnostik	B02.18
(17)	Resttumor	HD: Primärtumor ND: *Z08.- Nachuntersuchung nach Behandlung wegen bösartiger Neubildung* OPS: Diagnostik	
(18)	Rezidiv	HD: Primärtumor (Rezidiv) ND: *Z08.- Nachuntersuchung nach Behandlung wegen bösartiger Neubildung* OPS: Diagnostik	B02.19
(19)	Metastase	HD: Metastase ND: *Z08.- Nachuntersuchung nach Behandlung wegen bösartiger Neubildung* OPS: Diagnostik	B02.20
(20)	anderer Tumor	HD: anderer Primärtumor ND: *Z08.- Nachuntersuchung nach Behandlung wegen bösartiger Neubildung* ... OPS: Diagnostik	B02.21 B02.22

a)   Verdacht auf Malignom

(1) Ein Patient wird mit Verdacht auf einen bösartigen Tumor aufgenommen. Die Diagnostik ergibt, dass kein bösartiger Tumor vorliegt. Es kann auch keine andere Krankheit festgestellt werden. Es ist das schwerwiegendste Symptom, das den Verdacht aufkommen ließ, als Hauptdiagnose zu verschlüsseln (s. *DKR D002c Hauptdiagnose*, Ärztliche Beobachtung und Beurteilung von Verdachtsfällen, 2. Abs.). Als Nebendiagnose kann *Z03.1 Beobachtung bei Verdacht auf bösartige Neubildung* angegeben werden.

Beispiel B02.01

Ein Patient mit Blut im Stuhl wird zur Abklärung auf ein Rektumkarzinom aufgenommen. Endorektale Sonographie und CT geben keinen Hinweis auf ein Karzinom. Die Ursache für Blut im Stuhl kann nicht festgestellt werden.

Hauptdiagnose:
	K92.1	Meläna
	Z03.1	Beobachtung bei Verdacht auf bösartige Neubildung

Prozedur(en):
	3-207	Native Computertomographie des Abdomens
	3-058	Endosonographie des Rektums

(2) Ein Patient wird mit Verdacht auf einen bösartigen Tumor aufgenommen. Mit Hilfe der Diagnostik wird ein Tumor ausgeschlossen. Stattdessen wird eine andere Krankheit diagnostiziert. Diese andere Krankheit ist als Hauptdiagnose anzugeben.

(3) Ein Patient wird mit Verdacht auf einen bösartigen Tumor aufgenommen. Ergibt die Diagnostik, dass ein bösartiger Tumor vorliegt, wird der Tumor als Hauptdiagnose verschlüsselt. Die Symptome werden nicht verschlüsselt. (*DKR 0202b Komplikationen im Zusammenhang mit Neubildungen*, 1. Abs.)

Beispiel B02.02

Ein Patient mit Stuhlunregelmäßigkeiten, Durchfall, Gewichtsabnahme von 10 kg und Blut im Stuhl wird zur Abklärung auf ein Rektumkarzinom aufgenommen. Endorektale Sonographie und eine endoskopische Biopsie führen zur Diagnose Rektumkarzinom. Es wird eine anteriore Rektumresektion durchgeführt.

Hauptdiagnose:
	C20	Bösartige Neubildung des Rektums

Nebendiagnose(n):
	keine	

Prozedur(en):
	3-058	Endosonographie des Rektums
	1-444.7	Endoskopische Biopsie am unteren Verdauungstrakt, 1-5 Biopsien
	5-484.31	Anteriore Rektumresektion unter Sphinktererhalt, offen chirurgisch mit Anastomose

Anmerkung: Die Symptome werden nicht kodiert

Muss ein Symptom jedoch gesondert therapiert werden, oder führt es zu einem erhöhten Pflege- oder Überwachungsaufwand, wird es als Nebendiagnose kodiert. (*DKR D003b Nebendiagnosen, DKR 1801a Befunde und Symptome*)

Beispiel B02.03

Ein Patient mit intermittierend auftretenden Anfallsepisoden wird zur Abklärung auf einen Gehirntumor aufgenommen. Es wird ein Oligoastrozytom links frontal diagnostiziert und der 1. Zyklus PC-Chemotherapie in palliativer Absicht eingeleitet. Die Anfälle werden medikamentös behandelt.

Hauptdiagnose:
  C71.1   *Bösartige Neubildung: Frontallappen*
Nebendiagnose(n):
  R56.8   *Sonstige und n.n.bez. Krämpfe*
Prozedur(en):
  ...

(4) Ein Patient wird mit Verdacht auf einen bösartigen Tumor aufgenommen. Bildgebende Verfahren oder klinische Untersuchungen weisen zwar auf einen Tumor hin, doch dessen Dignität kann bei Entlassung des Patienten noch nicht angegeben werden, da der histologische Befund erst 1 Woche nach Entlassung des Patienten eintrifft. In diesem Fall wird ein Kode aus *D37 - D48 Neubildung unsicheren oder unbekannten Verhaltens* als Hauptdiagnose angegeben.

DKR 0205b:

"Wenn das Ergebnis einer Biopsie zur Diagnose eines Malignoms führt, sich aber im Operationsmaterial keine malignen Zellen finden, ist die ursprüngliche Diagnose, die aufgrund der Biopsie gestellt wurde, zu kodieren."

Beispiel B02.04

Bei einer Patientin mit Verdacht auf Mamma-Ca wird eine Mamma-Biopsie durchgeführt. Aufgrund des positiven Befundes wird eine partielle Mastektomie durchgeführt. Histologisch können im Mastektomie-Untersuchungsmaterial keine malignen Zellen nachgewiesen werden.

Hauptdiagnose:
  C50.4   *Bösartige Neubildung der Brustdrüse, oberer äußerer Quadrant der Brustdrüse*
Prozedur(en):
  1-493.3   *Perkutane (Nadel-)Biopsie an der Mamma*
  5-871.0   *Partielle Mastektomie, Lumpektomie*

b)   Malignom: Diagnostik, Behandlung und Kontrolluntersuchung

(5) **DKR 0201b, 2. Abs.:**

"Erfolgt die Aufnahme zur Diagnostik/Behandlung des primären Malignoms, ist das primäre Malignom als Hauptdiagnose-Kode zuzuweisen."

Beispiel B02.05
Bei einem Patienten wird durch eine Biopsie ein Basaliom der Wange festgestellt. Das Basaliom wird ohne primären Wundverschluss entfernt.

Hauptdiagnose:
C44.3	*Sonstige bösartige Neubildungen: Haut sonstiger und nicht näher bezeichneter Teile des Gesichts*

Prozedur(en):
1-500.x	*Biopsie an Haut und Unterhaut durch Inzision, sonstige*
5-895.14	*Radikale und ausgedehnte Exzision von erkranktem Gewebe an Haut und Unterhaut, ohne primären Wundverschluß, histographisch kontrolliert, sonstige Teile des Kopfes*

DKR 0201b, 6. Abs.:

"Der Malignom-Kode ist als Hauptdiagnose für **jeden** Krankenhausaufenthalt **zur Behandlung der bösartigen Neubildung und zur notwendigen Folgebehandlung** (z.B. Operationen, Chemo-/ Strahlentherapie, sonstige Therapie) sowie **zur Diagnostik** (z.B. Staging) anzugeben bis die Behandlung **endgültig** abgeschlossen ist, also auch bei den stationären Aufenthalten, die beispielsweise auf die chirurgische Entfernung eines Malignoms folgen. Denn obwohl das Malignom operativ entfernt worden ist, wird der Patient nach wie vor wegen des Malignoms behandelt."

Beispiel B02.06
Bei einem Patienten wurde bei einem früheren stationären Aufenthalt ein Rektumkarzinom operativ entfernt. Momentan erhält er Chemotherapie beim Hausarzt. Aktuell ist er mehrtägig zur stationären Kontrolluntersuchung aufgenommen.

Hauptdiagnose:
C20	*Rektumkarzinom*

Prozedur(en):
3-225	*Computertomographie des Abdomens mit Kontrastmittel*
3-805	*Native Magnetresonanztomographie des Beckens*

DKR 0201b, 9. Abs.:

"Sofern ein Patient eine auf mehrere Eingriffe verteilte chirurgische Behandlung eines Malignoms/von Metastasen benötigt, ist jedem weiteren Krankenhausaufenthalt, bei dem eine Folge-Operation durchgeführt wird, das Malignom/die Metastasen ebenfalls als Hauptdiagnose-Kode zuzuweisen."

Beispiel B02.07
Bei einem früheren stationären Aufenthalt wurde bei einem Patienten ein Basaliom der Wange entfernt. Aktuell wird der Patient aufgenommen um das inzwischen mit Narbengewebe zugewachsene Operationsfeld mit Haut abzudecken.

Hauptdiagnose:

C44.3	*Sonstige bösartige Neubildung der Haut, Haut sonstiger und nicht näher bezeichneter Teile des Gesichtes*

Prozedur(en):

5-902.24	*Freie Hauttransplantation, Empfängerstelle, Vollhaut kleinflächig, sonstige Teile des Kopfes*

Anmerkung: Die Entnahme des Hauttransplantates braucht nicht kodiert zu werden, wenn Entnahme und Transplantation in einer Sitzung stattfinden *(DKR 1207b)* (S.a. DKR 1205a Plastische Chirurgie und Beispiel B12.02).

DKR 0204a:

"Bei Aufnahme zur ausgedehnten Exzision eines bereits früher entfernten Tumors ist der Kode für den Tumor zuzuweisen, selbst wenn der histopathologische Befund keinen Hinweis auf einen Resttumor ergibt."

(6) ### DKR 0201b, 3. Abs.:

"Erfolgt die Aufnahme nur zur Behandlung von Metastasen, ist/sind die Metastase(n) als Hauptdiagnose-Kode anzugeben und zusätzlich, sofern bekannt, eine bzw. mehrere Nebendiagnose(n) für den Primärtumor. Ist die Lokalisation des Primärtumors unbekannt, ist *C80 Bösartige Neubildung ohne Angabe der Lokalisation* zu kodieren."

Beispiel B02.08

Ein Patient mit Magentumor, 10/1999 operiert, erhält wegen der Lebermetastasen zu Hause oral Chemotherapie. Aktuell ist er zur stationären Kontrolluntersuchung wegen der Lebermetastasen aufgenommen.

Hauptdiagnose:
> C78.7 *Sekundäre bösartige Neubildung der Leber*

Nebendiagnose(n):
> C16.8 *Bösartige Neubildung des Magens, mehrere Teilbereiche überlappend*

Prozedur(en):
> 3-804 *Native Magnetresonanztomographie des Abdomens*

Beispiel B02.09

Ein Patient mit malignem Melanom sowie Leber- und Lungenmetastasen wird zur Resektion der Lungenmetastasen aufgenommen.

Hauptdiagnose:
> C78.0 *Sekundäre bösartige Neubildung der Lunge*

Nebendiagnose(n):
> C43.6 *Bösartiges Melanom der oberen Extremität, einschließlich Schulter*
> C78.7 *Sekundäre bösartige Neubildung der Leber*

Prozedur(en):
> 5-322.32 *Atypische Lungenresektion, Keilresektion, einfach, beidseitig, offen chirurgisch, mit Entfernung einzelner Lymphknoten*

Werden Metastasen an mehreren verschiedenen Lokalisationen gleichzeitig behandelt, so entscheidet der behandelnde Arzt - wenn möglich am Ressourcenverbrauch - welche der Metastasen er als Hauptdiagnose angibt. Die anderen Metastasen werden als Nebendiagnosen angegeben.

(7) **DKR 0201b, 4. Abs.:**

"Erfolgt die Aufnahme des Patienten sowohl zur Behandlung des Primärtumors als auch der Metastasen, ist gemäß DKR D002c *Hauptdiagnose* (zwei Diagnosen erfüllen gleichzeitig das Kriterium der Hauptdiagnose) diejenige Diagnose als Hauptdiagnose auszuwählen, die die meisten Ressourcen verbraucht hat."

Beispiel B02.10
Ein Patient mit malignem Melanom am Oberarm sowie Leber- und Lungenmetastasen wird zur Entfernung des Melanoms und Resektion der Lungenmetastasen
aufgenommen.

Hauptdiagnose:
          C78.0   *Sekundäre bösartige Neubildung der Lunge*
Nebendiagnose(n):
          C43.6   *Bösartiges Melanom der oberen Extremität,*
                                   einschließlich Schulter
          C78.7   *Sekundäre bösartige Neubildung der Leber*
Prozedur(en):
          5-322.32   *Atypische Lungenresektion, Keilresektion, einfach,*
                                   beidseitig, offen chirurgisch, mit Entfernung einzelner
                                   Lymphknoten
          5-895.27   *Radikale und ausgedehnte Exzision von erkranktem*
                                   Gewebe an Haut und Unterhaut, mit primärem
                                   Wundverschluss, Oberarm und Ellenbogen

(8) **Kommentar zu DKR 0207a:**

Bestehen zwei oder mehrere maligne, voneinander unabhängige Primärtumoren gleichzeitig, und werden beide therapiert, so entscheidet der
behandelnde Arzt - wenn möglich am Ressourcenverbrauch - welchen der
Primärtumoren er als Hauptdiagnose angibt. Der andere Primärtumor wird
als Nebendiagnose angegeben. Zusätzlich wird als Nebendiagnose der
Kode *C97! Bösartige Neubildungen als Primärtumoren an mehreren
Lokalisationen* angegeben.

(9) **DKR 0201b, 10. Abs. und 0203a:**

> "Sofern ein primäres Malignom, das bereits früher aus dem selben
> Organ oder Gewebe radikal entfernt wurde, rezidiviert, ist es als
> primäres Malignom des angegebenen Gebietes zu verschlüsseln, d.h.
> ein Rezidiv ist wie ein Primärtumor zu kodieren."

Beispiel B02.11
Bei einer Patientin, bei der vor 3 Jahren eine partielle Mastektomie wegen
Mamma-Ca durchgeführt wurde, wird ein Rezidiv entdeckt. Es wird eine komplette
Mastektomie durchgeführt.

Hauptdiagnose:
          C50.4   *Bösartige Neubildung der Brustdrüse, oberer äußerer*
                                   Quadrant der Brustdrüse
Prozedur(en):
          5-873.11   *Mastektomie mit axillärer Lymphadenektomie, mit*
                                   Resektion der M. pectoralis Faszie, Lymph-
                                   adenektomie Level 1 und 2

(10) **Kommentar zu DKR 0202b, 2. Abs.:**

Werden bei einem Patienten mit bekanntem Malignom nur Symptome oder Komplikationen durch das Malignom oder seine Therapie behandelt, ist die behandelte Komplikation als Hauptdiagnose anzugeben. Das Malignom wird als Nebendiagnose angegeben.

Beispiel B02.12

Bei einem Patienten mit Bronchialkarzinom und Hirnmetastasen führen die Hirnmetastasen zu Hirnblutungen. Es werden nur die Hirnblutungen behandelt.

Hauptdiagnose:
I61.1	*Intrazerebrale Blutung in die Großhirnhemisphäre, kortikal*

Nebendiagnose(n):
C34.0	*Bösartige Neubildung der Bronchien und der Lunge, Hauptbronchus*
C79.3	*Sekundäre bösartige Neubildung des Gehirns und der Hirnhäute*

Prozeduren:
3-600	*Arteriographie der intrakraniellen Gefäße*

Beispiel B02.13

Ein Patient mit follikulärem Non-Hodgkin-Lymphom erhält Chemotherapie. Wegen der durch die Chemotherapie verursachten Thrombozytopenie und seines schlechten Allgemeinzustandes (vor allem Mangelernährung) wird er stationär aufgenommen. Er erhält Thrombozytenkonzentrate und parenterale Ernährung.

Hauptdiagnose:
D69.51	*Sekundäre Thrombozytopenie, nicht als transfusionsrefraktär bezeichnet*

Nebendiagnose(n):
C82.2	*Follikuläres Non-Hodgkin-Lymphom, großzellig, follikulär*
R64	*Kachexie*

Prozedur(en):
8-800.4	*Thrombozytenkonzentrat, 1-5 TE*
8-018	*Parenterale Ernährung als medizinische Nebenbehandlung (optionaler OPS-Kode)*

Kommentar zu DKR 0202b, 3. Abs.:

Handelt es sich bei dem ICD-Kode für die Komplikation jedoch um einen Stern-Schlüssel, muss der zugehörige (Kreuz-)Schlüssel (Ätiologie der Komplikation) als Hauptdiagnose angegeben werden, die Komplikation (Stern-Schlüssel) selbst kann dann nur als Nebendiagnose angegeben werden.

Beispiel B02.14
Ein Patient mit Tumor des II. Hirnnerven wird wegen multipler Hirnnerven-
lähmungen behandelt.

Hauptdiagnose:
        C72.3†   *Bösartige Neubildung des N. opticus [II. Hirnnerv]*
Nebendiagnose(n):
        G53.3*   *Multiple Hirnnervenlähmungen bei Neubildungen*

Beispiel B02.15
Ein Patient mit bekannten Metastasen der Wirbelsäule bei Prostatakarzinom wird
mit einer pathologischen Kompressionsfraktur im Lumbalbereich aufgenommen.
Es wird ausschließlich die Wirbelkörperkompression behandelt.

Hauptdiagnose:
        C79.5†   *Sekundäre bösartige Neubildung des Knochens und*
                                des Knochenmarkes

Nebendiagnose(n):
        M49.56*   *Wirbelkörperkompression bei anderenorts*
                                klassifizierten Krankheiten, Lumbalbereich
        C61   *Bösartige Neubildung der Prostata*

(11) Bei einer stationär durchgeführten Kontrolluntersuchung gilt die Regel:

DKR 0201b, 6. Abs.:

"Der Malignom-Kode ist als Hauptdiagnose für **jeden** Krankenhausaufenthalt **zur Behandlung der bösartigen Neubildung und zu
notwendigen Folgebehandlungen** (z.B. Operationen, Chemo-/
Strahlentherapie, sonstige Therapien) sowie **zur Diagnostik** (z.B.
Staging) anzugeben, bis die Behandlung **endgültig** abgeschlossen ist,
also auch bei den stationären Aufenthalten, die auf die chirurgische
Entfernung eines Malignoms folgen. Denn obwohl das Malignom
operativ entfernt worden ist, wird der Patient nach wie vor wegen des
Malignoms behandelt."

Vergleiche dazu Beispiel B02.06.

Weitere Beispiele für Stern-Kodes in Kombination mit Neubildungen	
D63.0*	Anämie bei Neubildungen (C00 - D48†)
G13.0*	Paraneoplastische Neuromyopathie und Neuropathie Karzinomatöse Neuromyopathie (C00 - C97†) Sensorische paraneoplastische Neuropathie, Typ Denny-Brown (C00 – D48†)
G13.1*	Sonstige Systematrophien, vorwiegend das Zentralnervensystem betreffend, bei Neubildungen (C00 - D48†) Paraneoplastische limbische Enzephalopathie
G53.3*	Multiple Hirnnervenlähmungen bei Neubildungen (C00 - D48†)
G55.0*	Kompression von Nervenwurzeln und Nervenplexus bei Neubildungen (C00 - D48†)
G63.1*	Polyneuropathie bei Neubildungen (C00 - D48†)
G73.1*	Eaton-Lambert-Syndrom (C80†)
G73.2*	Sonstige Mystheniesyndrome bei Neubildungen (C00 - D48†)
G94.1*	Hydrozephalus bei Neubildungen (C00 - D48†)
J91*	Pleuraerguß bei anderenorts klassifizierten Krankheiten
M36.0*	Dermatomyositis-Polymyositis bei Neubildungen (C00 - D48†)
M36.1*	Arthropathie bei Neubildungen (C00 - D48†) Arthropathie bei: • bösartiger Histiozytose (C96.1†) • Leukämie (C91 - C95†) • Plasmozytom (C90.0-†)
M49.5-*	Wirbelkörperkompression bei anderenorts klassifizierten Krankheiten Wirbelfraktur infolge von Metastasen (C79.5†)
M82.0-*	Osteoporose bei Plasmozytom (C90.0-†)
M90.5-	Knochennekrose bei sonstigen anderenorts klassifizierten Krankheiten
M90.6-*	Osteodystrophia deformans bei Neubildungen (C00 - D48†) Osteodystrophia deformans bei bösartiger Neubildung des Knochens (C40-C41†)
M90.7-*	Knochenfraktur bei Neubildungen (C00 - D48†)
N08.1*	Glomeruläre Krankheiten bei Neubildungen Glomeruläre Krankheiten bei: • Plasmozytom [Multiples Myelom] (C90.0-†) • Makroglobulinämie Waldenström (C88.0-†)
N16.1*	Tubulointerstitielle Nierenkrankheiten bei Neubildungen Tubulointerstitielle Nierenkrankheiten bei: • Leukämie (C91 - C95†) • Lymphom (C81 - C85†, C96.- †) • Plasmozytom [Multiples Myelom] (C90.0-†)

(12) Erfolgt die stationäre Kontrolluntersuchung wegen der Metastasen, wird wie bei der Behandlung von Metastasen kodiert, d.h. als Hauptdiagnose werden die Metastasen angegeben.

Vergleiche dazu Beispiel B02.08.

(13) **DKR 0211c:**

Wird ein Patient speziell zur Chemotherapie aufgenommen, wird nach den aktuellen Kodierrichtlinien nicht mehr zwischen Tagesfall (Aufnahme und Entlassung am selben Tag) und mehrtägigem stationärem Aufenthalt unterschieden.

Als Hauptdiagnose ist das zu behandelnde Malignom anzugeben. Als Nebendiagnose wird *Z51.1 Chemotherapie-Sitzung wegen bösartiger Neubildung* angegeben. Als Prozedur wird ein Schlüssel aus *8-54- Zytostatische Chemotherapie bei Neubildungen* kodiert.

Die OPS-Kodes für zytostatische Chemotherapie bei Neubildungen sind umfangreich überarbeitet worden. Orale Chemotherapie kann nicht mehr kodiert werden.

OPS-301, Hinweise zu 8-54:

"Die Chemotherapie wird entsprechend der protokollgemäßen Dauer und Komplexität der während des stationären Aufenthaltes applizierten parenteralen Chemotherapie kodiert. Maßgeblich sind die im offiziellen, aktuellen Chemotherapieprotokoll gemachten Tagesvorgaben. Individuell notwendig werdende Verzögerungen bleiben unberücksichtigt. Verkürzungen werden dann berücksichtigt, wenn sie zu einer niedrigeren Klassifizierung führen würden.

Jeder stationäre Aufenthalt und jeder Block sind einzeln zu kodieren.

Fest an Zytostatika gekoppelte Supportivmedikamente gelten nicht als eigenes Medikament und werden daher nicht kodiert (Beispiel: Mesna nach Cyclophosphamid/ Ifosfamid; Folinsäure nach Methotrexat)."

Diese umfangreichen Beispiellisten werden ständig aktualisiert und sind im Internet unter http://www.dimdi.de abrufbar.

Beispiel B02.16
Eine Patientin mit Mamma-Ca wird am Morgen stationär zur intravenösen Chemotherapie aufgenommen. Sie wird noch am selben Tag wieder entlassen.

Hauptdiagnose:
	C50.4	*Bösartige Neubildung der Brustdrüse, oberer äußerer Quadrant*

Nebendiagnose(n):
	Z51.1	*Chemotherapie-Sitzung wegen bösartiger Neubildung*

Prozedur(en):
	8-542	*Nicht komplexe Chemotherapie*

Beispiel B02.17
Ein Patient mit akuter myeloischer Leukämie wird zur Vorbereitung auf die autologe Blutstammzelltransplantation mehrtägig zur Mobilisierungs-Chemotherapie aufgenommen.

Hauptdiagnose:

        C92.00   *Akute myeloische Leukämie, ohne Angabe einer kompletten Remission*

Nebendiagnose(n):

        Z51.1   *Chemotherapie-Sitzung wegen bösartiger Neubildung*

Prozedur(en):

        8-543   *Mittelgradig komplexe und intensive Blockchemotherapie bei Neubildungen*

Bei Patienten, die speziell zur Instillation von Zytostatika oder BCG (Bacillus Calmette-Guérin) in die Blase aufgenommen werden, werden Haupt- und Nebendiagnose entsprechend den oben aufgeführten Regeln festgelegt. Als Prozedur wird *8-541.4 Instillation von zytotoxischen Materialien und Immunmodulatoren in die Harnblase* einmal pro Krankenhausaufenthalt zugewiesen (DKR 0212c).

Wird ein Patient speziell zur Chemotherapie aufgenommen und diese kann jedoch wegen einer Komplikation nicht durchgeführt werden, wird als Nebendiagnose die Komplikation und zusätzlich Z53 *Personen, die Einrichtungen des Gesundheitswesens wegen spezifischer Maßnahmen aufgesucht haben, die aber nicht durchgeführt wurden* angegeben (s.a. DKR D007a).

(14) Wird ein Patient speziell zur Strahlentherapie oder zur therapeutischen Applikation radioaktiver Substanzen aufgenommen, muss nach den neuen Kodierrichtlinien wie bei Chemotherapie nicht mehr zwischen Tagesfall (Aufnahme und Entlassung am selben Tag) und mehrtägigem stationärem Aufenthalt unterschieden werden.

Hauptdiagnose ist das Malignom, das bestrahlt wird. Als Nebendiagnose wird *Z51.0 Strahlentherapie-Sitzung* angegeben. Als Prozedur wird ein Schlüssel aus *8-52- Strahlentherapie* oder *8-53- Nuklearmedizinische Therapie* so oft kodiert wie diese Prozedur durchgeführt wurde.

(15) Wird ein Patient speziell zur kombinierten Strahlen- und Chemotherapie aufgenommen, wird nach den neuen Kodierrichtlinien nicht mehr zwischen Tagesfall (Aufnahme und Entlassung am selben Tag) und mehrtägigem stationärem Aufenthalt unterschieden.

Es ist die Erkrankung, die die kombinierte Strahlen- und Chemotherapie erforderlich macht, als Hauptdiagnose zuzuweisen. *Z51.82 Kombinierte Strahlen- und Chemotherapiesitzung wegen bösartiger Neubildung* wird als Nebendiagnose angegeben. Als Prozedur wird ein Schlüssel aus *8-52- Strahlentherapie* oder *8-53- Nuklearmedizinische Therapie* so oft kodiert wie diese Prozedur durchgeführt wurde, sowie ein Schlüssel aus *8-54- Zytostatische Chemotherapie bei Neubildungen.*

c)   Nachsorgeuntersuchung

(16) Kommt der Patient nach Abschluss der Therapie zur Nachsorgeuntersuchung und es wird kein Malignom gefunden, wird ein Kode aus *Z08.- Nachuntersuchung nach Behandlung wegen bösartiger Neubildung* als Hauptdiagnose angegeben. Ein Kode aus *Z85.- Bösartige Neubildung in der Eigenanamnese* wird als Nebendiagnose angegeben, da sie erhöhten Aufwand (die Nachsorgeuntersuchung) verursacht hat. (DKR 0209a)

Beispiel B02.18
Die Behandlung eines Patienten mit Rektumkarzinom (Resektion mit anschließender Bestrahlung) ist abgeschlossen. Nach 3 Monaten kommt er zur Nachsorgeuntersuchung. Es wird ein MRT des Abdomens durchgeführt, das weder ein Rezidiv noch Metastasen erkennen lässt.

Hauptdiagnose:
        Z08.7   *Nachuntersuchung nach Kombinationstherapie wegen bösartiger Neubildung*

Nebendiagnose(n):
        Z85.0   *Bösartige Neubildung der Verdauungsorgane in der Eigenanamnese*

Prozedur(en):
        3-804   *Native Magnetresonanztomographie des Abdomens*

Eigentlich soll ein "Anamnese-Kode" dann zugewiesen werden, wenn man von einer definitiven Heilung ausgehen kann. Da dies bei Malignomen mit Gewissheit in den seltensten Fällen möglich ist, wird die Entscheidung eher "klinisch" getroffen und auf der Basis von einer fortgesetzten Behandlung des Malignoms abhängig gemacht. Ist die Therapie also abgeschlossen, und es ist nicht unbedingt mit einer Neuaufnahme der Therapie zu rechnen, kann ein "Anamnese-Kode" aus *Z85.- Bösartige Neubildung in der Eigenanamnese* kodiert werden. (s.a. DKR 0208c, DKR 0209a)

Die nachfolgende Tabelle zeigt, welcher ICD-Kode aus *Z85.- Bösartige Neubildung in der Eigenanamnese* anstelle des ICD-Kode für ein Malignom zu verwenden ist.

ICD-Kode Malignom	ICD-Kode für „Bösartige Neubildung in der Eigenanamnese"
C00 – C14	Z85.8 Bösartige Neubildungen sonstiger Organe oder Systeme in der Eigenanamnese
C15 – C26	Z85.0 Bösartige Neubildung der Verdauungsorgane in der Eigenanamnese
C30 – C32	Z85.2 Bösartige Neubildung anderer Atmungs- und intrathorakaler Organe in der Eigenanamnese
C33 – C34	Z85.1 Bösartige Neubildung der Trachea, der Bronchien oder der Lunge in der Eigenanamnese
C37 – C39	Z85.2 Bösartige Neubildung anderer Atmungs- und intrathorakaler Organe in der Eigenanamnese
C40 – C49	Z85.8 Bösartige Neubildungen sonstiger Organe oder Systeme in der Eigenanamnese
C50	Z85.3 Bösartige Neubildung der Brustdrüse [Mamma] in der Eigenanamnese
C51 – C63	Z85.4 Bösartige Neubildung der Genitalorgane in der Eigenanamnese
C64 – C68	Z85.5 Bösartige Neubildung der Harnorgane in der Eigenanamnese
C69 – C79	Z85.8 Bösartige Neubildungen sonstiger Organe oder Systeme in der Eigenanamnese
C80	Z85.9 Bösartige Neubildung in der Eigenanamnese, nicht näher bezeichnet
C81 – C90	Z85.7 Andere bösartige Neubildungen des lymphatischen, blutbildenden oder verwandten Gewebes in der Eigenanamnese
C91 – C95	Z85.6 Leukämie in der Eigenanamnese
C96	Z85.7 Andere bösartige Neubildungen des lymphatischen, blutbildenden oder verwandten Gewebes in der Eigenanamnese
C97!	Z85.8 Bösartige Neubildungen sonstiger Organe oder Systeme in der Eigenanamnese

(17) Wird bei der Nachsorgeuntersuchung ein Residualtumor festgestellt, ist das Malignom als Hauptdiagnose anzugeben. Ein Kode aus *Z08.- Nachunter-suchung nach Behandlung wegen bösartiger Neubildung* wird als Nebendiagnose angegeben.

(18)+(19)

Werden bei der Nachsorgeuntersuchung ein Rezidiv oder Metastasen entdeckt, werden diese als Hauptdiagnose angegeben. Ein Kode aus Z08.- *Nachuntersuchung nach Behandlung wegen bösartiger Neubildung* wird als Nebendiagnose angegeben. Ein Kode aus Z85.- *Bösartige Neubildung in der Eigenanamnese* wird nicht angegeben. (DKR 0201b, 10. Abs., DKR 0203a, DKR 0209a, 2. Abs.)

Beispiel B02.19
Die Behandlung (Teilresektion und Chemotherapie) eines Patienten mit Rektumkarzinom ist abgeschlossen. Nach einem Jahr wird bei der Nachsorgeuntersuchung durch CT ein Rezidiv festgestellt. Es folgt eine Resektion des Rektums.

Hauptdiagnose:
<blockquote>

C20   *Bösartige Neubildung des Rektums*
</blockquote>

Nebendiagnose(n):
<blockquote>

Z08.7   *Nachuntersuchung nach Kombinationstherapie wegen bösartiger Neubildung*
</blockquote>

Prozedur(en):
<blockquote>

3-207   *Native Computertomographie des Abdomens*
5-484.31   *Rektumresektion unter Sphinktererhaltung, anteriore Resektion, offen chirugisch, mit Anastomose*
</blockquote>

Beispiel B02.20
Die Behandlung (Totalresektion und Chemotherapie) eines Patienten mit Rektumkarzinom ist abgeschlossen. Nach einem Jahr werden bei der Nachsorgeuntersuchung durch CT Lungenmetastasen festgestellt.

Hauptdiagnose:
<blockquote>

C78.0   *Sekundäre bösartige Neubildung der Lunge*
</blockquote>

Nebendiagnose(n):
<blockquote>

C20   *Bösartige Neubildung des Rektums*
Z08.7   *Nachuntersuchung nach Kombinationstherapie wegen bösartiger Neubildung*
</blockquote>

Prozedur(en):
<blockquote>

3-202   *Native Computertomographie des Thorax*
</blockquote>

(20) Wird bei der Nachsorgeuntersuchung kein Rezidiv des Primärtumors, jedoch ein anderer Tumor entdeckt, so wird der neue Tumor als Hauptdiagnose angegeben. Als Nebendiagnose wird ein Kode aus *Z08.- Nachuntersuchung nach Behandlung wegen bösartiger Neubildung* angegeben.

Beispiel B02.21

Bei einer Patientin mit austherapiertem Mamma-Ca (Bestrahlung) wird nach 5 Jahren im Rahmen einer Nachsorgeuntersuchung ein Karzinom der Ektozervix diagnostiziert. Das frühere Mamma-Ca verursacht erhöhten Aufwand.

Hauptdiagnose:

C53.1	*Bösartige Neubildung der Ektozervix*

Nebendiagnose(n):

Z08.1	*Nachuntersuchung nach Strahlentherapie wegen bösartiger Neubildung*
Z85.3	*Bösartige Neubildung der Brustdrüse in der Eigenanamnese*

Beispiel B02.22

Bei einer Patientin mit austherapiertem Mamma-Ca (Bestrahlung) wird nach 5 Jahren im Rahmen einer Nachuntersuchung ein Karzinom der Ektozervix diagnostiziert und sofort therapiert. Das frühere Mamma-Ca verursacht **keinen** erhöhten Aufwand.

Hauptdiagnose:

C53.1	*Bösartige Neubildung der Ektozervix*

Nebendiagnose(n):

Z08.1	*Nachuntersuchung nach Strahlentherapie wegen bösartiger Neubildung*

0208c Remission bei malignen immunoproliferativen Erkrankungen und Leukämie

Für die Kodierung des Remissionsstatus bei bösartigen immunoproliferativen Krankheiten (C88.-), Plasmozytomen (C90.-) und Leukämien (C91.- bis C95.-) steht die 5. Stelle des ICD-Kodes zur Verfügung:

0   *ohne Angabe einer kompletten Remission*
     ist zu kodieren
     - wenn es sich um das erste Auftreten und die Erstdiagnose der Erkrankung handelt,
     - wenn keine Remission vorliegt,
     - wenn partielle Remission vorliegt,
     - wenn keine Angaben zur Remission vorliegen.

1   *in kompletter Remission*

Notizen:

3 Krankheiten des Blutes und der blutbildenden Organe sowie bestimmte Störungen mit Beteiligung des Immunsystems

Susanne Hanser

Kapitelübersicht:

DKR	Titel	kommentiert	nicht kommentiert
0301c	Stammzellentnahme und Transplantation	X	
0302a	Bluttransfusionen	X	
0303c	Versagen und Abstoßungsreaktion nach Transplantation	X	

0301c Stammzellentnahme und Transplantation

Die Kodierung bei **Aufnahmen speziell zur Entnahme** von hämatopoetischen Stammzellen oder Knochenmark zur Transplantation wird 2004 durch differenzierte ICD- und OPS-Kodes genauer und durch Vereinheitlichung der Kodierung einfacher.

- Die ICD-10-GM Version 2004 enthält den spezifischen Diagnosekode **Z52.01** für die **Stammzellspende** (bisher *Z52.0 Blutspender*).

- Die Prozedurenkodes für die Entnahme werden im OPS-301 Version 2004 nach Zweck differenziert (zur Eigenspende, zur Fremdspende), die Kodes für die Transplantation allogen HLA-identischer Stammzellen/Knochenmark nach dem Kriterium verwandt/nicht verwandt.

- Die Hauptdiagnosen für Aufnahmen zur Eigen- bzw. Fremdspende unterscheiden sich nicht.

- Eine Unterscheidung Tagesfall/mehrtägige Aufenthalte entfällt.

1) Kodierung der Entnahme von Stammzellen/Knochenmark als tabellarische Übersicht

	Stammzellen	Knochenmark
Hauptdiagnose bei Aufnahmen speziell zur Eigen- oder Fremdspende	*Z52.01 Stammzellenspender*	*Z52.3 Knochenmarkspender*
Prozeduren		
• **Eigenspende**	*5-410.10 Entnahme von hämatopoetischen Stammzellen zur Transplantation, zur Eigenspende*	*5-410.00 Entnahme von Knochenmark zur Transplantation, zur Eigenspende*
• **Fremdspende**	*5-410.11 Entnahme von hämatopoetischen Stammzellen zur Transplantation, zur Fremdspende*	*5-410.01 Entnahme von Knochenmark zur Transplantation, zur Fremdspende*

Achtung: Bei autologer Stammzell-/Knochenmarkspende und Transplantation beim **gleichen** Aufenthalt werden die Kodes aus Z52.- für die Spende **nicht** angegeben. In diesem Fall werden - neben Haupt- und Nebendiagnosen - die OPS-Kodes für Entnahme und Transplantation kodiert.

2) Kodierung der Transplantation von Stammzellen und Knochenmark

Hauptdiagnose ist die Erkrankung, zu deren Behandlung die Transplantation/Transfusion dient. Zusätzlich sind alle der Definition entsprechenden Nebendiagnosen anzugeben.

Folgende OPS-Kodes stehen zur Verschlüsselung der **Prozeduren** zur Verfügung:

	Transfusion von Stammzellen
8-805.-	**Transfusion von hämatopoetischen Stammzellen**
	Exkl.: Knochenmarktransplantation (5-411)
	Inkl.: Konditionierungsprotokoll
8-805.0	**Autogen**
8-805.00	Ohne In-vitro-Aufbereitung
8-805.01	Mit In-vitro-Aufbereitung
	../..

../..

8-805.2	**Allogen, nicht-HLA-identisch, verwandter Spender**
8-805.20	Ohne In-vitro-Aufbereitung
8-805.21	Mit In-vitro-Aufbereitung
8-805.3	**Allogen, nicht-HLA-identisch, nichtverwandter Spender**
8-805.30	Ohne In-vitro-Aufbereitung
8-805.31	Mit In-vitro-Aufbereitung
8-805.4	**Allogen, HLA-identisch, verwandter Spender**
8-805.40	Ohne In-vitro-Aufbereitung
8-805.41	Mit In-vitro-Aufbereitung
8-805.5	**Allogen, HLA-identisch, nicht-verwandter Spender**
8-805.50	Ohne In-vitro-Aufbereitung
8-805.51	Mit In-vitro-Aufbereitung
8-805.x	Sonstige
8-805.y	N.n.bez.

Transplantation von Knochenmark	
5-411.-	**Knochenmarktransplantation**
	Exkl.: Transfusion von hämatopoetischen Stammzellen (8-805)
5-411.0	**Autogen**
5-411.00	Ohne In-vitro-Aufbereitung
5-411.01	Mit In-vitro-Aufbereitung
5-411.2	**Allogen, nicht-HLA-identisch, verwandter Spender**
5-411.20	Ohne In-vitro-Aufbereitung
5-411.21	Mit In-vitro-Aufbereitung
5-411.3	**Allogen, nicht-HLA-identisch, nicht-verwandter Spender**
5-411.30	Ohne In-vitro-Aufbereitung
5-411.31	Mit In-vitro-Aufbereitung
5-411.4	**Allogen, HLA-identisch, verwandter Spender**
5-411.40	Ohne In-vitro-Aufbereitung
5-411.41	Mit In-vitro-Aufbereitung
5-411.5	**Allogen, HLA-identisch, nicht-verwandter Spender**
5-411.50	Ohne In-vitro-Aufbereitung
5-411.51	Mit In-vitro-Aufbereitung
5-411.x	Sonstige
5-411.y	N.n.bez.

3) Zustand nach Knochenmark-/Stammzelltransplantation

Z94.80	Zustand nach hämatopoetischer Stammzelltransplantation **ohne** gegenwärtige Immunsuppression
Z94.81	Zustand nach hämatopoetischer Stammzelltransplantation **mit** gegenwärtiger Immunsuppression

Eine dieser Schlüsselnummern kann als **Nebendiagnose** angegeben werden, wenn ein Patient aufgenommen wird, dem bei einem früheren Aufenthalt Blutstammzellen oder Knochenmark transplantiert wurde.

Achtung: *Z94.8- Zustand nach sonstiger Organ- oder Gewebetransplantation* ist als Hauptdiagnose nicht akzeptabel und führt zur Eingruppierung in eine Fehler-DRG (961Z Ungültige Hauptdiagnose). Bei Aufnahmen zur Untersuchung nach Transplantation ist die Erkrankung, zu deren Behandlung die Transplantation unternommen wurde, Hauptdiagnose.

4)   Transplantatabstoßung (s.a. DKR 0303c)

Bei Aufnahmen wegen Transplantat-Abstoßung ist die Hauptdiagnose der passende Kode aus

T86.0	**Versagen eines Transplantates hämatopoetischer Stammzellen und Graftversus-host-Krankheit**
T86.00	Versagen eines Transplantates hämatopoetischer Stammzellen
T86.01	Akute Graft-versus-host-Krankheit, Grad I und II
T86.02	Akute Graft-versus-host-Krankheit, Grad III und IV
T86.03	Chronische Graft-versus-host-Krankheit, begrenzte Form
T86.04	Chronische Graft-versus-host-Krankheit, ausgeprägte Form
	Chronische Graft-versus-host-Krankheit o.n.A.
T86.09	Graft-versus-host-Krankheit, nicht näher bezeichnet

In diesen Fällen wird die (maligne) Grunderkrankung als **Nebendiagnose** angegeben, außerdem vorhandene Organmanifestationen der GVHD.

0302a Bluttransfusionen

1)   Bluttransfusionen werden nur einmal pro stationärem Aufenthalt kodiert

Im Allgemeinen werden OPS-Kodes für Prozeduren so oft angegeben, wie die betreffende Prozedur durchgeführt wird. Die Kodierung von Bluttransfusionen stellt eine der Ausnahmen zu dieser Regel dar.

DKR P005b:

> „Nur einmal während einer stationären Behandlung zu kodierende Prozeduren sind aus pragmatischen Gründen unter Angabe des Datums der ersten Leistung anzugeben,
>
> •   wenn Hinweise oder Richtlinien anweisen, einen Kode nur einmal anzugeben.

- **wenn Verfahren Mengenangaben (z.B. Bluttransfusionen) oder Zeitangaben (z.B. Beatmung) im Kode enthalten.** In diesem Fall sind die Teilmengen bzw. Teilzeiten zu addieren und die Gesamtmenge bzw. Gesamtzeit einmal zu kodieren."

Beispiel B03.01:
Ein Patient mit Non-Hogkin-Lymphom wird zur Chemotherapie aufgenommen. Er bekommt zur Behandlung einer Anämie während des stationären Aufenthaltes an zwei Tagen je eine Konserve Erythrozytenkonzentrat transfundiert.

Hauptdiagnose:
C83.8	*Non-Hogkin-Lymphom*

Nebendiagnose(n):
Z51.1	*Chemotherapiesitzung*
D64.9	*Anämie, nicht näher bezeichnet*

Prozedur(en):
8-800.20	*Transfusion von Blutzellen, Erythrozytenkonzentrat, 1-5 TE, ohne Testung auf Allo-Antikörper*

Kode aus 8-54- Zytostatische Chemotherapeutika bei Neubildungen

2)   Bluttransfusionen werden nur kodiert, wenn sie nicht zum Standardvorgehen bei einer Operation gehören

Bei bestimmten Operationen gehören Bluttransfusionen zum Standardvorgehen. Dabei handelt es sich um Eingriffe, die ohne den Einsatz von Blut oder Blutprodukten nicht durchführbar sind. Damit ist die Bluttransfusion, wie z.B. beim Einsatz der Herz-Lungen-Maschine (HLM), eine notwendige Prozedurenkomponente, ohne die die gesamte Operation überhaupt nicht durchgeführt werden kann. In diesen Fällen ist gemäß DKR *P001a Allgemeine Kodierrichtlinien für Prozeduren, Abs. Prozedurenkomponenten* der Kode für die Bluttransfusion(en) nicht anzugeben.

	Wichtige OPS-Schlüsselnummern für die Transfusion von Blut und Blutprodukten
8-800.-	**Transfusion von Vollblut, Erythrozytenkonzentrat und Thrombozytenkonzentrat**
8-800.0	Vollblut, 1-5 TE
8-800.1	Vollblut, mehr als 5 TE Inkl.: Massentransfusion
8-800.2-	Erythrozytenkonzentrat, 1-5 TE
8-800.20	Ohne Testung auf Allo-Antikörper
8-800.21	Mit Testung auf Allo-Antikörper
8-800.3-	Erythrozytenkonzentrat, mehr als 5 TE Inkl.: Massentransfusion
8-800.30	Ohne Testung auf Allo-Antikörper
8-800.31	Mit Testung auf Allo-Antikörper
8-800.4	Thrombozytenkonzentrat, 1-5 TE
8-800.5	Thrombozytenkonzentrat, mehr als 5 TE Inkl.: Massentransfusion Zwei oder mehr Apherese-Thrombozytenkomponenten
8-800.6	Patientenbezogene Thrombozytenkonzentrate Hinw.: Hier sind spezifisch hergestellte Thrombozytenkonzentrate für Patienten mit Verdacht auf bzw. Nachweis von thrombozytopenischen oder HLA-Antikörpern zu kodieren.
8-800.x	Sonstige
8-800.y	N.n.bez
8-801	**Austauschtransfusion**
8-802.-	**Transfusion von Leukozyten**
8-802.0	Granulozyten, 1-5 TE
8-802.1	Granulozyten, mehr als 5 TE
8-802.2	Lymphozyten, 1-5 TE
8-802.3	Lymphozyten, mehr als 5 TE
8-802.x	Sonstige
8-802.y	N.n.bez. ../..

../..	
8-810.-	**Transfusion von Plasma und Plasmabestandteilen und gentechnisch hergestellten Plasmaproteinen**
8-810.0	Plasma, 1-5 TE
8-810.1	Plasma, mehr als 5 TE Inkl.: Massentransfusion
8-810.4	Immunglobuline
8-810.6-	Rekombinanter aktivierter Faktor VII .60 Bis 1000 KIE .61 1001 bis 3000 KIE .62 Mehr als 3000 KIE
8-810.7-	Plasmatischer Faktor VII
8-810.8-	Rekombinanter Faktor VIII
8-810.9-	Plasmatischer Faktor VIII
8-810.a-	Rekombinanter Faktor IX
8-810.b-	Plasmatischer Faktor IX
8-810.c-	Prothrombinkomplex mit Faktor-VIII-Inhibitor-Bypass-Aktivität [Feiba]
8-810.d-	Von-Willebrand-Faktor
8-810.e-	Faktor XIII
8-810.f-	Prothrombinkomplex
8-810g-	Antithrombin III
8-810.h-	C1-Esteraseinhibitor
6. Stelle für 8-810.7 bis 8-810.h:	
0	Bis 2000 Einheiten .h1.h2
1	2001 bis 5000 Einheiten
2	Mehr als 5000 Einheiten
8-810.j-	Fibrinogenkonzentrat .j0 Bis 3 g .j1 Mehr als 3 bis 10 g .j2 Mehr als 10 g
8-810.k-	Rekombinates aktiviertes Protein C .k0 Bis 50 mg .k1 51 bis 200 mg .k2 Mehr als 200 mg
8-810.x	Sonstige
8-810.y	n.n.bez.

Anmerkung: Die **Eigenblutspende** wird mit *8-803.0 Eigenblutspende* kodiert. Die Retransfusion des Blutes ist im Kode enthalten und wird nicht extra verschlüsselt.

0303c Versagen und Abstoßungsreaktion nach Transplantation

Die DKR 0303c stellt klar, dass bei Aufnahmen aufgrund von Transplantat-versagen ein Kode aus

T86.-   Versagen und Abstoßungsreaktion nach Transplantation

die Hauptdiagnose ist.

Zu beachten ist:

- Bei Versagen von Knochenmark/Stammzelltransplantaten ist als Neben-diagnose die (maligne) Grunderkrankung anzugeben sowie ggf. Organ-manifestationen der Graft-versus-host-Reaktion (siehe auch Kommentar zu DKR 0301c, Abschnitt 4 Transplantatabstoßung)

- Das Versagen der abgestoßenen Organe und Gewebe (z.B. ein akutes Nierenversagen bei Abstoßung eines Nierentransplantates) ist in den Kodes unter T86.- enthalten und daher **nicht gesondert** zu kodieren.

Notizen:

4 Endokrine, Ernährungs- und Stoffwechsel-krankheiten

Dorothea Dreizehnter

Kapitelübersicht:

DKR	Titel	kommentiert	nicht kommentiert
0401b	Diabetes mellitus	x	
0402a	Hyperglykämie		x
0403c	Zystische Fibrose	x	

0401b Diabetes mellitus

Allgemeine Einführung in unterschiedliche Schlüsselnummer-bereiche der ICD-10-GM zur Kodierung von Diabetes mellitus und Hyperglykämie

Relevante Bereiche der ICD-10-GM

Je nach Typ des Diabetes mellitus und betroffener Patientengruppe stehen in der ICD-10-GM unterschiedliche Bereiche zur korrekten Kodierung des vorliegenden Krankheitsbildes zur Verfügung. Zur Orientierung sind im Folgenden die relevanten Bereiche der ICD-10-GM 2004 einschließlich der jeweiligen Inklusiva und Exklusiva aufgeführt:

Übersicht über die relevanten ICD-Bereiche:

E10-14	**Diabetes mellitus**
O24.-	**Diabetes mellitus in der Schwangerschaft**
P70.-	**Transitorische Störungen des Kohlenhydratstoffwechsels, die für den Feten und das Neugeborene spezifisch sind**
E89.1	Hypoinsulinämie nach medizinischen Maßnahmen
R73.-	**Erhöhter Blutglukosewert**

Achtung: Die Schlüsselnummern aus den (Sonder-)Kapiteln für Schwangere und Neugeborene (O24.- und P70.-) haben Vorrang vor den Kodes aus E10-E14, d.h. bei Schwangeren sind die Kodes aus O24.- und bei Neugeborenen die Kodes aus P70.- zu verwenden (s. Exklusiva E10–E14).

Einzelheiten der relevanten ICD-Bereiche:

>> E10 – E14 <<

E10.-	**Primär insulinabhängiger Diabetes mellitus [Typ-I-Diabetes]** Inkl.: Diabetes mellitus: • juveniler Typ • labil [brittle] • mit Ketoseneigung Exkl.: Diabetes mellitus: • beim Neugeborenen (P70.2) • in Verbindung mit Fehl- oder Mangelernährung [Malnutrition] (E12.-) • während der Schwangerschaft, der Geburt oder des Wochenbettes (O24.-) Gestörte Glukosetoleranz (R73.0) Glukosurie: • renal (E74.8) • o.n.A. (R81) Postoperative Hypoinsulinämie (E89.1)
E11.-	**Nicht primär insulinabhängiger Diabetes mellitus [Typ-II-Diabetes]** Inkl.: Diabetes (mellitus) (ohne Adipositas) (mit Adipositas): • Alters- • Erwachsenentyp • ohne Ketoseneigung • stabil Nicht primär insulinabhängiger Diabetes beim Jugendlichen Typ-II-Diabetes unter Insulinbehandlung Exkl.: Diabetes mellitus: • beim Neugeborenen (P70.2) • in Verbindung mit Fehl- oder Mangelernährung [Malnutrition] (E12.-) • während der Schwangerschaft, der Geburt oder des Wochenbettes (O24.-) Gestörte Glukosetoleranz (R73.0) Glukosurie: • renal (E74.8) • o.n.A. (R81) Postoperative Hypoinsulinämie (E89.1) <div align="right">../..</div>

../..

E12.-	**Diabetes mellitus in Verbindung mit Fehl- oder Mangelernährung [Malnutrition]**
	Inkl.: Diabetes mellitus in Verbindung mit Fehl- oder Mangelernährung [Malnutrition]:
	• insulinabhängig
	• nicht insulinabhängig
	Exkl.: Diabetes mellitus:
	• beim Neugeborenen (P70.2)
	• während der Schwangerschaft, der Geburt oder des Wochenbettes (O24.-)
	Gestörte Glukosetoleranz (R73.0)
	Glukosurie:
	• renal (E74.8)
	• o.n.A. (R81)
	Postoperative Hypoinsulinämie (E89.1)
E13.-	**Sonstiger näher bezeichneter Diabetes mellitus**
	Exkl.: Diabetes mellitus:
	• beim Neugeborenen (P70.2)
	• in Verbindung mit Fehl- oder Mangelernährung [Malnutrition] (E12.-)
	• primär insulinabhängig [Typ-I-Diabetes] (E10.-)
	• nicht primär insulinabhängig [Typ-II-Diabetes] (E11.-)
	• während der Schwangerschaft, der Geburt oder des Wochenbettes (O24.-)
	Gestörte Glukosetoleranz (R73.0)
	Glukosurie:
	• renal (E74.8)
	• o.n.A. (R81)
	Postoperative Hypoinsulinämie (E89.1)
E14.-	**Nicht näher bezeichneter Diabetes mellitus**
	Inkl.: Diabetes mellitus o.n.A.
	Exkl.: Diabetes mellitus:
	• beim Neugeborenen (P70.2)
	• in Verbindung mit Fehl- oder Mangelernährung [Malnutrition] (E12.-)
	• primär insulinabhängig [Typ-I-Diabetes] (E10.-)
	• nicht primär insulinabhängig [Typ-II-Diabetes] (E11.-)
	• während der Schwangerschaft, der Geburt oder des Wochenbettes (O24.-)
	Gestörte Glukosetoleranz (R73.0)
	Glukosurie:
	• renal (E74.8)
	• o.n.A. (R81)
	Postoperative Hypoinsulinämie (E89.1)

>> O24.- <<

Der **Bereich O24.-** dient speziell der **Kodierung von Diabetes mellitus bei schwangeren Frauen.**

O24.-	**Diabetes mellitus in der Schwangerschaft** Inkl.: Bei Geburt und Wochenbett
O24.0	Vorher bestehender Diabetes mellitus, primär insulinabhängig [Typ-I-Diabetes]
O24.1	Vorher bestehender Diabetes mellitus, nicht primär insulinabhängig [Typ-II-Diabetes]
O24.2	Vorher bestehender Diabetes mellitus durch Fehl- oder Mangelernährung [Malnutrition]
O24.3	Vorher bestehender Diabetes mellitus, nicht näher bezeichnet
O24.4	Diabetes mellitus, während der Schwangerschaft auftretend Gestationsbedingter Diabetes mellitus o.n.A.
O24.9	Diabetes mellitus in der Schwangerschaft, nicht näher bezeichnet

Der Schlüssel **O24.4** kodiert den **Gestationsdiabetes** der schwangeren Frau; also den Diabetes mellitus, der erst *während der Schwangerschaft neu* auftritt.

Dagegen bezeichnen die Schlüssel **O24.0 bis O24.3** unterschiedliche Typen des Diabetes mellitus der schwangeren Frau, die schon *vor der Schwangerschaft* an Diabetes mellitus erkrankt war.

Der Schlüssel **O24.9** ist ein unspezifischer Kode, der nur verwendet werden sollte, wenn sichergestellt ist, dass eine spezifischere Kodierung nicht möglich ist.

>> *P70.-* <<

Die Kodes *P70.0 Syndrom des Kindes einer Mutter mit gestations-bedingtem Diabetes mellitus* und *P70.1 Syndrom des Kindes einer diabetischen Mutter* sind zu verwenden **bei Neugeborenen**, auf die sich die Diabeteserkrankung der Mutter ausgewirkt hat.

Wie im Kapitel O24.- wird auch hier unterschieden zwischen dem in der Schwangerschaft neu aufgetretenen Gestationsdiabetes (P70.0) und dem vor der Schwangerschaft bestandenen Diabetes mellitus der Mutter (P70.1).

Der Diabetes mellitus des Neugeborenen ist mit *P70.2 Diabetes mellitus beim Neugeborenen* zu kodieren. Ein Schlüssel aus E10-E14 ist hier nicht zu verwenden (s. Exklusiva E10-E14).

P70.-	Transitorische Störungen des Kohlenhydratstoff-wechsels, die für den Feten und das Neugeborene spezifisch sind
P70.0	Syndrom des Kindes einer Mutter mit gestationsbedingtem Diabetes mellitus
P70.1	Syndrom des Kindes einer diabetischen Mutter Diabetes mellitus der Mutter (vorher bestehend), der sich auf den Feten oder das Neugeborene auswirkt (mit Hypoglykämie)
P70.2	Diabetes mellitus beim Neugeborenen
P70.3	Iatrogene Hypoglykämie beim Neugeborenen
P70.4	Sonstige Hypoglykämie beim Neugeborenen Transitorische Hypoglykämie beim Neugeborenen
P70.8	Sonstige transitorische Störungen des Kohlenhydratstoffwechsels beim Feten und Neugeborenen
P70.9	Transitorische Störung des Kohlenhydratstoffwechsels beim Feten und Neugeborenen, nicht näher bezeichnet

>> E89.1 <<

Der Schlüssel *E89.1 Hypoinsulinämie nach medizinischen Maßnahmen* ist zu verwenden für Patienten mit „sekundärem Diabetes mellitus" oder Hyperglykämie nach operativem Eingriff an der Bauchspeicheldrüse.

E89.1	Hypoinsulinämie nach medizinischen Maßnahmen Hyperglykämie nach Pankreatektomie Postoperative Hypoinsulinämie

>> R73.- <<

Die Kodes aus dem Kapitel *R73.- Erhöhter Blutglukosewert* dürfen nur dann verwendet werden, wenn keiner der oben aufgeführten Schlüssel aus den Bereichen *E10-E14, P70.0 bis P70.2, O24.-* sowie *E89.1* Gültigkeit hat.

Kodes aus *R73.-* dienen der Kodierung der pathologischen Glucosetoleranz oder einer nicht näher bezeichneten Hyperglykämie **ohne** Vorliegen eines Diabetes mellitus.

R73.-	**Erhöhter Blutglukosewert** Exkl.: Störungen beim Neugeborenen (P70.0-P70.2) Diabetes mellitus (E10-E14) Diabetes mellitus während der Schwangerschaft, der Geburt und des Wochenbettes (O24.-) Postoperative Hypoinsulinämie (E89.1)
R73.0	Abnormer Glukosetoleranztest Diabetes: • subklinisch • latent Pathologische Glukosetoleranz Prädiabetes
R73.9	Hyperglykämie, nicht näher bezeichnet

Spezielle Einführung in die Systematik der Kodierung des Diabetes mellitus mit den ICD-Kodes aus E10–E14

Der Schlüsselnummerbereich E10-E14 dient der Verschlüsselung des Diabetes mellitus bei allen Patienten mit Ausnahme von schwangeren Frauen (O24.-) und Neugeborenen (P70.-).

Hierarchie der Schlüssel E10-E14:

Die vollständige Kodierung des Diabetes mellitus beinhaltet folgende Informationen:

Stelle	Werte	Inhalt
1-3	E10-E14	Typ des Diabetes mellitus
4	0-6	Spez. Komplikation des Diabetes mellitus
	.7	multiple Komplikationen
	.8	nicht näher bezeichnete Komplikationen
	.9	ohne Komplikationen
5	0, 1	Bezeichnung der Stoffwechsellage

Tabelle 4-1:   Hierarchischer Aufbau der Kodes E10-E14

E10–E14: Die *Stellen 1-3*: Bezeichnung des Diabetes-*Typs*

In der Tabelle für den Kodebereich E10-E14 (s.o.) sind die unterschiedlichen **Typen des Diabetes mellitus** mit der dazugehörigen **3-stelligen Kodierung** aufgelistet.

E10-E14: Die *4. Stelle*: Bezeichnung der *diabetischen Komplikation*

Die 4. Stelle der Kodierung im Bereich E10-E14 dient der Bezeichnung des Komplikationsstatus bzw. der unterschiedlichen Manifestationen der diabetischen Erkrankung (s. Tabelle 4-1 und Tabelle 4-2).

.0	Mit Koma Diabetisches Koma: • hyperosmolar • hypoglykämisch • mit oder ohne Ketoazidose Hyperglykämisches Koma o.n.A.
.1	Mit Ketoazidose Diabetisch: • Azidose | • Ketoazidose | ohne Angabe eines Komas
.2	Mit Nierenkomplikationen Diabetische Nephropathie (N08.3*) Intrakapilläre Glomerulonephrose (N08.3*) Kimmelstiel-Wilson-Syndrom (N08.3*)
.3	Mit Augenkomplikationen Diabetisch: • Katarakt (H28.0*) • Retinopathie (H36.0*)
.4	Mit neurologischen Komplikationen Diabetisch: • Amyotrophie (G73.0*) • autonome Neuropathie (G99.0*) • autonome Polyneuropathie (G99.0*) • Mononeuropathie (G59.0*) • Polyneuropathie (G63.2*)
.5	Mit peripheren vaskulären Komplikationen Diabetisch: • Gangrän • periphere Angiopathie+ (I79.2*) • Ulkus
.6	Mit sonstigen näher bezeichneten Komplikationen Diabetische Arthropathie+ (M14.2*) Neuropathische diabetische Arthropathie+ (M14.6*)
.7	Mit multiplen Komplikationen
.8	Mit nicht näher bezeichneten Komplikationen
.9	Ohne Komplikationen

Tabelle 4-2: Aufstellung der möglichen 4. Stellen für E10-E14

Die Betrachtung der Tabelle 4-2 macht deutlich, dass häufig für die korrekte und vollständige Verschlüsselung der diabetischen Komplikationen/ Manifestationen die Anwendung der Allgemeinen Kodierrichtlinie zur Mehrfachkodierung mittels *Kreuz-/Sternsystematik* (*DKR D012a Mehrfach-kodierung*) notwendig ist:

Die *Primär-Schlüsselnummern* (†-Kodes) zur Kennzeichnung der *Ätiologie* finden sich im Bereich E10-E14. Die zugehörigen *Sekundär-Schlüsselnummern* (*-Kodes) zur Kennzeichnung der *Manifestation* befinden sich in anderen Kapiteln der ICD-10-GM (entsprechende Verweise auf die *-Kodes stehen in Klammern direkt hinter den Primärkodes; s. Tabelle 4-2).

Bitte grundsätzlich beachten:

Einige der Primärkodes aus E10-E14 in der ICD-10-GM sind (nach der 4. Stelle) nicht mit einem † gekennzeichnet. In Fällen, in denen ein solcher Ätiologiekode in Anwendung der Kreuz-/Sternsystematik mit einem sekundären Manifestationskode kombiniert wird, ist dem Ätiologiekode ein *†* hinzuzufügen!

Diabetische Manifestationen und Komplikationen sind als Nebendiagnosen nur dann zu kodieren, wenn sie der *Nebendiagnosen - Definition nach DKR D003b* entsprechen.

Die Verwendung der 4. Stellen (0-7) in Kombination mit den entsprechenden Sekundärkodes zur spezifischen Kodierung diabetischer Manifestationen ist nur dann vorgesehen, wenn ein *kausaler Zusammenhang* zwischen der diabetischen Ätiologie und der angegebenen Manifestation besteht (s. B04.01).

Bestehen bei einem Patienten mehrere gleichwertige diabetische Komplikationen, kann zur Vereinfachung E10–E14; 4. Stelle „.7 – multiple Komplikationen" kodiert werden. Die zugehörigen Sekundärkodes für die Manifestationen können im direkten Anschluss an den Primärkode nacheinander aufgeführt werden (s. B04.10).

Im Folgenden werden entsprechend der Speziellen Kodierrichtlinie *0401b Diabetes mellitus* verschiedene Kodiermöglichkeiten für diabetische Komplikationen/Manifestationen nach der Kreuz-/Sternsystematik aufgeführt.

Nierenkomplikationen des Diabetes mellitus

Diabetes-Kode	Zusatz-Kode
E10†-E14†, **vierte Stelle** .2 *Diabetes mellitus mit* *Nierenkomplikationen*	Kode für die spezifische Nierenschädigung; z.B.: *N08.3* Glomeruläre Krankheiten bei* *Diabetes mellitus* Bei terminaler Niereninsuffizienz ist zusätzlich *N18.0 Terminale Niereninsuffizienz* als Nebendiagnose aufzuführen.

Diabetische Augenerkrankungen

Diabetische Retinopathie

Diabetes-Kode	Zusatz-Kode
E10†-E14†, **vierte Stelle** .3 *Diabetes mellitus mit* *Augenkomplikationen*	*H36.0* Retinopathia diabetica*

Diabetische Retinopathie mit Retina-(Makula-)Ödem

Diabetes-Kode	Zusatz-Kode
E10†-E14†, **vierte Stelle** .3 *Diabetes mellitus mit* *Augenkomplikationen*	*H36.0* Retinopathia diabetica* plus *H35.8 Sonstige näher bezeichnete* *Affektionen der Netzhaut*

Diabetische Katarakt

Diabetes-Kode	Zusatz-Kode
E10†-E14†, **vierte Stelle** .3 *Diabetes mellitus mit* *Augenkomplikationen*	*H28.0* Diabetische Katarakt*

Diabetische Augenerkrankung mit Erblindung oder geringem Sehvermögen zur Folge

Diabetes-Kode	Zusatz-Kode
E10†-E14†, **vierte Stelle .3** *Diabetes mellitus mit* *Augenkomplikationen*	*H36.0* Retinopathia diabetica* oder *H28.0* Diabetische Katarakt* plus zusätzlicher Kode der Kategorie *H54.- Blindheit und Sehschwäche*

Beispiel B04.01
72-jähriger Typ II-Diabetiker mit schlecht eingestellter diabetischer Stoffwechsel-lage. Stationäre Aufnahme wegen maligner arterieller Hypertonie. Zusätzlich besteht eine Sehbehinderung aufgrund einer beidseitigen Katarakt, die einen erhöhten Pflegeaufwand bei dem Patienten verursacht und somit als relevante Nebendiagnose zu kodieren ist.

1. Variante:
Der konsiliarisch hinzugezogene Augenarzt sieht **eine Kausalität** zwischen Diabetes und Katarakt. Er stellt die Diagnose einer beidseitigen diabetischen Katarakt.

Hauptdiagnose:
     I10.10   *Maligne essentielle Hypertonie; Ohne Angabe einer*
                        hypertensiven Krise
Nebendiagnose(n):
     E11.31†   *Nicht primär insulinabhängiger Diabetes mellitus*
                        [Typ-II-Diabetes] mit Augenkomplikationen, als
                        entgleist bezeichnet
     H28.0*   *Diabetische Katarakt*
     H54.2   *Sehschwäche beider Augen*

2. Variante:
Der konsiliarisch hinzugezogene Augenarzt erkennt **keine Kausalität** zwischen der Katarakt und dem Diabetes. Er stellt die Diagnose einer beidseitigen senilen Katarakt (Cataracta nuclearis senilis).

Hauptdiagnose:
     I10.10   *Maligne essentielle Hypertonie; Ohne Angabe einer*
                        hypertensiven Krise
Nebendiagnose(n):
     H25.1   *Cataracta nuclearis senilis*
     H54.2   *Sehschwäche beider Augen*
     E11.91   *Nicht primär insulinabhängiger Diabetes mellitus*
                        [Typ-II-Diabetes] ohne Komplikationen, als entgleist
                        bezeichnet

Achtung: Im Falle der nicht vorliegenden Kausalität darf also der entsprechende Diabetes-Kode E11 nicht mit der vierten Stelle „.3" (mit Augenkomplikationen) versehen werden.

Neuropathie und Diabetes mellitus

Periphere und autonome Neuropathien - Beispiele

Diabetische Mononeuropathie

Diabetes-Kode	Zusatz-Kode
E10†-E14†, **vierte Stelle .4** *Diabetes mellitus mit neurologischen Komplikationen*	*G59.0* Diabetische Mononeuropathie*

Diabetische Amyotrophie

Diabetes-Kode	Zusatz-Kode
E10†-E14†, **vierte Stelle .4** *Diabetes mellitus mit neurologischen Komplikationen*	*G73.0* Myastheniesyndrom bei endokrinen Krankheiten*

Diabetische Polyneuropathie

Diabetes-Kode	Zusatz-Kode
E10†-E14†, **vierte Stelle .4** *Diabetes mellitus mit neurologischen Komplikationen*	*G63.2* Diabetische Polyneuropathie*

Periphere vaskuläre Erkrankung und Diabetes mellitus

Diabetes mellitus mit peripherer Angiopathie

Diabetes-Kode	Zusatz-Kode
E10†-E14†, **vierte Stelle .5** *Diabetes mellitus mit peripheren vaskulären Komplikationen*	*I79.2* Periphere Angiopathie bei anderenorts klassifizierten Krankheiten*

Achtung: Hier ist zu beachten, dass der Primärkode E10-E14, vierte Stelle „.5" ohne Zusatzkode sowohl die diabetische Gangrän als auch das diabetische Ulkus kodiert. Nur zur Kennzeichnung der Diabetischen Angiopathie ist die Kombination mit dem oben angegebenen Sekundärkode (*I79.2**) vorgesehen (s. Tabelle 4-2).

Diabetisches Fußsyndrom

Diabetes-Kode	Zusatz-Kode
E10†-E14†, **vierte Stelle** .7 *Diabetes mellitus mit multiplen Komplikationen*	*G63.2* Diabetische Polyneuropathie* *I79.2* Periphere Angiopathie bei anderenorts klassifizierten Krankheiten*

In der speziellen Deutschen Kodierrichtlinie 0401b sind zur Orientierung eine Reihe von Diagnosen zur Auswahl aufgeführt, die in Kombination mit der Diagnose eines diabetischen Fußes zusätzliche Relevanz haben können. Hier sind Änderungen der ICD-10-GM in der Version 2004 zu beachten.

E10-E14: Die *5. Stelle*: Bezeichnung der *Stoffwechsellage*

Die 5. Stelle der Diabetes-Verschlüsselung kennzeichnet die diabetische Stoffwechsellage des Patienten als **entgleist** oder **nicht entgleist**.

Hierbei ist nicht der initiale Blutzuckerspiegel zum stationären Aufnahmezeitpunkt des Patienten als alleiniger Indikator einer entgleisten oder stabilen Stoffwechsellage zu sehen. Vielmehr soll zur korrekten Auswahl der 5. Stelle der Diabetes-Verschlüsselung retrospektiv die *Gesamtschau der diabetischen Stoffwechsellage während des kompletten stationären Aufenthaltes* herangezogen werden.

0	Nicht als entgleist bezeichnet
1	Als entgleist bezeichnet

Tabelle 4-3: Aufstellung der möglichen 5. Stellen für E10-E14

Beispiel B04.02
Ein 60-jähriger Typ II-Diabetiker ohne diabetische Komplikationen wird wegen anderer Erkrankung stationär aufgenommen. Bei Aufnahme einmalig erhöhter Blutzuckerspiegel von 350 mg%; danach während des restlichen stationären Aufenthaltes unter Diabetes-Diät und Medikation mit oralen Antidiabetika stabile und gut eingestellte Stoffwechsellage.

Hauptdiagnose:
> *Andere Erkrankung gemäß DKR D002c Hauptdiagnose*

Nebendiagnose(n):
> E11.90   *Nicht primär insulinabhängiger Diabetes mellitus [Typ-II-Diabetes] ohne Komplikationen, nicht als entgleist bezeichnet*

Beispiel B04.03
Ein 30-jähriger Typ I-Diabetiker ohne diabetische Komplikationen wird wegen anderer Erkrankung stationär aufgenommen. Der Patient ist mit einer intensivierten Insulintherapie in Eigenregie therapeutisch geführt. Je nach Blutzuckerspiegel und BEs passt er präprandial seinen Bedarf an Altinsulin an. In der Gesamtschau der Blutzuckertagesprofile befindet sich der Patient im normoglykämischen Bereich.

Hauptdiagnose:
> *Andere Erkrankung gemäß DKR D002c Hauptdiagnose*

Nebendiagnose(n):
> E10.90   *Primär insulinabhängiger Diabetes mellitus [Typ-I-Diabetes] ohne Komplikationen, nicht als entgleist bezeichnet*

Beispiel B04.04
Eine 25-jährige Patientin wird nach ambulant gestellter Erstdiagnose eines Typ I-Diabetes mit instabiler Stoffwechsellage zur therapeutischen Neueinstellung auf intensivierte Insulintherapie stationär aufgenommen.

Hauptdiagnose:
> E10.91   *Primär insulinabhängiger Diabetes mellitus [Typ-I-Diabetes] ohne Komplikationen, als entgleist bezeichnet*

Beispiel B04.05
70-jährige Patientin mit seit 30 Jahren bekanntem Typ II – Diabetes. Ambulant mit Diät und oralen Antidiabetika stabile und gut eingestellte Stoffwechsellage (Hba1c normwertig). Stationäre Aufnahme zur gynäkologischen OP. Postoperative Entgleisung der diabetischen Stoffwechsellage mit Notwendigkeit der regelmäßigen Nachregulation mit Altinsulin bis 3 Tage vor stationärer Entlassung. Danach wieder stabiler Blutzucker.

Hauptdiagnose:
> *Andere Erkrankung gemäß DKR D002c Hauptdiagnose*

Nebendiagnose(n):
> E11.91   *Nicht primär insulinabhängiger Diabetes mellitus [Typ-II-Diabetes] ohne Komplikationen, als entgleist bezeichnet*

Prozedur(en):
> *Gynäkologischer Eingriff*

<u>**Achtung:**</u>

Durch das Fehlen einer genaueren Definition einer stabilen oder instabilen diabetischen Stoffwechsellage bleibt eine Grauzone in der Verwendung der korrekten 5. Stelle der Kodierung.

Das heißt, in vielen Fällen bleibt es dem ärztlichen Ermessen überlassen, ob die diabetische Stoffwechsellage als entgleist oder nicht als entgleist bezeichnet wird.

Es ist zusätzlich zu beachten, dass nicht alle Kombinationen der 4. und der 5. Stelle in der Verschlüsselung medizinisch sinnvoll sind:

Beispiel 1:
4. Stelle: .0   mit Koma
5. Stelle: .0   nicht als entgleist bezeichnet

Beispiel 2:
4. Stelle: .1   mit Ketoazidose
5. Stelle: .0   nicht als entgleist bezeichnet

Von solchen Kombinationen ist dementsprechend in der Kodierung abzusehen.

Diabetes mellitus als Haupt- und Nebendiagnose

E10-E14: Auswahl der Hauptdiagnose

Zur Auswahl der Hauptdiagnose nach *DKR D002c Hauptdiagnose* bei einem Patienten mit Diabetes mellitus ist zu hinterfragen, welche Diagnose den Patienten maßgeblich ins Krankenhaus geführt hat. Abbildung 4-1 gibt hierzu einen Überblick.

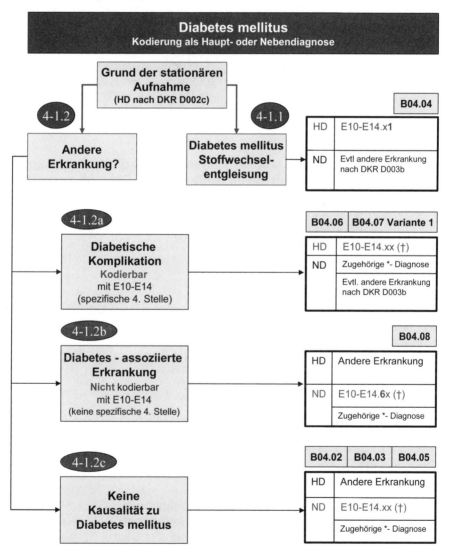

Abbildung 4-1: Diabetes mellitus, Auswahl von Haupt- und Nebendiagnose

4-1.1

Führt den Patienten der **Diabetes mellitus** selbst (Neueinstellung oder entgleiste Stoffwechsellage) ins Krankenhaus, ist eine entsprechende Diagnose aus E10-E14 als **Hauptdiagnose** zu wählen (siehe Beispiel B04.04). Die 5. Stelle wird dementsprechend mit „1" kodiert.

4-1.2a

Führt den Patienten eine **andere Erkrankung** in Form einer **diabetischen Komplikation (kausaler Zusammenhang zu Diabetes mellitus)** ins Krankenhaus, die mit einem Kode aus E10-E14 mit einer spezifischen 4. Stelle und evtl. in Kombination mit einem entsprechenden Sekundär-Schlüsselnummer verschlüsselt werden kann, ist ein Kode aus E10-E14 als Hauptdiagnose anzugeben (s. Beispiele B04.06, B04.07 Variante 1).

4-1.2b

Führt den Patienten eine **andere „diabetes-assoziierte Erkrankung"** ins Krankenhaus, die **nicht mit einem Kode aus E10-E14 und spezifischer 4. Stelle zu kodieren** ist, dann ist die diabetes-assoziierte Erkrankung als Hauptdiagnose anzugeben. Der Diabetes wird als Nebendiagnose kodiert mit E10-E14, (Empfehlung: **vierte Stelle „.6 mit sonstigen näher bezeichneten Komplikationen")** (s. Beispiel B04.08).

4-1.2c

Führt den Patienten eine **andere Erkrankung** ins Krankenhaus, die in **keinem kausalen Zusammenhang** zum Diabetes steht, so ist diese Erkrankung als **Hauptdiagnose** zu wählen; der Diabetes mellitus ist als Nebendiagnose zu kodieren (s. Beispiele B04.02, B04.03, B04.05).

Beispiel B04.06
Patientin 70 Jahre alt. Seit 25 Jahren bekannter Diabetes mellitus Typ II mit stabiler gut eingestellter Stoffwechsellage während des stationären Aufenthaltes. Stationäre Aufnahme aufgrund terminaler Niereninsuffizienz bei diabetischer Nephropathie.

Hauptdiagnose:
     E11.20†   *Nicht primär insulinabhängiger Diabetes mellitus [Typ-II-Diabetes] mit Nierenkomplikationen, nicht als entgleist bezeichnet*

Nebendiagnose(n):
     N08.3*   *Glomeruläre Krankheiten bei Diabetes mellitus*
     N18.0   *Terminale Niereninsuffizienz*

Der Kode *N18.0 Terminale Niereninsuffizienz* wird in diesem Fall zur näheren Beschreibung der Nierenerkrankung als Nebendiagnose angegeben. Er ist nicht als Hauptdiagnose zu kodieren, da im beschrieben Fallbeispiel davon ausgegangen wird, dass die Niereninsuffizienz diabetes-assoziiert ist. Somit ist der Schlüssel aus E10-E14 mit spezifischer 4. Stelle als Hauptdiagnose zu wählen.

Beispiel B04.07
Männlicher Patient, 68 Jahre. Seit 20 Jahren bekannter, schlecht eingestellter arterieller Hypertonus. Seit 39 Jahren erheblicher Nikotinabusus (der Patient raucht trotz mehrfacher Aufklärung auch während des stationären Aufenthaltes weiter). Seit 2 Jahren bekannter Typ II Diabetes. Stationäre Aufnahme in die gefäßchirurgische Abteilung wegen peripherer arterieller Verschlusskrankheit mit Ruheschmerzen im rechten Bein. Operativer Eingriff: Anlage eines alloplastischen Bypass rechts iliofemoral. Die diabetische Stoffwechsellage bleibt während des gesamten stationären Aufenthaltes stabil.

1. Variante:
Der behandelnde Arzt sieht einen **kausalen Zusammenhang** zwischen der pAVK und dem bekannten Diabetes mellitus:

Hauptdiagnose:
E11.50†	*Nicht primär insulinabhängiger Diabetes mellitus [Typ-II-Diabetes] mit peripheren vaskulären Komplikationen, nicht als entgleist bezeichnet*

Nebendiagnose(n):
I79.2*	*Periphere Angiopathie bei anderenorts klassifizierten Krankheiten*
I70.22	*Atherosklerose der Extremitätenarterien, Becken-Bein-Typ, mit Ruheschmerzen*
I10.00	*Benigne essentielle Hypertonie, ohne Angabe einer hypertensiven Krise*
F17.2	*Psychische und Verhaltensstörungen durch Tabak, Abhängigkeitssyndrom*

Prozedur(en):
5-393.42	*Anlegen eines anderen Shuntes und Bypasses an Blutgefäßen, A. iliaca und viszerale Arterien, Iliofemoral*
5-930.4	*Art des Transplantates, alloplastisch*

Der Kode *I70.22 Atherosklerose der Extremitätenarterien, Becken-Bein-Typ, mit Ruheschmerzen* wird in diesem Fall zur näheren Beschreibung der pAVK als Nebendiagnose kodiert. Er ist nicht als Hauptdiagnose anzugeben, da ein kausaler Zusammenhang zwischen dem Diabetes mellitus und der pAVK gesehen wird, und somit E11 mit 4. Stelle „5" als Hauptdiagnose gewählt werden muss.

2. Variante:
Der behandelnde Arzt sieht **keinen** vordringlichen kausalen **Zusammenhang** zwischen der pAVK und dem bekannten Diabetes mellitus, da weitere vaskuläre Risikofaktoren vorliegen:

Hauptdiagnose:

I70.22	*Atherosklerose der Extremitätenarterien, Becken-Bein-Typ, mit Ruheschmerzen Nebendiagnose(n):*
I10.00	*Benigne essentielle Hypertonie, ohne Angabe einer hypertensiven Krise*
E11.90	*Nicht primär insulinabhängiger Diabetes mellitus [Typ-II-Diabetes] ohne Komplikationen, nicht als entgleist bezeichnet*
F17.2	*Psychische und Verhaltensstörungen durch Tabak, Abhängigkeitssyndrom*

Prozedur(en):

5-393.42	*Anlegen eines anderen Shuntes und Bypasses an Blutgefäßen, A. iliaca und viszerale Arterien, iliofemoral*
5-930.4	*Art des Transplantates, alloplastisch*

Das Fallbeispiel B04.07 macht deutlich, dass die Auswahl der Hauptdiagnose im Diabeteskontext grauzonenbehaftet sein kann. Es liegt im **ärztlichen Ermessen**, inwieweit Kausalitäten zwischen dem vorliegenden Diabetes und einer Begleiterkrankung gesehen werden.

Beispiel B04.08
Männlicher Patient, 80 Jahre. Stationäre Aufnahme mit instabiler Angina pectoris bei bekannter KHK. Seit 30 Jahren bekannter Typ II-Diabetes; Stoffwechsellage stabil. Konservative Therapie.

Hauptdiagnose:

I20.0	*Instabile Angina pectoris*

Nebendiagnose(n):

I25.19	*Atherosklerotische Herzkrankheit, Nicht näher bezeichnet*
E11.60	*Nicht primär insulinabhängiger Diabetes mellitus [Typ-II-Diabetes] mit sonstigen näher bezeichneten Komplikationen, nicht als entgleist bezeichnet*

Hier ist der Grund der stationären Aufnahme eine instabile Angina pectoris. Als kardiovaskulärer Risikofaktor besteht ein langjähriger Diabetes mellitus. Die Angina pectoris bei bekannter KHK kann als „diabetes-assoziierte Erkrankung" angesehen werden. Es besteht jedoch keine Möglichkeit der Kodierung mit einem Kode aus E10-E14 und spezifischer 4. Stelle. Daher wird die Angina pectoris als Hauptdiagnose und der Diabetes mellitus als Nebendiagnose angegeben. In solchen Konstellationen kann an der 4. Stelle „.6 mit sonstigen näher bezeichneten Komplikationen" kodiert werden.

Diabetes mellitus als Hauptdiagnose: Unterschiede in der Kodierung:

Wie Abb. 4-1 zeigt, ist Diabetes mellitus (E10–E14) in 2 Konstellationen als Hauptdiagnose zu kodieren:

1. bei stationärer Aufnahme wegen Stoffwechselentgleisung (Abb. 4-2)
2. bei stationärer Aufnahme zur Behandlung einer oder mehrerer diabetischer Komplikationen (Abb. 4-3)

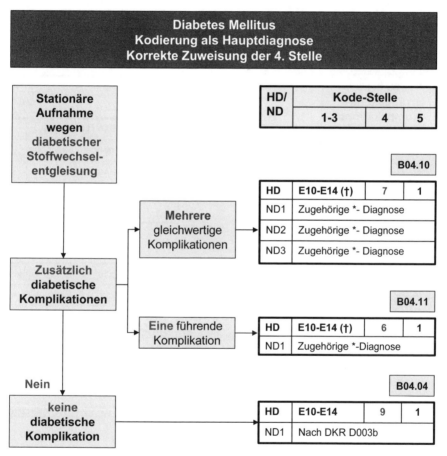

Abbildung 4-2: Diabetes mellitus als Hauptdiagnose. Varianten der Kodierung bei stationärer Aufnahme wegen diabetischer Stoffwechselentgleisung

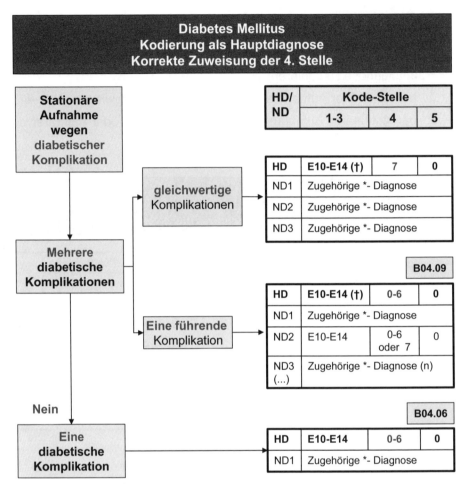

Abbildung 4-3:   Diabetes mellitus als Hauptdiagnose. Varianten der
Kodierung bei stationärer Aufnahme wegen diabetischer
Komplikationen

Einige der Konstellationen der Abb. 4-2 und 4-3 werden im Folgenden näher erläutert:

Kodierung von multiplen diabetischen Komplikationen

Liegen bei einem Patienten multiple diabetische Komplikationen vor, von
denen keine als maßgebend für den stationären Aufenthalt interpretiert
werden kann, ist **E10-E14, 4. Stelle „.7 multiple Komplikationen"** zu
wählen.

Nach der Allgemeinen Kodierrichtlinie zur Mehrfachkodierung (D012a)
können die einzelnen Manifestationen (Sekundärkodes) nach dem Primär-

Kode aufgeführt werden, sofern sie der Definition einer Nebendiagnose nach DKR D003b entsprechen.

Diese Art der Kodierung kommt zum Einsatz

- bei E10-E14, 4. Stelle „.7" **als Hauptdiagnose** sowohl bei stationärer Aufnahme wegen Stoffwechselentgleisung (Beispiel B04.10; Abb. 4-2) als auch bei stationärer Aufnahme wegen der diabetischen Komplikationen (Abb. 4-3)

- bei E10-E14, 4. Stelle „.7" **als Nebendiagnose**

Liegen bei einem Patienten multiple diabetische Komplikationen vor, von denen *eine* als *maßgebend* für die stationäre Aufnahme bezeichnet werden kann, ist diese als Hauptdiagnose (E10–E14 mit spezifischer 4. Stelle; zugehöriger Sekundärkode als 1. Nebendiagnose) anzugeben. Die weiteren diabetischen Manifestationen sind als Nebendiagnosen aufzuführen, sofern sie der Definition einer Nebendiagnose nach DKR D003b entsprechen (s. Beispiel B04.09).

Beispiel B04.09
Eine 77-jährige Patientin wird aufgrund einer beidseitigen diabetischen Retinopathie mit massiver Beeinträchtigung des Sehvermögens in die Augenklinik stationär aufgenommen. Seit 35 Jahren bekannter Typ-II Diabetes mellitus mit zurzeit stabil gut eingestelltem Blutzucker. Weiterhin leidet die Patientin seit Jahren an einer diabetischen Polyneuropathie; die Patientin benötigt aufgrund dessen pflegerische Hilfe beim Gehen.

Hauptdiagnose:
E11.30†	*Nicht primär insulinabhängiger Diabetes mellitus [Typ-II-Diabetes] mit Augenkomplikationen, nicht als entgleist bezeichnet*

Nebendiagnose(n):
H36.0*	*Retinopathia diabetica*
H54.2	*Sehschwäche beider Augen*
E11.40†	*Nicht primär insulinabhängiger Diabetes mellitus [Typ-II-Diabetes] mit neurologischen Komplikationen, nicht als entgleist bezeichnet*
G63.2*	*Diabetische Polyneuropathie*

Beispiel B04.10

Eine 77-jährige Patientin wird aufgrund einer diabetischen Stoffwechselent-
gleisung (BZ: 700 mg%) stationär aufgenommen. Zusätzlich besteht eine
Exsikkose, die therapiert wird. Seit 35 Jahren bekannter Typ-II Diabetes mellitus.
An diabetischen Begleiterkrankungen besteht eine beidseitige diabetische
Retinopathie mit Beeinträchtigung des Sehvermögens sowie eine diabetische
Polyneuropathie. Die Patientin benötigt aufgrund dessen pflegerische Hilfe beim
Gehen.

Hauptdiagnose:
       E11.71†   *Nicht primär insulinabhängiger Diabetes mellitus*
                      [Typ-II-Diabetes] mit multiplen Komplikationen, als
                      entgleist bezeichnet

Nebendiagnose(n):
       H36.0*   *Retinopathia diabetica*
       G63.2*   *Diabetische Polyneuropathie*
       H54.2   *Sehschwäche beider Augen*
       E86   *Volumenmangel*

Kodierung einer stationären Aufnahme wegen <u>diabetischer Stoff-wechselentgleisung mit gleichzeitigem Vorliegen einer einzelnen diabetischen Komplikation:</u>

Achtung: Aus gruppierungsrelevanten Gründen ist das folgende Vorgehen
zu beachten:

Kodierung von E10–E14 als Hauptdiagnose mit

- vierte Stelle „.6 … mit sonstigen Komplikationen"

- fünfte Stelle „.1 … als entgleist bezeichnet".

Die diabetische Komplikation wird in einer solchen Konstellation nicht
spezifisch über die 4. Stelle der Hauptdiagnose angegeben, sondern ist als
Sekundär-Schlüsselnummer (1. Nebendiagnose) zu kodieren.

Beispiel B04.11

Stationäre Aufnahme einer 70-jährigen Frau wegen diabetischer Stoffwechselentgleisung bei Diabetes mellitus Typ II. Zusätzlich besteht eine chronische
dialysepflichtige Niereninsuffizienz auf dem Boden einer diabetischen
Nephropathie.

Hauptdiagnose:
       E11.61   *Nicht primär insulinabhängiger Diabetes mellitus [Typ-*
                      II-Diabetes]; mit sonstigen Komplikationen; als
                      entgleist bezeichnet

Nebendiagnose
       N08.3*   *Glomeruläre Krankheiten bei Diabetes mellitus*
       N18.0   *Terminale Niereninsuffizienz*

Metabolisches Syndrom

Zu beachten ist hierbei, dass ein Diabetes mellitus im Rahmen eines Metabolischen Syndroms **nicht** zu kodieren ist mit:

E12.-	Diabetes mellitus in Verbindung mit Fehl- oder Mangelernährung [Malnutrition]

Bei Vorliegen eines Metabolischen Syndroms sind die einzelnen Komponenten getrennt aufzuführen und zu kodieren:

Stammbetonte Adipositas	Kode aus E66.-
Hyperlipoproteinämie	Kode aus E78.-
Hyperurikämie	E79.0 oder Kode aus M10.-
Essentielle (primäre) Hypertonie	Kode aus I10.-
Typ II-Diabetes bzw.	E11.-
Abnormer Glukosetoleranztest	R73.0

Gemäß der Allgemeinen Kodierrichtlinie D004a für Syndrome, ist die führende Komponente, die die stationäre Aufnahme des Patienten maßgeblich bedingt und dementsprechend auch in der Behandlung führend ist, als Hauptdiagnose aufzuführen.

Beispiel B04.12

45-jähriger Mann mit dem Vollbild eines metabolischen Syndroms. Es besteht eine Adipositas, die diätetisch behandelt wird. Zusätzlich leidet der Patient unter einer derzeit asymptomatischen Hyperurikämie, einer Hypercholesterinämie sowie unter Typ II-Diabetes, der medikamentös gut eingestellt ist. Die stationäre Aufnahme erfolgt aufgrund einer entgleisten arteriellen Hypertonie zur medikamentösen Einstellung.

Während des stationären Aufenthaltes werden sowohl die diätetischen sowie medikamentösen Behandlungen der anderen Komponenten des Syndroms weitergeführt und teilweise optimiert.

Kodierung unter Beachtung der Allgemeinen Kodierrichtlinien D002c, D003b und D004a:

Hauptdiagnose:

      I10.00   *Benigne essentielle Hypertonie, ohne Angabe einer hypertensiven Krise*

Nebendiagnose(n):

      E11.90   *Nicht primär insulinabhängiger Diabetes mellitus [Typ-II-Diabetes] ohne Komplikationen, nicht als entgleist bezeichnet*

      E78.0   *Reine Hypercholesterinämie*

      E79.0   *Hyperurikämie ohne Zeichen von entzündlicher Arthritis oder tophischer Gicht*

      E66.0   *Adipositas durch übermäßige Kalorienzufuhr*

E16.- Störungen der inneren Sekretion des Pankreas

Achtung: Bei Diabetikern (relevante Kodes E10-E14) darf ein Kode aus E16.- **nie** als Hauptdiagnose verwendet werden.

0403c Zystische Fibrose (Mukoviszidose)

Achtung: Die DKR 0403a zur Kodierung der Zystischen Fibrose stellt eine Ausnahmeregelung zur Allgemeinen DKR D002c dar, die die Zuteilung der Hauptdiagnose regelt.

Nach DKR D002c ist bei einem Patienten, der mit einem Symptom bei bekannter Grunderkrankung stationär aufgenommen wird, und bei dem lediglich eine Behandlung des Symptoms erfolgt, als Hauptdiagnose das Symptom zu kodieren. Die Grunderkrankung ist als Nebendiagnose anzugeben.

Die angeborene Stoffwechselkrankheit Zystische Fibrose selbst ist nicht therapierbar. Die stationäre Aufnahme betroffener Patienten erfolgt in der Regel zur Behandlung akuter Leitsymptome/Manifestationen, die durch die Grunderkrankung Zystische Fibrose bedingt sind (s.u.).

Im Gegensatz zur DKR D002c ist bei diesen Patienten als **Hauptdiagnose** jedoch nicht die akute Manifestation sondern grundsätzlich die **Grunderkrankung Zystische Fibrose** mit einem Kode aus *E84.-* zu verschlüsseln.

Hierbei sind die Änderungen in der ICD-10-GM Version 2004 zu beachten.

E84.-	**Zystische Fibrose**
	Inkl.: Mukoviszidose
E84.0	Zystische Fibrose mit Lungenmanifestationen
E84.1	Zystische Fibrose mit Darmmanifestationen
	Mekoniumileus† (P75*)
	Exkl: Mekoniumileus bei ausgeschlossener zystischer Fibrose (P76.0)
E84.8-	Zystische Fibrose mit sonstigen Manifestationen
	Zystische Fibrose mit kombinierten Manifestationen
E84.80	Zystische Fibrose mit Lungen- und Darm-Manifestation
E84.87	Zystische Fibrose mit sonstigen multiplen Manifestationen
E84.88	Zystische Fibrose mit sonstigen Manifestationen
E84.9	Zystische Fibrose, nicht näher bezeichnet

Tabelle 4-4:   Kodes aus E84.- nach ICD-10-GM Version 2004

In Fällen, bei denen eine kombinierte Manifestation (s. Beispiel B04.14) vorliegt, ist ein Kode zu verwenden aus

E84.8- *Zystische Fibrose mit sonstigen Manifestationen*

Die akute Organ - **Manifestation** muss immer als **Nebendiagnose** angegeben werden

P75*	Mekoniumileus (E84.1†)
R62.8	Sonstiges Ausbleiben der erwarteten physiologischen Entwicklung
	Gedeihstörung
K52.9	Nichtinfektiöse Gastroenteritis und Kolitis, nicht näher bezeichnet
	Diarrhoe
K90.3	Pankreatogene Steatorrhoe
K74.4	Sekundäre biliäre Zirrhose
J15.-	**Pneumonie durch Bakterien, anderenorts nicht klassifiziert**
J15.1	Pneumonie durch Pseudomonas
J41.1	Schleimig-eitrige chronische Bronchitis
J42	Nicht näher bezeichnete chronische Bronchitis
J43.-	**Emphysem**
I27.8	Sonstige näher bezeichnete pulmonale Herzkrankheiten
I27.9	Pulmonale Herzkrankheit, nicht näher bezeichnet
	Chronische kardiopulmonale Krankheit
	Cor pulmonale (chronisch) o.n.A.
J96.0	Akute respiratorische Insuffizienz, anderenorts nicht klassifiziert
J96.1	Chronische respiratorische Insuffizienz, anderenorts nicht klassifiziert

Tabelle 4-5:   Beispiele für mögliche Manifestationen der Zystischen Fibrose nach ICD-10-GM Version 2004

Beispiel B04.13
Bei einem Neugeborenen wird ein Mekoniumileus bei Zystischer Fibrose
diagnostiziert und erfolgreich therapiert.

Hauptdiagnose:
   E84.1†   *Zystische Fibrose mit Darmmanifestationen*
Nebendiagnose(n):
   P75 *   *Mekoniumileus*
   Z38.0   *Einling, Geburt im Krankenhaus*

Achtung: Zu beachten ist hierbei die korrekte Anwendung der Kreuz-/
Sternsystematik: in Verbindung mit dem Kode P75* muss dem Ätiologiekode E84.1 ein † angefügt werden.

Beispiel B04.14
Eine 17-jährige Patientin mit bekannter Zystischer Fibrose wird stationär wegen
Pneumonie mit akuter respiratorischer Insuffizienz aufgenommen. Als verur-
sachender Keim wird Pseudomonas aeruginosa identifiziert. Zusätzlich leidet die
Patientin an einer behandlungsbedürftigen Steatorrhoe bei exokriner Pankreas-
insuffizienz.

Hauptdiagnose:
   E84.87   *Zystische Fibrose mit sonstigen multiplen*
           Manifestationen

Nebendiagnose(n):
   J15.1   *Pneumonie durch Pseudomonas*
   J96.0   *Akute respiratorische Insuffizienz, anderenorts nicht*
           klassifiziert
   K90.3   *Pankreatogene Steatorrhoe*

Wird die stationäre Aufnahme eines Patienten mit bekannter Zystischer
Fibrose durch eine andere Erkrankung bedingt, so muss diese andere
Erkrankung als Hauptdiagnose gewählt werden. Ein Kode aus E84.- Zys-
tische Fibrose ist als Nebendiagnose aufzuführen (s. Beispiel B04.15).

Beispiel B04.15
Ein 12-jähriger Patient wird nach einem Sturz mit Commotio cerebri stationär
aufgenommen. Bekanntermaßen besteht bei dem Patienten eine Zystische
Fibrose mit rezidivierenden Pneumonien und eitrigen Bronchitiden in der
Vorgeschichte. Derzeit keine akute Exazerbation, aber Fortführung der
Dauertherapie.

Hauptdiagnose:
   S06.0   *Gehirnerschütterung*
Nebendiagnose(n):
   S06.70   *Bewußtlosigkeit bei Schädel-Hirn-Trauma; Weniger*
           als 30 Minuten
   E84.0   *Zystische Fibrose mit Lungenmanifestationen*

Notizen:

Notizen:

5 Psychische und Verhaltensstörungen

Angelika Rathgeber

Kapitelübersicht:

DKR	Titel	kommentiert	nicht kommentiert
0501a	Psychische und Verhaltensstörungen durch psychotrope Substanzen (Drogen, Medikamente, Alkohol und Nikotin)	x	
0502a	Nikotinabhängigkeit	x	
0503a	Persönlichkeitsstörungen		x
0504a	Panikattacken mit Phobie		x
0506a	Psychische Krankheit als Komplikation einer Schwangerschaft	x	
0508a	Morbus Alzheimer	x	

Einführend sei darauf hingewiesen, dass die bettenführenden Fachabteilungen Psychiatrie und Psychotherapie, Kinder- und Jugendpsychiatrie und –psychotherapie, Psychosomatik und Psychotherapeutische Medizin derzeit aus dem System der Abrechnung nach dem Fallpauschalengesetz ausgenommen sind. Die stationäre Behandlung von Patienten in einer dieser Abteilungen wird nach wie vor nach der aktuellen Fassung der Bundespflegesatzverordnung (BPflV) abgerechnet. Eine Verlegung von Patienten in die Psychiatrie oder umgekehrt spaltet die Abrechnung in zwei (oder mehr) Fälle.

Die Kodierrichtlinien sind jedoch **generell** anzuwenden, auch für Patienten, die in anderen Fachabteilungen stationär behandelt werden (siehe auch *D002c Hauptdiagnose*, Abschnitt „Interne Verlegungen zwischen Abteilungen nach BPflV und KHEntgG").

0501a Psychische und Verhaltensstörungen durch psychotrope Substanzen (Drogen, Medikamente, Alkohol und Nikotin)

Die akute Intoxikation (akuter Rausch), der Missbrauch und die Abhängigkeit von psychotropen Substanzen werden mit ICD-Kodes aus den Kategorien *F10-F19 Psychische und Verhaltensstörungen durch psychotrope* Substanzen innerhalb des Kapitels V *Psychische und Verhaltensstörungen* kodiert. Dabei werden die **verursachenden** Substanzen durch die **dritte Stelle** kodiert (Tabelle 5-1), während der **klinische Status** des Patienten durch die **vierte Stelle** beschrieben wird (siehe Tabelle 5-2).

F10.-	Psychische und Verhaltensstörungen durch **Alkohol**
F11.-	Psychische und Verhaltensstörungen durch **Opioide**
F12.-	Psychische und Verhaltensstörungen durch **Cannabinoide**
F13.-	Psychische und Verhaltensstörungen durch **Sedativa oder Hypnotika**
F14.-	Psychische und Verhaltensstörungen durch **Kokain**
F15.-	Psychische und Verhaltensstörungen durch **andere Stimulanzien**, einschließlich **Koffein**
F16.-	Psychische und Verhaltensstörungen durch **Halluzinogene**
F17.-	Psychische und Verhaltensstörungen durch **Tabak**
F18.-	Psychische und Verhaltensstörungen durch **flüchtige Lösungsmittel**
F19.-	Psychische und Verhaltensstörungen durch **multiplen Substanzgebrauch** und Konsum **anderer psychotroper Substanzen**

Tabelle 5-1: Verursachende Substanzen (3. Stelle)

.0	Akute Intoxikation [akuter Rausch]
.1	Schädlicher Gebrauch
.2	Abhängigkeitssyndrom
.3	Entzugssyndrom
.4	Entzugssyndrom mit Delir
.5	Psychotische Störung
.6	Amnestisches Syndrom
.7	Restzustand und verzögert auftretende psychotische Störung
.8	Sonstige psychische und Verhaltensstörungen
.9	Nicht näher bezeichnete psychische und Verhaltensstörung

Tabelle 5-2: Klinischer Status (4. Stelle für F10-F19)

Die nachfolgenden Beispiele zeigen den unterschiedlichen Gebrauch der Kodes auf.

Beispiel B05.01
Ein 25-jähriger Patient wird wegen eines akuten Rausches aufgenommen. Die Alkoholabhängigkeit des Patienten ist aufgrund der Vorgeschichte bekannt.

Hauptdiagnose:
F10.0	*Psychische und Verhaltensstörungen durch Alkohol, akute Intoxikation [akuter Rausch]*

Nebendiagnose(n):
F10.2	*Psychische und Verhaltensstörungen durch Alkohol, Abhängigkeitssyndrom*

Wird der Patient jedoch zum stationären Alkoholentzug in die psychiatrische Klinik verlegt, ist der Anlass für die stationäre Aufnahme nicht mehr die akute Intoxikation durch Alkohol, sondern F10.2, das Abhängigkeitssyndrom durch Alkohol (siehe Beispiel B05.02).

Beispiel B05.02
Ein Patient wird wegen eines akuten Rausches aufgenommen und anschließend zum Alkoholentzug stationär in der Klinik belassen. Während des Entzugs leidet er an einem Entzugssyndrom.

Hauptdiagnose:
F10.2	*Psychische und Verhaltensstörungen durch Alkohol, Abhängigkeitssyndrom*

Nebendiagnose(n):
F10.3	*Alkoholentzugssyndrom*

Beispiel B05.03
Ein Patient wird wegen einer akuten Pankreatitis stationär aufgenommen. Der Patient ist alkoholabhängig.

Hauptdiagnose:
K85.0	*Akute Pankreatitis ohne Organkomplikation*

Nebendiagnose(n):
F10.2	*Psychische und Verhaltensstörungen durch Alkohol, Abhängigkeitssyndrom*

Beispiel B05.04

Ein Patient wird wegen einer akuten Pankreatitis stationär aufgenommen. Der Patient ist alkoholabhängig. Er wird zum Alkoholentzug stationär in der Klinik belassen. Während des Entzugs entwickelt er ein Entzugssyndrom mit Delir.

Hauptdiagnose:
K85.0   *Akute Pankreatitis ohne Organkomplikation*
Nebendiagnose(n):
F10.2   *Psychische und Verhaltensstörungen durch Alkohol, Abhängigkeitssyndrom*
F10.4   *Alkoholentzugssyndrom mit Delir*

Beispiel B05.05

Ein Patient wird wegen einer akuten Pankreatitis stationär aufgenommen. Der Patient ist alkoholabhängig. Er wird zum Alkoholentzug stationär in die Psychiatrische Klinik verlegt. Während des Entzugs entwickelt er ein Entzugssyndrom mit Delir.

Innere Medizin:

Hauptdiagnose:
K85.0   *Akute Pankreatitis ohne Organkomplikation*
Nebendiagnose(n):
F10.2   *Psychische und Verhaltensstörungen durch Alkohol, Abhängigkeitssyndrom*

Psychiatrie:

Hauptdiagnose:
F10.2   *Psychische und Verhaltensstörungen durch Alkohol, Abhängigkeitssyndrom*
Nebendiagnose(n):
F10.4   *Alkoholentzugssyndrom mit Delir*

Beispiel B05.06

Ein 50-jähriger Patient stürzt im alkoholischen Vollrausch gegen einen Laternenpfahl und zieht sich dabei eine intrazerebrale Blutung zu. Er wird stationär operativ versorgt und verbleibt anschließend zum Alkoholentzug im Krankenhaus. Während des Entzugs entwickelt er ein Entzugssyndrom mit Delir.

Hauptdiagnose:
S06.33   *Umschriebenes zerebrales Hämatom Intrazerebrale Blutung*
Nebendiagnose(n):
F10.0   *Psychische und Verhaltensstörungen durch Alkohol, Abhängigkeitssyndrom*
F10.4   *Alkoholentzugssyndrom mit Delir*
Prozedur(en):
5-013.4   *Entleerung eines intrazerebralen Hämatoms*

0502a Nikotinabhängigkeit

Wenn die Nikotinabhängigkeit einen erhöhten Aufwand in Bezug auf Diagnostik, Therapie oder Pflege verursacht, sollte der Kode *F17.2 Psychische und Verhaltensstörungen durch Tabak, Abhängigkeitssyndrom* als Nebendiagnose mitkodiert werden. Diese zusätzliche Kodierung kann sich schweregradsteigernd auswirken.

Beispiel B05.07
Ein 56-jähriger Patient wird zur Bestrahlung einer Lungenmetastase aufgenommen. Trotz mehrfacher Aufforderung das Rauchen einzustellen, kann der Patient auf das Rauchen nicht verzichten.

Hauptdiagnose:
C34.2	*Bösartige Neubildung der Bronchien und der Lunge, Mittellappen (-Bronchus)*

Nebendiagnose(n):
Z51.0	*Strahlentherapiesitzung*
F17.2	*Psychische und Verhaltensstörungen durch Tabak, Abhängigkeitssyndrom*

Prozedur(en):
8-522.4	*Hochvoltstrahlentherapie, Linearbeschleuniger bis zu 6 MeV, 3 bis 4 Bestrahlungsfelder*

Anmerkung: Der Kode *F17.2* ist im G-DRG 2004-System CCL-relevant.

0506a Psychische Krankheit als Komplikation einer Schwangerschaft

Kodierung bei postpartaler Depression

Die Kodierung bei der Diagnose "Postpartale Depression" ist die Ausnahme von der Regel, nach der eine bei einer Entbindung bzw. im Wochenbett vorliegende Komplikation immer zur Hauptdiagnose wird und damit die Angabe von O80 ausschließt. (DKR 0506a, bestätigt nach Rückfrage beim NCCH)

Beispiel B05.08
Eine Mutter erleidet aufgrund einer Spontangeburt eines totgeborenen Kindes
eine schwere postpartale Depression.

Hauptdiagnose:
O80   Spontangeburt eines Einlings
Nebendiagnose(n):
F53.1   Schwere psychische und Verhaltensstörungen im
                Wochenbett, anderenorts nicht klassifiziert
Z37.1!   Totgeborener Einling

0508a Morbus Alzheimer

Ein Morbus Alzheimer bzw. eine Demenz bei Alzheimer-Krankheit ist mit
zwei Schlüsselnummern zu kodieren. Mit

- einem Kode aus *G30.-† Alzheimer Krankheit* **und**

- einem Kode aus *F00.-* Demenz bei Alzheimer-Krankheit.*

Beide Kategorien sind jeweils nach dem Alter unterteilt, in dem die
Erkrankung auftritt (siehe auch Beispiel B05.09). In Tabelle 5-3 werden in
verkürzter Form die endständigen Kodes aus den Kategorien G30 und F00
zusammengefasst dargestellt.

Kommentar:

Es ist zu beachten, dass die Kodes aus der Kategorie G30 in der
ICD-10-GM ursprünglich nicht mit einem Kreuz versehen sind. Erst bei den
Stern-Kodes in der Kategorie F00 der ICD-10-GM wird man auf die
Verbindung zur Kategorie G30 hingewiesen. Hier kommt die Möglichkeit
zum Tragen, dass jedem Kode ein Kreuz zugeordnet werden darf. Diese
Option wird von Seiten der Kodierregel sogar gefordert (siehe auch *DKR
D012a Mehrfachkodierung*).

Die Erkrankung an Morbus Alzheimer kann den Pflegeaufwand erheblich
erhöhen und sollte auch bei der Kodierung von Nebendiagnosen
berücksichtigt werden (siehe Beispiel B05.10). Die Kodierung kann zu einer
Schweregradsteigerung beitragen.

G30.-	**Alzheimer-Krankheit**
G30.**0**	Alzheimer-Krankheit mit frühem Beginn (gewöhnlich vor dem 65. Lebensjahr)
G30.**1**	Alzheimer-Krankheit mit spätem Beginn (gewöhnlich nach dem 65. Lebensjahr)
G30.**8**	Sonstige Alzheimer-Krankheit
G30.**9**	Alzheimer-Krankheit, nicht näher bezeichnet
F00.- *	**Demenz bei Alzheimer-Krankheit**
F00.**0***	Demenz bei Alzheimer-Krankheit, mit frühem Beginn (Typ 2)
F00.**1***	Demenz bei Alzheimer-Krankheit, mit spätem Beginn (Typ 1)
F00.**2***	Demenz bei Alzheimer-Krankheit, atypische oder gemischte Form
F00.**9***	Demenz bei Alzheimer-Krankheit, nicht näher bezeichnet

Tabelle 5-3: Kategorien G30 und F00 zur Kodierung von Morbus Alzheimer

Beispiel B05.09
Ein 62-jähriger Patient wird wegen Verwirrtheit stationär aufgenommen um einen Morbus Alzheimer auszuschließen. Die Alzheimer Erkrankung wird bestätigt.

Hauptdiagnose:
        G30.0†   *Alzheimer-Krankheit mit frühem Beginn*
Nebendiagnose(n):
        F00.0*   *Demenz bei Alzheimer-Krankheit, mit frühem Beginn (Typ 2)*

Beispiel B05.10
Ein 73-jähriger stark verwirrter Patient wird in ausgetrocknetem Zustand stationär aufgenommen.

Hauptdiagnose:
        E86   *Volumenmangel*
Nebendiagnose(n):
        G30.1†   *Alzheimer-Krankheit mit spätem Beginn*
        F00.1*   *Demenz bei Alzheimer-Krankheit, mit spätem Beginn (Typ 1)*

Notizen:

6   Krankheiten des Nervensystems

Bettina Busse

Kapitelübersicht:

DKR	Titel	kommentiert	nicht kommentiert
0601a	Schlaganfall	x	
0602a	Aphasie/Dysphasie	x	
0603c	Tetraplegie und Paraplegie	x	
0604a	Autonome Dysreflexie	x	
0605a	Shuddering Attacks		x
0606a	Mitochondriale Zytopathie		x
0607a	Schädelbasis-Chirurgie	x	
0608a	Intrakranielle stereotaktische Bestrahlung	x	
0609a	Intrakranielle stereotaktische Neurochirurgie	x	
0610b	Liquordrainage, Liquorshunt		x

0601a Schlaganfall

Akuter Schlaganfall

Ein Schlaganfall sollte möglichst **nicht** mit *I64 Schlaganfall, nicht als Blutung oder Infarkt bezeichnet* kodiert werden. Die ausführliche Bezeichnung dieses ICD-Kodes weist schon darauf hin, dass – falls bekannt – die Ursache für den Apoplex, also der Hirninfarkt oder die intrazerebrale Blutung kodiert werden muss. Die zur Verfügung stehenden ICD-Kodes sind:

I60.-	**Subarachnoidalblutung**
I61.-	**Intrazerebrale Blutung**
I62.-	**Sonstige nichttraumatische intrakranielle Blutung**
I63.-	**Hirninfarkt**

Nur wenn keiner dieser Schlüssel anwendbar ist:

I64	Schlaganfall, nicht als Blutung oder Infarkt bezeichnet

Der Schweregrad eines Schlaganfalls ergibt sich durch das klinische Bild:

- Bewusstseinsstörung (z.B. Benommenheit, Somnolenz, Sopor, Koma)

- motorische Lähmungen (z.B. Hemiplegie)

- weitere Funktionsausfälle (z.B. Aphasie, Aphagie usw.)

Achtung: Um eine Zuordnung in die entsprechenden DRGs mit unterschiedlichem Schweregrad der Apoplexie zu ermöglichen, müssen diese Symptome und Komplikationen bzw. Folgen als Nebendiagnosen immer kodiert werden. Ein Kode aus *I69.- Folgen einer zerebrovaskulären Krankheit* wird bei einem **akuten** Schlaganfall nicht angegeben.

Beispiel B06.01

Ein Patient erleidet eine tiefe intrazerebrale Blutung mit Koma. In Folge kommt es zu einer schlaffen rechtsseitigen Lähmung. Nachdem der Patient wieder ansprechbar ist, zeigt sich, dass er an Aphasie, doppelseitiger Halbseitenblindheit (rechtes Gesichtsfeld), Apraxie und halbseitigem, neurologischem Neglect leidet. Harn- und Stuhlinkontinenz bestehen während des gesamten stationären Aufenthaltes bis zur Entlassung. Aufgrund seiner Schluckstörungen (bessert sich erst nach 2 Wochen) kommt es zu einer Pneumonie durch aspirierte Nahrung. Harnwegsinfekt durch E. coli und Dekubitus 1. Grades an Ferse und Schulter kommen erschwerend hinzu.

Hauptdiagnose:

I61.0	*Intrazerebrale Blutung in der Großhirnhemisphäre, subkortikal*

Nebendiagnose(n):

G81.0	*Schlaffe Hemiparese und Hemiplegie*
R40.2	*Koma, nicht näher bezeichnet*
R47.0	*Dysphasie und Aphasie*
H53.4	*Gesichtsfelddefekte*
R48.2	*Apraxie*
R29.5	*Neurologischer Neglect*
R32	*N.n.bez. Harninkontinenz*
R15	*Stuhlinkontinenz*
R13	*Dysphagie*
J69.0	*Pneumonie durch Nahrung oder Erbrochenes*
N39.0	*Harnwegsinfektion, Lokalisation nicht näher bezeichnet*
B96.2!	*Escherichia coli [E. coli] und andere Enterobakteriazeen als Ursache von Krankheiten, die in anderen Kapiteln klassifiziert sind*
L89.12	*Dekubitus 1. Grades, zwei Druckstellen, nicht als Rezidiv bezeichnet*

Anmerkung: Der Kode *I69.1 Folgen einer intrazerebralen Blutung* wird bei einem akuten Schlaganfall nicht angegeben.

Der Schlaganfall – genauer die intrazerebrale Blutung oder der Hirninfarkt – bleibt Hauptdiagnose bis die Behandlung des Schlaganfalls abgeschlossen ist. Die Behandlung kann sich über einen langen Zeitraum und mehrere stationäre Aufenthalte erstrecken.

„Alter" Schlaganfall

Ein „alter" Schlaganfall wird erst dann kodiert, wenn die Behandlung des akuten Schlaganfalls abgeschlossen ist.

Bei der Kodierung sind folgende Situationen zu unterscheiden:

a) Der Patient mit einem „alten" Schlaganfall kommt zur Behandlung der neurologischen Ausfälle, die nach dem „alten" Schlaganfall zurückgeblieben sind.

b) Der Patient kommt zur Behandlung einer Krankheit, die mit dem „alten" Schlaganfall nicht direkt in Beziehung steht. Er leidet jedoch zusätzlich noch an den neurologischen Ausfällen infolge des „alten" Schlaganfalls.

c) Der Patient kommt zur Behandlung einer Krankheit, die mit dem „alten" Schlaganfall in keinerlei Beziehung steht. Er hat keine neurologischen Ausfälle infolge des „alten" Schlaganfalls mehr.

a) Aufnahme zur Behandlung eines neurologischen Defizits infolge eines „alten" Schlaganfalls: Als Hauptdiagnose wird der neurologische Ausfall angegeben. Der „alte" Schlaganfall wird mit einem Schlüssel aus *I69.- Folgen einer zerebrovaskulären Krankheit* als Nebendiagnose zum Ausdruck gebracht.

Beispiel B06.02
Ein Patient wird wegen komplexer, fokaler Epilepsieanfälle - einer Spätfolge eines früheren Hirninfarktes - aufgenommen. Zusätzlich bestehen eine spastische Hemiparese und eine Aphasie, die die Behandlung erschweren.

Hauptdiagnose:
G40.2	*Lokalisationsbezogene (fokale)(partielle) symptomatische Epilepsie und epileptische Syndrome mit komplexen fokalen Anfällen*

Nebendiagnose(n):
G81.1	*Spastische Hemiparese und Hemiplegie*
R47.0	*Dysphasie und Aphasie*
I69.3	*Folgen eines Hirninfarktes*

Achtung: Ein Kode aus *I69.- Folgen einer zerebrovaskulären Krankheit* darf nie als Hauptdiagnose angegeben werden.

b) Aufnahme wegen einer anderen Erkrankung, zusätzlich bestehen neurologische Ausfälle infolge eines „alten" Schlaganfalls: Als Hauptdiagnose wird die Erkrankung angegeben, welche der Anlass für den stationären Aufenthalt war. Zusätzlich werden die neurologischen Ausfälle und der „alte" Schlaganfall mit einem Schlüssel aus *I69.- Folgen einer zerebrovaskulären Krankheit* als Nebendiagnosen kodiert.

Achtung: I69.- darf in dieser Situation nicht ohne die konkreten Schlüssel für die Folgen – die neurologischen Ausfälle – kodiert werden.

Beispiel B06.03
Ein Patient leidet seit einem Schlaganfall (intrazerebrale Blutung) vor einem Jahr an Dysphagie und spastischer Hemiparese. Durch die Dysphagie war es zu einer Aspirationspneumonie gekommen, die der Anlass für die aktuelle Behandlung ist. Die Hemiparese führt zu erhöhtem pflegerischem Aufwand.

Hauptdiagnose:
J69.0	*Pneumonie durch Nahrung oder Erbrochenes*

Nebendiagnose(n):
G81.1	*Spastische Hemiparese und Hemiplegie*
R13	*Dysphagie*
I69.1	*Folgen einer intrazerebralen Blutung*

c) Aufnahme wegen einer anderen Erkrankung, keine neurologischen Ausfälle infolge eines „alten" Schlaganfalls: Als Hauptdiagnose wird die Erkrankung angegeben, welche der Anlass für den stationären Aufenthalt war. Der „alte" Schlaganfall wird mit *Z86.7 Krankheit des Kreislaufsystems in der Eigenanamnese* zum Ausdruck gebracht.

Im Gegensatz zu Situation a) und Situation b) darf hier *I69.- Folgen einer zerebrovaskulären Krankheit* **nicht** als Nebendiagnose angegeben werden, da keine Folgen (z.B. neurologische Defizite) des „alten" Schlaganfalls existieren.

Die folgende Abbildung gibt einen zusammenfassenden Überblick über die wichtigsten Situationen bei der Verschlüsselung von Patienten mit Schlaganfall.

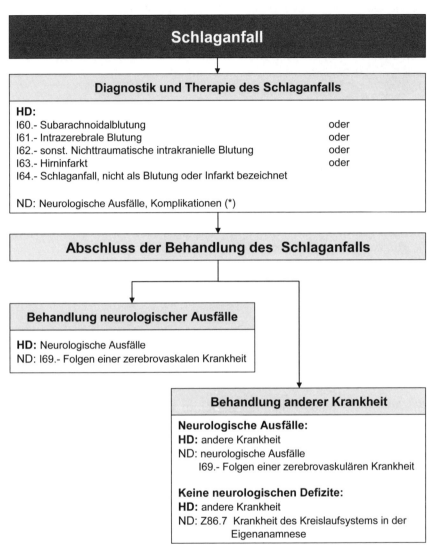

Schlaganfall

Diagnostik und Therapie des Schlaganfalls

HD:
I60.- Subarachnoidalblutung oder
I61.- Intrazerebrale Blutung oder
I62.- sonst. Nichttraumatische intrakranielle Blutung oder
I63.- Hirninfarkt oder
I64.- Schlaganfall, nicht als Blutung oder Infarkt bezeichnet

ND: Neurologische Ausfälle, Komplikationen (*)

Abschluss der Behandlung des Schlaganfalls

Behandlung neurologischer Ausfälle

HD: Neurologische Ausfälle
ND: I69.- Folgen einer zerebrovaskalen Krankheit

Behandlung anderer Krankheit

Neurologische Ausfälle:
HD: andere Krankheit
ND: neurologische Ausfälle
    I69.- Folgen einer zerebrovaskulären Krankheit

Keine neurologischen Defizite:
HD: andere Krankheit
ND: Z86.7 Krankheit des Kreislaufsystems in der
    Eigenanamnese

(*) Dysphagie > 7 Tage oder enterale Ernährung notwendig
    Inkontinenz >= 7 Tage oder bei Entlassung

Abbildung 6-1: Verschlüsselung des Schlaganfalls

0602a Aphasie/Dysphasie

R47.0 Aphasie und Dysphasie bei Schlaganfall sind Folgen des Schlaganfalls. Wird der Schlaganfall behandelt, ist dieser als Hauptdiagnose anzugeben, Aphasie/Dysphasie sind als Nebendiagnose anzugeben.

Ist die Behandlung des Schlaganfalls abgeschlossen und der Patient wird wegen der Aphasie/Dysphasie aufgenommen und behandelt, dann darf Aphasie/Dysphasie als Hauptdiagnose angegeben werden, der „alte" Schlaganfall wird als Nebendiagnose mit einen ICD-Kode aus *I69.- Folgen einer zerebrovaskulären Krankheit* angegeben. (vgl. Kommentar zu DKR 0601a)

0603c Tetraplegie und Paraplegie, nicht traumatisch

Ein ICD-Kode aus *G82.- Paraparese und Paraplegie, Tetraparese und Tetraplegie* wird nur dann verwendet,

- wenn es sich um eine <u>nichttraumatische</u> Lähmung handelt.

- wenn es sich um eine traumatische Lähmung handelt, der Patient jedoch nicht wegen der Lähmung aufgenommen wird (vgl. DKR 1910a Rückenmarkverletzung – chronische Phase).

Zusätzlich zum ICD-Kode für die Lähmung ist die funktionale Höhe der Rückenmarkschädigung mit einem ICD-Kode aus G82.6- anzugeben.

Je nach Situation wird *G82.- Paraparese und Paraplegie, Tetraparese und Tetraplegie* als Hauptdiagnose, als Nebendiagnose oder gar nicht angegeben:

a) Aufnahme eines Patienten mit einer **traumatischen** Rückenmarksverletzung unmittelbar nach dem Unfall. Die Rückenmarksverletzung führt zu einer Para-/Tetraplegie:

Die Querschnittsverletzung des Rückenmarks (S14.11 bzw. S14.12 oder S24.11 bzw. S24.12, usw.) wird als Hauptdiagnose angegeben. Details siehe DKR 1910c.

G82.- Paraparese und Paraplegie, Tetraparese und Tetraplegie wird bei einer akuten traumatischen Rückenmarksverletzung **nicht** angegeben.

b) Aufnahme eines Patienten mit einer nichttraumatischen Rückenmarkserkrankung mit Para-/Tetraplegie:

In der „akuten" Phase einer nichttraumatischen Para-/Tetraplegie wird die **verursachende Erkrankung als Hauptdiagnose** angegeben.

G82.- Paraparese und Paraplegie, Tetraparese und Tetraplegie wird als Nebendiagnose kodiert, um den Schweregrad der Erkrankung zum Ausdruck zu bringen.

Beispiel B06.04

Ein Patient wird wegen eines akut einsetzenden Querschnittsyndroms im Lumbal-bereich, Fieber und Schmerzen aufgenommen. Es wird ein spinaler Epiduralabs-zess diagnostiziert und behandelt.

Hauptdiagnose:

G06.1	*Intraspinaler Abszeß und intraspinales Granulom*

Nebendiagnose(n):

G82.08	*Schlaffe Paraparese und Paraplegie, lumbal, inkom-plett*
G82.66!	*Funktionale Schädigung des Rückenmarks, L2-S1*

Achtung: Fieber und Schmerzen werden nicht kodiert, da es sich um Symptome des Epiduralabszesses handelt.

c) Wiederaufnahme eines Patienten, bei dem eine traumatische oder eine nichttraumatische Rückenmarkserkrankung mit Para/Tetraplegie erfolg-reich therapiert wurde; aktuell Rückfall, der so aufwändig zu behandeln ist wie die Ersterkrankung:

Da der diagnostische und therapeutische Aufwand so hoch ist wie bei der „akuten" Phase, ist wie unter b) zu kodieren.

Beispiel B06.05

Ein Patient wurde vor 7 Monaten wegen eines Guillain-Barré-Syndroms mit Tetraplegie behandelt. Aktuell wird er wegen eines Rezidivs mit schlaffer Lähmung der Beine aufgenommen, die innerhalb kurzer Zeit wieder zu einer kompletten Tetraplegie fortschreitet.

Hauptdiagnose:

G61.0	*Guillain-Barré-Syndrom*

Nebendiagnose(n):

G82.37	*Schlaffe Tetraparese und Tetraplegie, komplett*

d) Wiederaufnahme eines Patienten zur weiteren Behandlung der Para/Tetraplegie. Die Behandlung der verursachenden Erkrankung ist abgeschlossen:

Da die Behandlung der Para/Tetraplegie im Vordergrund steht, wird **G82.-** *Paraparese und Paraplegie, Tetraparese und Tetraplegie* **als Hauptdiagnose** kodiert. Die verursachende Krankheit selbst darf nicht in ihrer akuten Form kodiert werden. Für sie muss ein Schlüssel für „Folge von..." angegeben werden (vgl. DKR D005a Folgezustände und DKR 0601a „alter Schlaganfall").

Beispiel B06.06
Ein Patient wird wegen seiner schlaffen Paraplegie, die Folge eines spinalen
Epiduralabszesses vor zwei Jahren ist, aufgenommen.

Hauptdiagnose:
        G82.08   *Schlaffe Paraparese und Paraplegie, inkomplett*
Nebendiagnose(n):
        G82.66!   *Funktionale Schädigung des Rückenmarks, L2-S1*
        G09   *Folgen entzündlicher Krankheiten des Zentralnerven-*
                         systems

e) Aufnahme eines Patienten mit Para/Tetraplegie wegen einer Erkrankung, die in keinem Zusammenhang mit der Lähmung steht:

Da die Lähmung zu erhöhtem Pflegeaufwand führt, wird sie **als Nebendiagnose** angegeben.

Beispiel B06.07
Ein Patient wird wegen einer Streptokokkenpneumonie aufgenommen und behandelt. Seit einem Unfall vor 20 Jahren leidet er an einer inkompletten Tetraplegie
auf Höhe von C5.

Hauptdiagnose:
        J13   *Pneumonie durch Streptococcus pneumoniae*
Nebendiagnose(n):
        G82.42   *Spastische Tetraparese und Tetraplegie, inkomplett*
        G82.61!   *Funktionale Höhe der Schädigung des Rückenmarks,*
                         C4-C5

0604a Autonome Dysreflexie

Autonome Dysreflexie ist mit *G90.8 Sonstige Krankheiten des autonomen
Nervensystems* zu kodieren. Das Symptom *R29.2 Abnorme Reflexe* ist
nicht zu verwenden.

0607a Schädelbasis-Chirurgie

Chirurgische Eingriffe am Schädel und am Gehirn können nicht – wie bei
anderen Operationen üblich – mit einem einzigen OPS-Schlüssel kodiert
werden. Zusätzlich zur Operation muss der Zugang angegeben werden.
Falls nicht schon im Operations-Schlüssel enthalten, sollte auch die

- Anwendung mikrochirurgischer Technik,

- Anwendung minimalinvasiver Technik und

- Anwendung eines Navigationssystems

zusätzlich kodiert werden (vgl. DKR P003a).

Die zusätzliche Kodierung des Zugangs bei Gehirnoperationen ist nicht erforderlich, wenn es sich um stereotaktische Operationen handelt. (siehe DKR 0608a und DKR 0609a)

0608a Intrakranielle stereotaktische Bestrahlung
0609a Intrakranielle stereotaktische Neurochirurgie

Bei stereotaktischen Maßnahmen (Bestrahlung, Operation, Biopsie) ist das Anbringen des Stereotaxieringes und die stereotaktische Lokalisation im OPS-Schlüssel enthalten. Beides muss nicht gesondert kodiert werden.

Im Gegensatz zu anderen Operationen an Schädel und Gehirn, wird der Zugang bei stereotaktischen Operationen nicht zusätzlich kodiert (vgl. DKR 0607a). Er ist im Kode für die Stereotaxie enthalten.

Bei stereotaktischer Bestrahlung ist sowohl die Bestrahlungsplanung (*8-529 Bestrahlungsplanung für perkutane Bestrahlung und Brachythermie*) als auch die Bestrahlung zu kodieren.

Wird während eines stationären Aufenthalts ein Stereotaxiering für die Bestrahlung angebracht, ohne dass während desselben Aufenthaltes eine Bestrahlung durchgeführt wird, so kann das Anbringen des Stereotaxieringes mit *8-527.7 Anbringen eines Stereotaxieringes* kodiert werden. In allen anderen Fällen (siehe oben) ist das Anbringen des Stereotaxieringes nicht separat zu kodieren.

Notizen:

7 Krankheiten des Auges und der Augenanhangsgebilde

Dorothea Dreizehnter

Kapitelübersicht:

DKR	Titel	kommentiert	nicht kommentiert
0701a	Diabetische Katarakte	x	
0702a	Katarakt:sekundäre Linseninsertion		x
0703a	Reihenfolge der Angabe von Glaukom und Katarakt	x	
0704c	Abstoßung oder Versagen eines Kornea-Transplantats	x	
0705c	Strabismus (Schielen)	x	
0706a	Kontaktlinsenintoleranz		x
0707a	Verblitzung der Schweißer		x
0708a	Rost-Ring der Kornea	x	
0709a	Kearns-Sayre-Syndrom	x	
0710a	Postoperatives Hyphämia		x
0711a	Trabekulotomie		x
0712a	Katheterisierung der Tränengänge		x

0701a Diabetische Katarakte

Die Kodierrichtlinie 0701a korrespondiert mit der Kodierrichtlinie 0401b zur Verschlüsselung des Diabetes mellitus und spezifischer diabetischer Manifestationen/Komplikationen. Bei der Kodierung des Diabetes mellitus (E10-E14) und vorliegender Begleiterkrankungen ist folgendes zu beachten:

Die Verwendung der 4. Stellen „.0" bis „.6" zur spezifischen Kodierung diabetischer Manifestationen mit entsprechender Anwendung der Kreuz-/Stern-Systematik ist nur dann vorgesehen, wenn ein **kausaler Zusammenhang** zwischen der diabetischen Ätiologie und der angegebenen Manifestation besteht.

Im Falle einer diabetischen Katarakt besteht die vollständige Kodierung aus dem Diagnosenpaar:

E10-E14, vierte Stelle „.3" (mit Augenkomplikationen)
plus
H28.0* Diabetische Katarakt

Achtung: Der Kode H28.0* ist ein Sekundär-Kode, der nur in Kombination mit einem entsprechenden Primär-Kode (†-Kode) angewendet werden darf.

Achtung: Bei der Auswahl der Hauptdiagnose ist zu beachten, dass ein Sekundärkode nie als Hauptdiagnose angegeben werden darf.

Im Falle der diabetischen Katarakt bedeutet das:

Hauptdiagnose: E10–E14, vierte Stelle „.3" (mit Augenkomplikation)

Nebendiagnose: H28.0*

Beispiel B07.01
72-jähriger Typ II-Diabetiker mit schlecht eingestellter diabetischer Stoffwechsellage. Stationäre Aufnahme wegen beidseitiger Katarakt mit starker Sehbehinderung. Zusätzlich besteht eine medikamentös behandelte arterielle Hypertonie. Nach der Diagnostik wird der Patient zunächst entlassen. Der notwendige operative Eingriff wird elektiv terminiert.

Zur korrekten Kodierung sind 2 Varianten je nach Kausalität möglich:

1. Variante:
Es besteht eine **Kausalität** zwischen Diabetes und Katarakt bei dem Patienten: Diagnose einer beidseitigen diabetischen Katarakt.

Hauptdiagnose:
       E11.31†   *Nicht primär insulinabhängiger Diabetes mellitus [Typ-II-Diabetes] mit Augenkomplikationen, als entgleist bezeichnet*

Nebendiagnose(n):
       H28.0*   *Diabetische Katarakt*
       H54.2   *Sehschwäche beider Augen*
       I10.00   *Benigne essentielle (primäre) Hypertonie, ohne Angabe einer hypertensiven Krise*

2. Variante:
Es besteht **keine Kausalität** zwischen der Katarakt und dem Diabetes: Diagnose einer beidseitigen senilen Katarakt (Cataracta nuclearis senilis).

Hauptdiagnose:
       H25.1   *Cataracta nuclearis senilis*
Nebendiagnose(n):
       H54.2   *Sehschwäche beider Augen*
       I10.00   *Benigne essentielle (primäre) Hypertonie, ohne Angabe einer hypertensiven Krise*
       E11.91   *Nicht primär insulinabhängiger Diabetes mellitus [Typ-II-Diabetes] ohne Komplikationen, als entgleist bezeichnet*

Achtung: Im Falle einer nicht vorliegenden Kausalität darf also der entsprechende Diabetes-Kode **E11 nicht mit der vierten Stelle „.3" (mit Augenkomplikationen)** versehen werden.

0703a Reihenfolge der Angabe von Glaukom und Katarakt

Liegt bei einem Patienten **gleichzeitig** ein Glaukom sowie eine Katarakt vor, gilt zur **Festlegung der Hauptdiagnose** die Regel:

Glaukom vor Katarakt

Das bedeutet:

- der Kode für das **Glaukom** ist als **Hauptdiagnose**,
- der Kode für die **Katarakt** ist als **Nebendiagnose** anzugeben.

Achtung: Liegen beide Diagnosen als Nebendiagnosen vor, ist die Reihenfolge der Kodes ohne Bedeutung.

Folgende Bereiche stehen zur Kodierung in der ICD-10-GM zur Verfügung:

H40.-	**Glaukom** Exkl.: Absolutes Glaukom (H44.5) Angeborenes Glaukom (Q15.0) Traumatisches Glaukom durch Geburtsverletzung (P15.3)
H42.-*	**Glaukom bei anderenorts klassifizierten Krankheiten**

Achtung: Im Falle der Gültigkeit eines Kodes aus dem Bereich H42.-*, ist der zugehörige Primär-Kode (Ätiologie des Glaukoms; Kreuzkode) als Hauptdiagnose zu wählen. Der Kode aus H42.-* wird als erste Nebendiagnose kodiert.

H25.-	**Cataracta senilis** Exkl.: Kapsuläres Glaukom mit Pseudoexfoliation der Linse (H40.1)
H26.-	**Sonstige Kataraktformen** Exkl.: Cataracta congenita (Q12.0)
H28.-*	**Katarakt und sonstige Affektionen der Linse bei anderenorts klassifizierten Krankheiten**

Zur korrekten Anwendung des Kodes H28.0* siehe DKR 0701a

Beispiele für relevante Bereiche aus dem OPS-301:

5-13	Operationen an Iris, Corpus ciliare, vorderer Augenkammer und Sklera
5-14	Operationen an der Linse

0704c Versagen oder Abstoßung eines Kornea-Transplantates

Diese Kodierrichtlinie wurde gegenüber der vorherigen Version vereinfacht. Wird ein Patient wegen der Abstoßung eines Kornea – Transplantats stationär aufgenommen, ist grundsätzlich (unabhängig von der Ursache der Abstoßung) als **Hauptdiagnose** zu kodieren:

T86.83 *Versagen und Abstoßung eines Hornhauttransplantates des Auges*

Komplikationen, die im Zusammenhang mit der Abstoßung des Kornea – Transplantats stehen, sind als **Nebendiagnosen** anzugeben.

0705c Strabismus (Schielen)

Die c-Version dieser Kodierrichtlinie bringt keine entscheidende Änderung im Vergleich zu der Vorversion. Es erfolgt lediglich eine Klarstellung im Sinne der Allgemeinen Kodierrichtlinien für Prozeduren P003a:

Wird ein komplexer, kombinierter oder beidseitiger operativer Eingriff durchgeführt und es existiert ein OPS-Kode, der diesen Eingriff vollständig beschreibt, dann ist der Eingriff mit diesem Kode zu verschlüsseln. D.h. bei einer solchen Konstellation ist von der getrennten Kodierung aller Einzelmaßnahmen abzusehen.

Maßgebend für die Kodierung von Strabismus-Operationen ist der OPS-Bereich

5-10 *Operationen an den Augenmuskeln.*

Hier ist die Änderung der Systematik des OPS 2004 zu beachten.

0708a Rost-Ring der Kornea

Der Rost-Ring der Kornea ist unter Anwendung der Allgemeinen Kodierrichtlinie DKR D005a zur **Kodierung von Folgezuständen** zu verschlüsseln, d.h. es muss ein **Kode-Paar (2 ICD-Kodes)** angegeben werden:

1. Kode: Beschreibung des aktuellen Zustandes

H18.0	**Hornhautpigmentierungen und -einlagerungen**
	Hämatokornea
	Kayser-Fleischer-Ring
	Krukenberg-Spindel
	Stähli-Linie

plus

2. Kode: Beschreibung der Ursache des aktuellen Zustandes

T90.4	Folgen einer Verletzung des Auges und der Orbita

0709a Kearns-Sayre-Syndrom

Das Kearns-Sayre-Syndrom (syn. Ophthalmoplegia plus) bezeichnet eine mitochondriale Myopathie mit chronisch progressiver externer Ophthalmoplegie sowie atypischen Pigmentierungen des Augenhintergrundes. Zusätzlich sind Manifestationen an anderen Organen außerhalb der Augen möglich.

Folgende Kodes stehen zur Kodierung zur Verfügung:

Das **Syndrom** selbst ist zu kodieren mit:

G31.81	Mitchondriale Zytopathie
	MELAS-Syndrom [Myopathy, Encephalopathy, Lactic Acidosis, Stroke-like episodes] [Myopathie, Enzephalopathie, Laktatazidose, iktus-ähnliche zerebrale Anfälle]
	MERRF-Syndrom [Myoclonus Epilepsy with Ragged-Red Fibres] Mitochondriale Myoenzephalopathie
	Benutze zusätzliche Schlüsselnummer für die Manifestation:
	• Generalisierte nicht-konvulsive Epilepsie (G40.3)
	• Sonstige Myopathien (G72.8)
	• Ophthalmoplegia progressiva externa (H49.4)
	• Schlaganfall (I60-I64)

Kodes möglicher Manifestationen an den Augen sind:

H49.8	Sonstiger Strabismus paralyticus
	Kearns-Sayre-Syndrom
	Ophthalmoplegia externa o.n.A.
H49.4	Ophthalmoplegia progressiva externa
H36.8*	Sonstige Affektionen der Netzhaut bei anderenorts klassifizierten Krankheiten
	Atherosklerotische Retinopathie (I70.8†)
	Netzhautdystrophie bei Lipidspeicherkrankheiten (E75.-†)
	Proliferative Sichelzellenretinopathie (D57.-†)

Achtung: In den Fällen, in denen bei Kearns-Sayre-Syndrom als Mani-
festations-Kode (Sekundärschlüssel) H36.8* zu kodieren ist, ist die Allgemeine Kodierrichtlinie DKR D102a für Mehrfachkodierung (Kreuz-/Stern-
systematik) zu beachten. G31.81 ist in einem solchen Fall als zugehöriger
Primärschlüssel (Ätiologie) mit einem † zu versehen. H36.8* ist in direkter
Folge nach G31.81† aufzuführen (s. Beispiel B07.02).

Manifestationskodes anderer Organe sind z.B.:

I51.7	Kardiomegalie Kardiale: • Dilatation • Hypertrophie Ventrikelerweiterung
I44.-	**Atrioventrikulärer Block und Linksschenkelblock**
I45.-	**Sonstige kardiale Erregungsleitungsstörungen**
I50.-	**Herzinsuffizienz**
E34.4	Kleinwuchs, anderenorts nicht klassifiziert Kleinwuchs: • konstitutionell • Laron-Typ • Psychosozial • o.n.A. **Exkl:** Disproportionierter Kleinwuchs bei Immundefekt (D82.2) Kleinwuchs: • achondroplastisch (Q77.4) • alimentär (E45) • bei spezifischen Dysmorphie-Syndromen - Verschlüsselung des Syndroms - siehe Alphabetisches Verzeichnis • hypochondroplastisch (Q77.4) • hypophysär (E23.0) • renal (N25.0) Progerie (E34.8) Silver-Russell-Syndrom (Q87.1)

Da es sich um ein Syndrom handelt, ist bei der Kodierung die entsprechende Allgemeine Kodierrichtlinie DKR D004a für Syndrome
anzuwenden.

Führt die Abklärung (Erstdiagnose) des zuvor nicht bekannten Syndroms
selbst ins Krankenhaus, wird *G31.81 Mitochondriale Zytopatie* zur
Hauptdiagnose. Alle Manifestationen, die diagnostischen und/oder
therapeutischen Aufwand verursacht haben, werden als **Nebendiagnosen**
angegeben (s. Beispiel B07.02).

Beispiel B07.02

Ein minderwüchsiges Kind wird zur Abklärung stationär aufgenommen. Es zeigt sich neben einer Retinopathie ein Strabismus. Die Diagnose lautet: Kearns-Sayre-Syndrom.

Hauptdiagnose:
G31.81	*Mitchondriale Zytopathie*

Nebendiagnose(n):
H36.8*	*Sonstige Affektionen der Netzhaut bei anderenorts klassifizierten Krankheiten*
E34.3	*Kleinwuchs, anderenorts nicht klassifiziert*
H49.4	*Ophthalmoplegia progressiva externa*

Führt bei bekanntem Syndrom die Behandlung einer Manifestation maßgeblich ins Krankenhaus, wird die Manifestation zur Hauptdiagnose, das Syndrom zur Nebendiagnose (s. Beispiel B07.03).

Beispiel B07.03

Ein Kind wird bei bekanntem Kearns-Sayre-Syndrom zur Behandlung einer Herzinsuffizienz stationär aufgenommen. Zusätzlich besteht ein Strabismus (beeinflusst das Patientenmanagement nicht).

Hauptdiagnose:
I50.13	*Linksherzinsuffizienz, NYHA - Stadium III*

Nebendiagnose(n):
G31.8	*Mitochondriale Zytopathie*

Notizen:

Notizen:

8 Krankheiten des Ohres und des Warzenfortsatzes

Albrecht Zaiß

Kapitelübersicht:

DKR	Titel	kommentiert	nicht kommentiert
0801a	Schwerhörigkeit und Taubheit		x
0802a	Leimohr		x
0803a	Entfernung von Paukenröhrchen		x

Die speziellen Kodierrichtlinien für die Krankheiten des Ohres und des Warzenfortsatzes sind sehr einfach, haben in der Praxis zu keinen Rückfragen geführt und werden deshalb nicht kommentiert.

Notizen:

Notizen:

9 Krankheiten des Kreislaufsystems

Franz Metzger

Kapitelübersicht:

DKR	Titel	kommentiert	nicht kommentiert
0901c	Ischämische Herzkrankheit	x	
0902a	Akutes Lungenödem		x
0903a	Herzstillstand		x
0904a	Hypertensive Herzkrankheit (I11.-)		x
0905a	Hypertensive Nierenerkrankung (I12.-)		x
0906a	Hypertensive Herz- und Nierenkrankheit (I13.-)		x
0907a	Sekundäre Hypertonie (I15.-)		x
0908c	Koronararterienbypass		x
0909a	Revisionen oder Reoperationen		x
0910c	Extrakorporale Membranoxygenation (ECMO)		x
0911c	Schrittmacher/Defibrillatoren	x	
0912c	Chirurgisch angelegte arteriovenöse Fistel/Shunt		x

0901c Ischämische Herzkrankheit

Die Kodierung der koronaren Herzerkrankung, der Angina pectoris bzw. des Herzinfarktes erscheint etwas komplex. Daher ist das Vorgehen bei der Kodierung an drei Schaubildern, die typische Fallkonstellationen zeigen, dargestellt. Natürlich gibt es auch Überschneidungen der einzelnen Konstellationen, in diesen Fällen ist die am ehesten der *DKR D002c Hauptdiagnose* entsprechende Fallkonstellation auszuwählen.

Instabile Angina pectoris/Myokardinfarkt

Wird eine Verdachtsdiagnose ausgeschlossen und es kann keine andere Diagnose angegeben werden, ist das zugrunde liegende Symptom als Hauptdiagnose zu verschlüsseln. Ist kein Symptom vorhanden, ist ein Schlüssel aus dem Bereich *Z03.- Ärztliche Beobachtung und Beurteilung von Verdachtsfällen* zu verwenden (vgl. DKR D002c und D008b).

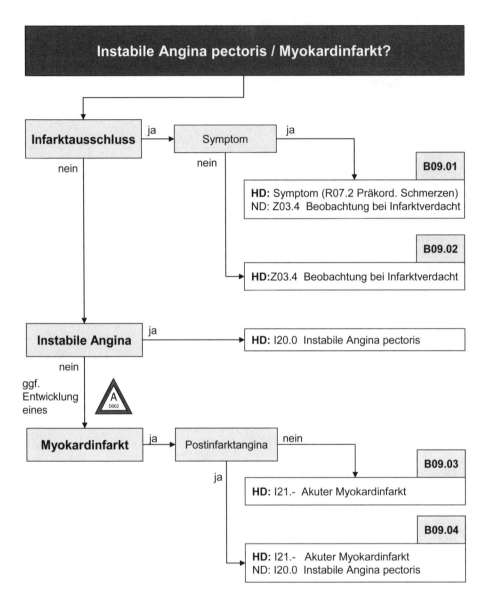

Abbildung 9-1: Aufnahme wegen instabiler Angina pectoris bzw.
Myokardinfarkt

Beispiel B09.01

63 Jahre, weiblich, Aufnahme wegen Infarktverdacht bei belastungsunabhängigem präkordialem Druck. Rasche Beschwerdefreiheit. EKG, Enzymverlauf und Herzkatheter unauffällig. Risikofaktor: Diabetes mellitus Typ II. Verweildauer 3 Tage.

Hauptdiagnose:
R07.2	*Präkordialer Schmerz*

Nebendiagnose(n):
Z03.4	*Beobachtung bei Verdacht auf Herzinfarkt*
E11.90	*Nicht primär insulinabhängiger Diabetes mellitus [Typ-II-Diabetes] ohne Komplikationen, nicht als entgleist bezeichnet*

Prozedur(en):
1-275.3	*Transarterielle Linksherz-Katheteruntersuchung*

Anmerkung: In diesem Beispiel kann *Z03.4 Beobachtung bei Verdacht auf Herzinfarkt* als Nebendiagnose kodiert werden, um darzustellen, dass die stationäre Aufnahme zum Infarktausschluss erfolgte, als zugrunde liegende Ursache nach den Kodierrichtlinien jedoch ein Symptom als Hauptdiagnose zu verschlüsseln ist.

Beispiel B09.02

57 Jahre, männlich, Einweisung als Infarktverdacht bei diskreten Hebungen im Bereich der Hinterwand im Ruhe-EKG. Der Patient ist beschwerdefrei. EKG und Enzymverlauf unauffällig. Risikofaktoren: Kettenraucher. Verweildauer 2 Tage.

Hauptdiagnose:
Z03.4	*Beobachtung bei Verdacht auf Herzinfarkt*

Nebendiagnose(n):
F17.2	*Psychische und Verhaltensstörungen durch Tabak, Abhängigkeitssyndrom*

DKR 0901c:

„Wenn ein Patient mit instabiler Angina pectoris aufgenommen wird und diese sich während des Krankenhausaufenthaltes zu einem Myokardinfarkt entwickelt, ist nur der Kode für einen Myokardinfarkt anzugeben."

Beispiel B09.03
57 Jahre, männlich, Einweisung wegen Ruheangina bei diskreten Hebungen im
Bereich der Hinterwand im Ruhe-EKG, im weiteren Verlauf CK Anstieg. Herzkatheter: subtotale RCA Stenose mit Hinterwandakinesie, PTCA der RCA.
Verweildauer 8 Tage.

Hauptdiagnose:
I21.1	*Akuter transmuraler Myokardinfarkt der Hinterwand*

Nebendiagnose(n):
	keine

Prozedur(en):
1-275.3	*Transarterielle Linksherz-Katheteruntersuchung*
8-837.00	*Perkutan-transluminale Angioplastie, eine Koronararterie*

Diese Richtlinie ist eine Ausnahme zur *DKR D002c Hauptdiagnose,* die als
diejenige definiert wird, welche die Veranlassung der stationären Aufnahme
darstellte. Veranlassung der stationären Aufnahme war die instabile Angina,
aus der sich dann ein Myokardinfarkt entwickelt hat. Da die klinische
Abgrenzung zwischen instabiler Angina und Myokardinfarkt schwierig sein
kann, gibt diese Richtlinie also eine klare Anweisung zum Umgang mit
dieser klinischen Situation.

DKR 0901c:

„Wenn der Patient jedoch eine Postinfarkt-Angina entwickelt, kann
I20.0 *Instabile Angina pectoris* als zusätzlicher Kode angegeben
werden."

Beispiel B09.04
57 Jahre, männlich, Einweisung bei diskreten Hebungen im Bereich der
Hinterwand im Ruhe-EKG. Der Patient ist zunächst beschwerdefrei, im weiteren
Verlauf CK Anstieg. Am 2. Tag starke Angina, daraufhin Herzkatheter: subtotale
RCA Stenose mit Hinterwandakinesie. Am 6. Tag nochmals Angina aus der Ruhe
heraus. PTCA der RCA. Verweildauer 10 Tage.

Hauptdiagnose:
I21.1	*Akuter transmuraler Myokardinfarkt der Hinterwand*

Nebendiagnose(n):
I20.0	*Instabile Angina pectoris*

Prozedur(en):
1-275.3	*Transarterielle Linksherz-Katheteruntersuchung*
8-837.00	*Perkutan-transluminale Angioplastie, eine Koronararterie*

Zustand nach Myokardinfarkt

Bei Patienten mit einem abgelaufenen Myokardinfarkt hängt die Verschlüsselung von der Dauer des zurückliegenden Infarktereignisses und der Tatsache, ob der Infarkt weiterbehandelt wird, ab.

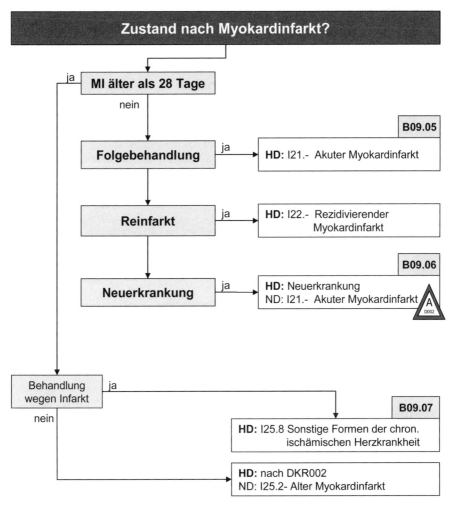

Abbildung 9-2:   Aufnahme bei Zustand nach Myokardinfarkt

DKR 0901c:

„Ein als akut bezeichneter oder bis zu vier Wochen zurückliegender Myokardinfarkt ist mit einem Kode aus

I21.-   *Akuter Myokardinfarkt*

zu verschlüsseln.

Die Kodes I21.0 bis I21.3 bezeichnen *transmurale* Infarkte.

Ein *subendokardialer* Infarkt ist mit I21.4 zu kodieren, Information zur betroffenen Stelle (Wand) enthält der Kode nicht.

Kodes der Kategorie I21.- *Akuter Myokardinfarkt* sind anzugeben sowohl für die initiale Behandlung eines Infarktes im ersten Krankenhaus, das den Infarktpatienten aufnimmt, als auch in anderen Einrichtungen, in die der Patient innerhalb von vier Wochen (28 Tage) nach dem Infarkt aufgenommen oder verlegt wird."

Beispiel B09.05
48 Jahre, männlich, Aufnahme zur geplanten PTCA des RIVA bei Z.n. Vorderwandinfarkt vor 3 Wochen. PTCA des RIVA mit Stent-Implantation. Risikofaktor: positive Familienanamnese. Verweildauer: 4 Tage.

Hauptdiagnose:
  I21.0   *Akuter transmuraler Myokardinfarkt der Vorderwand*
Nebendiagnose(n):
  Z84.8   *Sonstige näher bezeichnete Krankheiten oder*
                   Zustände in der Familienanamnese
Prozedur(en):
  8-837.00   *Perkutan-transluminale Angioplastie, eine*
                   Koronararterie
  8-837.k0   *Einlegen eines Stents in eine Koronararterie*

Erfolgt die Aufnahme in ein Krankenhaus innerhalb von 28 Tagen nach Infarkt wegen einer Neuerkrankung, dann ist diese die Hauptdiagnose. Der Myokardinfarkt ist immer als Nebendiagnose zu verschlüsseln und ggf. auch dessen Komplikationen entsprechend der aktuellen Behandlungsrelevanz.

Beispiel B09.06
76 Jahre, männlich, Aufnahme wegen akuter schlaffer Hemiplegie und Dysarthrie. Z.n. Vorderwandinfarkt vor 3 Wochen. Echokardiographischer Nachweis eines Ventrikelthrombus bei Vorderwandaneurysma. Verweildauer: 14 Tage.

Hauptdiagnose:
  I63.4   *Hirninfarkt durch Embolie intrakranieller Arterien*
Nebendiagnose(n):
  I21.0   *Akuter transmuraler Myokardinfarkt der Vorderwand*
  I23.6   *Thrombose des Vorhofes, des Herzohres oder der*
                   Kammer als akute Komplikation nach akutem
                   Myokardinfarkt
  I25.3   *Herz (-Wand) -Aneurysma*
  R47.1   *Dysarthrie*
  G81.0   *Schlaffe Hemiparese und Hemiplegie*

DKR 0901c:

„Ein Myokardinfarkt, der mehr als vier Wochen (28 Tage) nach dem Eintritt behandelt wird, ist mit

I25.8   *Sonstige Formen der chronischen ischämischen Herzkrankheit*

zu verschlüsseln. Dieser Kode beinhaltet die folgenden kardialen Krankheiten:

- Aneurysma einer Koronarvene

- Koronararterienarteriitis

- sonstige Herzkrankheit, a.n.k.

- Koronarinsuffizienz, chronisch oder mit einer angegebenen Dauer über vier Wochen"

Beispiel B09.07

48 Jahre, männlich, Aufnahme zur geplanten PTCA des RIVA bei Z.n. Vorderwandinfarkt vor 6 Wochen. Risikofaktor: positive Familienanamnese.
PTCA des RIVA mit Stent-Implantation. Verweildauer: 4 Tage.

Hauptdiagnose:

I25.8   *Sonstige Formen der chronischen ischämischen Herzkrankheit*

Nebendiagnose(n):

Z84.8   *Sonstige näher bezeichnete Krankheiten oder Zustände in der Familienanamnese*

Prozedur(en):

8-837.00   *Perkutan-transluminale Angioplastie, eine Koronararterie*

8-837.k0   *Einlegen eines Stents in eine Koronararterie*

Koronare Herzkrankheit/Angina pectoris

Auch bei der Kodierung der KHK wird die bereits oben beschriebene Regel zur Kodierung einer Verdachtsdiagnose angewandt. Wird eine Verdachtsdiagnose ausgeschlossen und kann keine andere Diagnose angegeben werden, ist das die Aufnahme veranlassende Symptom als Hauptdiagnose zu verschlüsseln. Ist kein Symptom vorhanden, ist ein Schlüssel aus dem Bereich *Z03.- Ärztliche Beobachtung und Beurteilung von Verdachtsfällen* zu verwenden.

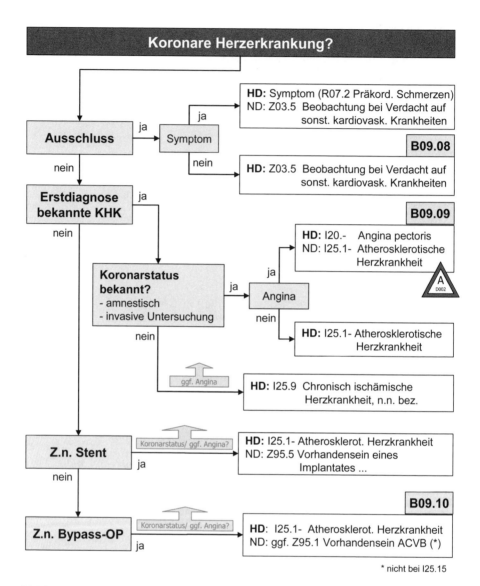

Abbildung 9-3: Aufnahme wegen koronarer Herzerkrankung

Eine wesentliche Neuerung in 2004 stellen die geänderten Diagnose-schlüssel für die Kodierung der koronaren Herzkrankheit dar:

I25.1-	**Atherosklerotische Herzkrankheit**
	Koronar (-Arterien):
	• Atherom
	• Atherosklerose
	• Krankheit
	• Okklusion
	• Sklerose
	• Stenosi
I25.10	Ohne hämodynamisch wirksame Stenosen
I25.11	Ein-Gefäßerkrankung
I25.12	Zwei-Gefäßerkrankung
I25.13	Drei-Gefäßerkrankung
I25.14	Stenose des linken Hauptstammes
I25.15	Mit stenosierten Bypass-Gefäßen
I25.19	Nicht näher bezeichnet

Beispiel B09.08
63 Jahre, weiblich, elektive Einweisung durch den Hausarzt bei pathologischem Belastungs-EKG. Die Patientin ist beschwerdefrei. Risikofaktoren: Diabetes mellitus Typ II. Herzkatheteruntersuchung unauffällig. Verweildauer 3 Tage.

Hauptdiagnose:
      Z03.5   *Beobachtung bei Verdacht auf sonstige kardiovaskuläre Krankheiten*

Nebendiagnose(n):
      E11.90   *Nicht primär insulinabhängiger Diabetes mellitus [Typ-II-Diabetes] ohne Komplikationen, nicht als entgleist bezeichnet*

Prozedur(en):
      1-275.3   *Transarterielle Linksherz-Katheteruntersuchung*

DKR 0901c:

„Wird bei einem Patienten eine Angina pectoris diagnostiziert, ist der entsprechende Kode **vor** dem Kode der Koronaratherosklerose anzugeben.

Fälle, bei denen eine ischämische Herzerkrankung mit Angina pectoris vorliegt, können z.B. mit

I20.9   *Angina pectoris, nicht näher bezeichnet* **und**

I25.9   *Chronische ischämische Herzkrankheit*

kodiert werden."

Achtung: Angina pectoris vor koronarer Herzerkrankung

Beispiel B09.09
57 Jahre, männlich, Einweisung als Infarktverdacht bei diskreten Hebungen im
Bereich der Hinterwand im Ruhe-EKG. Der Patient ist zunächst beschwerdefrei.
EKG und Enzymverlauf unauffällig. Am 2. Tag starke Angina pectoris, daraufhin
Koronarangiographie: 70 % RCA Stenose. Konservative Therapie. Risikofaktoren:
Kettenraucher. Verweildauer 6 Tage.

Hauptdiagnose:
      I20.8   *Sonstige Formen der Angina pectoris*
Nebendiagnose(n):
      I25.11   *Atherosklerotische Herzkrankheit, Ein-*
                         Gefäßerkrankung
      Z03.4   *Beobachtung bei Verdacht auf Herzinfarkt*
      F17.2   *Psychische und Verhaltensstörungen durch Tabak,*
                         Abhängigkeitssyndrom
Prozedur(en):
      1-275.3   *Transarterielle Linksherz-Katheteruntersuchung*

Anmerkung: Auch diese Richtlinie stellt eine Ausnahme zur *DKR D002c
Hauptdiagnose* dar, da die Angina pectoris, obwohl erst während des
stationären Aufenthalts aufgetreten hier als Hauptdiagnose verschlüsselt
wird.

> **Achtung:** **Diese Regel gilt nicht für Angina pectoris bei akutem
> Myokardinfarkt!**

Die DKR beschreiben auch die differenzierte Anwendung von Kodes der
Kategorie *I25.- Chronische ischämische Herzkrankheit*.

DKR 0901c:

> „Wenn während des aktuellen Krankenhausaufenthaltes eine
> ischämische Herzkrankheit behandelt wird, die früher chirurgisch
> behandelt wurde, ist es möglich beides anzugeben: den passenden
> Kode aus
>
> *I25.1-*   *Atherosklerotische Herzkrankheit*
>
> und entweder
>
> *Z95.1*   *Vorhandensein eines aortokoronaren Bypasses* oder
>
> *Z95.5*   *Vorhandensein eines Implantates oder Transplantates nach
> koronarer Gefäßplastik.*
>
> Die Zuweisung eines Kodes aus *I25.1-* setzt in diesem Fall voraus,
> dass ausreichend detaillierte Angaben über den Zustand der früher
> eingesetzten Transplantate und der natürlichen Gefäße vorliegen.“

Beispiel B09.10

73 Jahre, weiblich, Einweisung bei pathologischem Belastungs-EKG und Z.n. Bypass-OP zur Koronarangiographie. RF: Diabetes, Hypertonus. Herzkatheter: subtotale RCA Stenose, Verschluss des Venenbypasses auf die RCA, PTCA der nativen RCA. Verweildauer 7 Tage.

Hauptdiagnose:

I25.11	*Atherosklerotische Herzkrankheit, Ein-Gefäßerkrankung*

Nebendiagnose(n):

Z95.1	*Vorhandensein eines aortokoronaren Bypasses*
E11.90	*Nicht primär insulinabhängiger Diabetes mellitus [Typ-II-Diabetes] ohne Komplikationen, nicht als entgleist bezeichnet*
I10.00	*Essentielle Hypertonie*

Prozedur(en):

1-275.3	*Transarterielle Linksherz-Katheteruntersuchung*
8-837.00	*Perkutan-transluminale Angioplastie, eine Koronararterie*

DKR 0901c:

„Wenn es hierzu keine detaillierten Angaben gibt, aber die ischämische Herzkrankheit während des Krankenhausaufenthaltes behandelt wird, können

I25.9   Chronische ischämische Herzkrankheit, nicht näher bezeichnet

und

Z95.1   Vorhandensein eines aortokoronaren Bypasses

beide angegeben werden."

Beispiel B09.11

78 Jahre, männlich, Aufnahme wegen hypertensiver Entgleisung, bekannte KHK mit Z.n. Bypass-OP. Während des stationären Aufenthaltes gelegentliche Angina pectoris Beschwerden. Verweildauer 11 Tage.

Hauptdiagnose:

I10.01	*Benigne, essentielle Hypertonie, mit hypertensiver Krise*

Nebendiagnose(n):

I20.8	*Sonstige Formen der Angina pectoris*
I25.9	*Chronische ischämische Herzkrankheit, nicht näher bezeichnet*
Z95.1	*Vorhandensein eines aortokoronaren Bypasses*

0911c Schrittmacher/Defibrillatoren

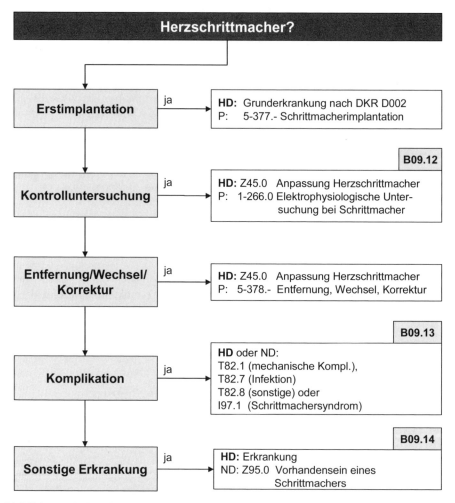

Abbildung 9-4: Schrittmacher/Defibrillatoren

In dem dargestellten Flussschema sind lediglich die Schlüssel für Herz-schrittmacherpatienten aufgeführt. Für Defibrillatorpatienten ist bei der Kontrolluntersuchung als Hauptdiagnose ebenfalls der Kode

Z45.0　Anpassung und Handhabung eines künstlichen Herzschritt-machers und eines implantierten Kardiodefibrillators

und die Prozedur

1-266.1   Elektrophysiologische Untersuchung des Herzens, nicht kathetergestützt, bei implantiertem Kardioverter/Defibrillator (ICD)

zu kodieren.

Ein Aggregatwechsel wird mit der gleichen Hauptdiagnose kodiert, als Prozedur ist ebenso wie beim Schrittmacher der passende Kode aus

5-378.ff   Entfernung, Wechsel und Korrektur eines Herzschrittmachers und Defibrillators

zu kodieren.

Auf zwei Besonderheiten bei der Kodierung, bei denen die Verschlüsselung einer Prozedur bzw. einer Nebendiagnose nicht nur von der Durchführung dieser bzw. dem Vorhandensein der Nebendiagnose sondern von der aktuellen Fallkonstellation abhängt, sei explizit hingewiesen.

DKR 0911c:

„Die **Überprüfung** eines Schrittmachers wird routinemäßig während des stationären Aufenthaltes zur Schrittmacherimplantation durchgeführt; daher ist ein gesonderter Prozedurenkode hierfür nicht anzugeben.

Für die Überprüfung zu einem anderen Zeitpunkt (also nicht im Zusammenhang mit einer Implantation beim gleichen Aufenthalt) ist der Kode

1-266.0   Elektrophysiologische Untersuchung des Herzens, nicht kathetergestützt, bei implantiertem Schrittmacher

zuzuweisen. In diesem Kode ist die **Reprogrammierung** eines permanenten Schrittmachers (Frequenzanpassung, Wechsel des Modus) mit eingeschlossen."

Beispiel B09.12
46 Jahre, männlich, Z.n. Schrittmacherimplantation vor 6 Monaten. Aufnahme zur Umprogrammierung des Schrittmachers bei intermittierenden Tachykardien und mangelnder Belastbarkeit. Verweildauer: 4 Tage.

Hauptdiagnose:
         Z45.0   *Anpassung und Handhabung eines künstlichen Herzschrittmachers und eines implantierten Kardiodefibrillators*
Nebendiagnose(n):
         I47.9   *Paroxysmale Tachykardie, nicht näher bezeichnet*
Prozedur(en):
         1-266.0   *Elektrophysiologische Untersuchung des Herzens, nicht kathetergestützt, bei implantiertem Schrittmacher*

DKR 0911c:

„Einem **Patienten mit Schrittmacher** ist der Kode

Z95.0   Vorhandensein eines künstlichen Herzschrittmachers

zuzuweisen, mit Ausnahme der Fälle, bei denen der Schrittmacher
während des Krankenhausaufenthaltes justiert wird."

Für Patienten mit Defibrillator gilt entsprechend:

DKR 0911c:

„Nebendiagnosekode bei Aufnahmen, die nicht im Zusammenhang
mit dem Defibrillator stehen:

*Z95.8   Vorhandensein von sonstigen kardialen oder vaskulären
            Implantaten oder Transplantaten"*

Beispiel 09.13
56 Jahre, männlich, Aufnahme zur TUR Prostata bei Prostataadenom. Patient
erhielt vor 3 Jahren einen AICD wegen ventrikulärer Rhythmusstörungen, dadurch
erhöhter intraoperativer Aufwand. Verweildauer: 7 Tage.

Hauptdiagnose:
    N40   *Prostatahyperplasie*
Nebendiagnose(n):
    Z95.8   *Vorhandensein von sonstigen kardialen oder
                      vaskulären Implantaten oder Transplantaten*
Prozedur(en):
    5-601.0   *Transurethrale Elektroresektion von Prostatagewebe*

DKR 0911c:

„**Komplikationen** des Schrittmachersystems/Defibrillators sind mit
einem der folgenden Kodes zu verschlüsseln:

T82.1 *Mechanische   Komplikationen   durch   ein   kardiales
elektrisches   Gerät* (Dieser   Kode   beinhaltet   die
Funktionsstörung des Schrittmachers und der Sonden, eines
Sondenstückes oder das Ablösen der Sonde.)

T82.7 *Infektion und entzündliche Reaktion durch sonstige Geräte,
Implantate oder Transplantate im Herzen und in den
Gefäßen*

T82.8 *Sonstige Komplikationen durch Prothesen, Implantate oder
Transplantate im Herzen und in den Gefäßen*

Das **Schrittmachersyndrom** wird kodiert mit:

I97.1   *Sonstige Funktionsstörungen nach kardiochirurgischem Eingriff"*

Beispiel B09.14
66 Jahre, weiblich, Aufnahme wegen Sondendislokation bei Z.n. Schrittmacherimplantation vor 2 Jahren zum Sondenwechsel. Bei intermittierendem AV-Block
3. Grades Legen eines passageren Schrittmachers. Verweildauer: 7 Tage.

Hauptdiagnose:
T82.1	*Mechanische Komplikation durch ein kardiales elektronisches Gerät*

Nebendiagnose(n):
I44.2	*Atrioventrikulärer [AV-] Block 3. Grades*

Prozedur(en):
5-378.72	*Sondenwechsel Schrittmacher, Zweikammersystem*
8-642	*Temporäre interne elektrische Stimulation des Herzrhythmus*

Notizen:

Notizen:

10 Krankheiten des Atmungssystems

Franz Metzger

Kapitelübersicht:

DKR	Titel	kommentiert	nicht kommentiert
1001c	Maschinelle Beatmung	x	
1002a	Asthma bronchiale		x
1003c	Chronisch obstruktive Lungenerkrankung (COLD)		x

1001c Maschinelle Beatmung

Die Darstellung der Beatmung mittels Prozedurenkodes gestaltet sich vordergründig recht einfach:

Anzugeben ist die Art der „Intubation" mit einem Schlüssel aus

8-701	**Einfache endotracheale Intubation**
	Inkl.: Notfallintubation
	Intubationswechsel
8-704	**Intubation mit Doppellumentubus**
8-706	**Anlegen einer Maske zur maschinellen Beatmung**
	Inkl.: Anpassen einer Gesichtsmaske oder Nasenmaske

und/oder

5-311.-	**Temporäre Tracheostomie**
5-312.-	**Permanente Tracheostomie**

Weiterhin ist die Dauer der Beatmung zu kodieren:

8-718.-	**Dauer der maschinellen Beatmung**
8-718.0	Bis 24 Stunden
8-718.1	Über 24 bis unter 96 Stunden
8-718.4	96 Stunden bis unter 144 Stunden
8-718.5	144 Stunden bis unter 192 Stunden
8-718.6	192 Stunden bis unter 264 Stunden
8-718.7	264 Stunden bis unter 480 Stunden
8-718.8	480 Stunden bis unter 720 Stunden
8-718.9	720 Stunden bis unter 960 Stunden
8-718.a	960 Stunden bis unter 1200 Stunden
8-718.b	1200 Stunden und mehr
8-718.y	N.n.bez.

Für die Kodierung der Beatmungsdauer sind alle relevanten Beatmungszeiten zu addieren und am Ende des stationären Aufenthaltes ist der
entsprechende Schlüssel zuzuweisen. „Relevante Beatmungszeiten"
bedeutet in diesem Zusammenhang Beatmungszeiten, die laut Kodierrichtlinien zur Gesamtbeatmungszeit gehören.

Die **Erfassung** von Beatmungszeiten ist abhängig von dem Anlass und der
Dauer der Beatmung (keine Erfassung wenn die Beatmung zum Zwecke
einer Operation eingeleitet wurde und nicht länger als 24 Stunden
andauerte).

Kodiert wird die Summe der erfassten Beatmungszeiten bei Entlassung mit
einem Schlüssel aus der Kategorie *8-718.- Dauer der maschinellen
Beatmung*.

Achtung: Die Angabe der Beatmungsstunden zusätzlich zum Beatmungs-
Kode ist im DRG-System 2.0 (2004) zwingend erforderlich. Für die
Gruppierung des Falles werden nur die Beatmungsstunden und nicht wie
bisher auch die Beatmungsprozeduren verwendet. Ein Fall, bei dem die
Angabe der Beatmungsstunden fehlt und bei dem die Beatmungszeit nur
als Prozedur angegeben ist wird als nicht beatmet eingestuft. Problematisch
in der Praxis kann die genaue Berechnung bei bestimmten Fallkonstellationen sein. Dies soll an den folgenden Beispielen erläutert werden:

Der einfache Beatmungsfall ist ein Patient, der länger als 24 Stunden
beatmet war und nach einer kurzen Phase der Entwöhnung extubiert
werden konnte. Hier wird die Beatmungszeit vom Beginn der Beatmung bis
zur Extubation erfasst.

Beatmungszeiten bis 24 Stunden werden immer dann erfasst, wenn die
Beatmung nicht zur Durchführung einer Operation begonnen wurde.

Bei Patienten, bei denen während eines stationären Aufenthaltes mehrere
Operationen durchgeführt wurden, aber nicht alle perioperativen
Beatmungszeiten unter 24 Stunden lagen, sind nur die Beatmungszeiten zu
erfassen, die über 24 Stunden hinausgingen.

Beispiel B10.01
Bei einem 33-jährigen Patienten erfolgt eine laparoskopische Appendektomie,
hierfür wird der Patient 6 Stunden beatmet. Aufgrund einer intraoperativen
Darmperforation muss nach 2 Tagen offen revidiert werden, die perioperative
Beatmungszeit beträgt hierbei 26 Stunden.

Beatmungszeit gesamt: 32 Stunden
Erfassung Beatmungsstunden: 26 Stunden
Kodierung Beatmungsstunden: *8-718.1 Über 24 bis unter 96 Stunden*

Wird ein Patient während einer Operation beatmet und innerhalb von 24 Stunden extubiert, muss dann aber kurze Zeit später wegen einer pulmonalen Verschlechterung oder einer Komplikation erneut intubiert werden, so wird die Beatmungszeit ab der Reintubation erfasst.

Beispiel B10.02
Ein 67-jähriger Patient mit Gonarthrose wird zur Kniegelenksimplantation ab 14 Uhr im OP beatmet. Postoperativ erfolgt die Verlegung beatmet auf die Intensivstation. Um 23 Uhr wird der Patient extubiert. Gegen 2 Uhr bekommt er eine Lungenembolie und muss noch einmal intubiert und für weitere 70 Stunden beatmet werden.

Beatmungszeit gesamt:	79 Stunden
Erfassung Beatmungsstunden:	70 Stunden
Kodierung Beatmungsstunden:	*8-718.1 Über 24 bis unter 96 Stunden*

Wird ein Patient intubiert und beatmet aufgenommen, so beginnt die Dauer der Berechnung ab Aufnahme, auch wenn unmittelbar eine Operation erfolgt und die Beatmungszeit nicht länger als 24 Stunden betrug. Die Einleitung der Beatmung erfolgt hier eben **nicht** explizit zur Operation.

Beispiel B10.03
Eine 43-jährige Patientin mit leichtem SHT nach Autounfall wird um 15 Uhr beatmet in die Notaufnahme eingeliefert und um 17 Uhr operativ versorgt. Postoperativ erfolgt die Verlegung beatmet auf die Intensivstation. Am nächsten Morgen um 9 Uhr kann die Patientin extubiert werden.

Beatmungszeit gesamt:	18 Stunden
Erfassung Beatmungsstunden:	18 Stunden
Kodierung Beatmungsstunden:	*8-718.0 Bis 24 Stunden*

Die Phase der Entwöhnung zählt komplett als Beatmungszeit, das Ende der Beatmung entspricht dem Zeitpunkt des letztmaligen Abgehens vom Beatmungsgerät. Bei externer Verlegung eines beatmeten Patienten wird das Ende der Beatmung mit dem Zeitpunkt der Verlegung in das andere Krankenhaus festgelegt.

Beispiel B10.04

Ein 79-jähriger Patient wird um 11 Uhr mit infektexazerbierter COPD ins Krankenhaus eingeliefert. Um 18 Uhr verschlechtert sich seine respiratorische Situation, sodass er beatmet werden muss. Am nächsten Tag wird der Patient durchgehend beatmet. Ab dem 3. Tag wird der Patient tagsüber für immer längere Zeiträume spontanatmend an das T-Stück oder an die künstliche Nase genommen. Nachts wird der Patient mit dem Beatmungsgerät beatmet. Am 5. Tag wird der Patient um 8 Uhr an die künstliche Nase und zur Nacht nicht mehr an das Beatmungsgerät genommen. In den nächsten 2 Tagen bleibt der Patient stabil. Am 8. Tag muss der Patient im Rahmen einer Komplikation um 16 Uhr wieder ans Beatmungsgerät und wird für weitere 2 Tage beatmet. Am 11. Tag verstirbt der Patient um 8 Uhr.

Beatmungszeit gesamt:	150 Stunden
Erfassung Beatmungsstunden:	86 + 64 Stunden
Kodierung Beatmungsstunden:	*8-718.5 144 Stunden bis unter 192 Stunden*

Bei **Neugeborenen** (und nur bei diesen) kann zusätzlich die Art der Beatmung kodiert werden. Beim Vorliegen von mehreren Beatmungsarten ist nur die aufwändigste anzugeben, für einen stationären Aufenthalt ist daher auch nur ein Schlüssel zu dokumentieren.

8-711.-	**Maschinelle Beatmung bei Neugeborenen** Hinw.: Die Dauer der maschinellen Beatmung ist zusätzlich zu kodieren (8-718) Bei Anwendung mehrerer Beatmungsformen ist immer die aufwendigste anzugeben Ein Kode aus diesem Bereich ist nur einmal pro stationärem Aufenthalt anzugeben
8-711.0	Atemunterstützung mit kontinuierlichem positiven Atemwegsdruck (CPAP)
8-711.1	Kontrollierte Beatmung Inkl.: Intermittierende Überdruckbeatmung (IPPV) Kontinuierliche Überdruckbeatmung (CPPV) Hochfrequenzbeatmung (HFV) Hochfrequenz-Oszillationsbeatmung (HFOV) Hochfrequenz-Jetbeatmung (HFJV)
8-711.2	Assistierte Beatmung Inkl.: Synchronisierte intermittierende Überdruckbeatmung (S-IPPV) Synchronisierte kontinuierliche Überdruckbeatmung (S-CPPV) Intermittierende maschinelle Beatmung (IMV)
8-711.3	Beatmung mit Negativdrucksystem (CNP) ("Eiserne Lunge")
8-713.x	Sonstige
8-713.y	N.n.bez.

Folgende Diagnoseschlüssel können im Zusammenhang mit einem beatmeten Patienten Verwendung finden:

J95.-	**Krankheiten der Atemwege nach medizinischen Maßnahmen, anderenorts nicht klassifiziert** Exkl.: Emphysem (Subkutan) als Folge medizinischer Maßnahme (T81.8) Lungenbeteiligung bei Strahleneinwirkung (J70.0-J70.1)
J95.0	Funktionsstörung eines Tracheostomas Blutung aus dem Tracheostoma Obstruktion des durch Tracheotomie geschaffenen Luftweges Sepsis des Tracheostomas Tracheo-Ösophagealfistel nach Tracheotomie
J95.1	Akute pulmonale Insuffizienz nach Thoraxoperation
J95.2	Akute pulmonale Insuffizienz nach nicht am Thorax vorgenommener Operation
J95.3	Chronische pulmonale Insuffizienz nach Operation
J96.-	**Respiratorische Insuffizienz, anderenorts nicht klassifiziert** Exkl.: Atemnotsyndrom: • des Erwachsenen (J80) • des Neugeborenen (P22.0) Atemstillstand (R09.2) Kardiorespiratorische Insuffizienz (R09.2) Respiratorische Insuffizienz nach medizinischen Maßnahmen (J95.-)
J96.0	Akute respiratorische Insuffizienz, anderenorts nicht klassifiziert
J96.1	Chronische respiratorische Insuffizienz, anderenorts nicht klassifiziert
J96.9	Respiratorische Insuffizienz, nicht näher bezeichnet
O29.6	Mißlingen oder Schwierigkeiten bei der Intubation in der Schwangerschaft
O74.7	Mißlingen oder Schwierigkeiten bei der Intubation während der Wehentätigkeit und bei der Entbindung
O89.6	Mißlingen oder Schwierigkeiten bei der Intubation im Wochenbett
R09.2	Atemstillstand Herz-Lungen-Versagen
T88.4	Mißlungene oder schwierige Intubation
Z43.0	Versorgung eines Tracheostomas
Z93.0	Vorhandensein eines Tracheostomas
Z99.1	Abhängigkeit vom Respirator

Fragen aus der Praxis:

Wer kodiert die Beatmungszeit im Notarztwagen bei Verlegung vom Krankenhaus A nach Krankenhaus B?

Beatmungszeiten außerhalb des Krankenhauses werden nicht erfasst. Die Beatmungszeit im Notarztwagen bei Verlegungen kann daher auch nicht erfasst werden.

Wird eine, durch den Notarzt erfolgte Intubation eines Patienten außerhalb des Krankenhauses kodiert?

Prozeduren, die vor der stationären Aufnahme durchgeführt wurden, werden nicht kodiert.

Notizen:

11 Krankheiten des Verdauungssystems

Dorothea Dreizehnter

Kapitelübersicht:

DKR	Titel	kommentiert	nicht kommentiert
1101a	Appendizitis	x	
1102a	Adhäsionen	x	
1103a	Magenulkus mit Gastritis	x	
1104a	Helicobacter/Campylobacter	x	
1105a	Gastrointestinale Blutung	x	
1106a	Peranale Blutung	x	
1107a	Dehydratation bei Gastroenteritis	x	

1101a Appendizitis

Zur Kodierung einer Appendizitis stehen folgende ICD-Kodes zur Verfügung:

K35.-	Akute Appendizitis
K35.0	Akute Appendizitis mit diffuser Peritonitis Appendizitis (akut) mit: • Perforation • Peritonitis (diffus) • Ruptur
K35.1	Akute Appendizitis mit Peritonealabszeß Appendixabszeß
K35.9	Akute Appendizitis, nicht näher bezeichnet Akute Appendizitis ohne: • Perforation • Peritonealabszeß • Peritonitis • Ruptur
K36	Sonstige Appendizitis Appendizitis: • chronisch • rezidivierend
K37	Nicht näher bezeichnete Appendizitis

Die Richtlinie DKR 1101a korrespondiert mit der Allgemeinen Kodierrichtlinie D008b zur Verschlüsselung von Verdachtsdiagnosen bzw. klinischen
Diagnosen.

So ist die **klinische Diagnose** einer Appendizitis für die Zuteilung eines der
oben aufgeführten Kodes ausreichend. Ein positiver histopathologischer
Befund ist hierfür nicht zwingend erforderlich (s. Beispiel B11.02).

Beispiel B11.01
Ein 30-jähriger Patient wird mit akutem Abdomen stationär aufgenommen. Alle
klinischen und sonstigen Befunde weisen auf eine akute Appendizitis hin; der
Patient wird laparotomiert und bei leicht gerötetem Blinddarm appendektomiert.
Nach der Appendektomie ist der Patient beschwerdefrei; der histopathologische
Befund sichert jedoch nicht eindeutig die Diagnose einer Appendizitis. Aufgrund
der initialen Befunde und des Verlaufs stellt der entlassende Arzt die klinische
Diagnose einer akuten Appendizitis.

Hauptdiagnose:
          K35.9   *Akute Appendizitis, nicht näher bezeichnet*
Prozedur(en):
          5-470.0   *Appendektomie, offen chirurgisch*

Beispiel B11.02
Ein 30-jähriger Patient wird mit akuten diffusen abdominalen Beschwerden und
leichter Abwehrspannung stationär aufgenommen. Der klinische Befund ist nicht
typisch für eine Appendizitis. Da der Patient jedoch nicht beschwerdefrei wird, und
die Appendizitis nicht sicher auszuschließen ist, erfolgt nach 4-tägiger
Beobachtung eine Laparotomie. Die Appendix zeigt sich leicht gerötet und wird
aus diesem Grunde sicherheitshalber entfernt. Der histopathologische Befund ist
jedoch negativ. Der Patient ist post-operativ beschwerdefrei kann nach
unkompliziertem weiteren Verlauf entlassen werden. Der entlassende Arzt stellt
abschließend die Diagnose eines unklaren akuten Abdomens.

Hauptdiagnose:
          R10.0   *Akutes Abdomen*
Prozedur(en):
          5-470.0   *Appendektomie, offen chirurgisch*

1102a Adhäsionen

Werden Patienten speziell zur operativen Adhäsiolyse als Haupteingriff
stationär aufgenommen, werden folgende Kodes zugewiesen:

Hauptdiagnose:
       K66.0   *Peritoneale Adhäsionen*
Prozedur(en):
       **5-469.2   *Andere Operationen am Darm, Adhäsiolyse*

Die Adhäsiolyse/Bridenlösung kann auch dann zu einem operativen Haupteingriff werden, wenn durch Bridenbildung ein mechanischer Ileus entstanden ist. Solche Fälle werden wie folgt kodiert:

Hauptdiagnose:
       K56.5   *Intestinale Adhäsionen (Briden) mit Ileus*
Prozedur(en):
       **5-469.1   *Andere Operationen am Darm, Bridenlösung*

Achtung: Die OPS-Kodes **5-469.1 und **5-469.2 **sind** 6-stellig zu kodieren. Dies ist aus den Angaben der Kodierrichtlinie nicht ersichtlich. Die Kennzeichnung von OPS-Kodes mit einem Doppelstern (**) zeigt generell an, dass diese Kodes an der 6. Stelle mit den Ziffern einer zugehörigen Liste zu ergänzen sind.

Bei den Kodes ****5-469.1 und **5-469.2** ist an der **6. Stelle** die Art der **OP-Technik** anzugeben:

Liste für die Kodierung des Zuganges an der 6. Stelle	
0	Offen chirurgisch
1	Laparoskopisch
2	Umsteigen laparoskopisch - offen chirurgisch
3	Endoskopisch
x	Sonstige

Werden im Rahmen einer anderen Operation (Hauptleistung) bestehende Adhäsionen gelöst (Nebenleistung), ist je nach dem dadurch entstehenden Aufwand zu entscheiden, ob eine entsprechende Kodierung durchgeführt wird oder nicht.

Bei **relevantem Aufwand**, der durch die Adhäsiolyse entsteht, sollte der entsprechende ICD-Kode (s.o.) als Nebendiagnose und der entsprechende OPS-Kode (s.o.) als Nebenprozedur angegeben werden.

1103a   Magenulkus mit Gastritis

Liegt bei einem Patienten gleichzeitig ein Magenulkus sowie eine Gastritis vor, gilt zur **Festlegung der Hauptdiagnose** die Regel:

Ulkus vor Gastritis

Das bedeutet (s.a. Beispiel B11.03):

- der Kode für das **Ulkus** ist als **Hauptdiagnose**,
- der Kode für die **Gastritis** ist als **Nebendiagnose** anzugeben.

Achtung: Liegen beide Diagnosen als Nebendiagnosen vor, ist die Reihenfolge der Kodes ohne Bedeutung.

Folgende Bereiche stehen zur Kodierung in der ICD-10-GM zur Verfügung:

K25.-	**Ulcus ventriculi**
	Inkl.: Ulcus (pepticum):
	    • Magen
	    • Pylorus
	Exkl.: Akute hämorrhagische erosive Gastritis (K29.0)
	       Magenerosion (akut) (K29.6)
	       Ulcus pepticum o.n.A. (K27.-)

K25.0	Akut, mit Blutung
K25.1	Akut, mit Perforation
K25.2	Akut, mit Blutung und Perforation
K25.3	Akut, ohne Blutung oder Perforation
K25.4	Chronisch oder nicht näher bezeichnet, mit Blutung
K25.5	Chronisch oder nicht näher bezeichnet, mit Perforation
K25.6	Chronisch oder nicht näher bezeichnet, mit Blutung und Perforation
K25.7	Chronisch, ohne Blutung oder Perforation
K25.9	Weder als akut noch als chronisch bezeichnet, ohne Blutung oder Perforation

und

K29.-	**Gastritis und Duodenitis** Exkl.: Eosinophile Gastritis oder Gastroenteritis (K52.8) Zollinger-Ellison-Syndrom (E16.4)
K29.0	Akute hämorrhagische Gastritis Akute (erosive) Gastritis mit Blutung
K29.1	Sonstige akute Gastritis
K29.2	Alkoholgastritis
K29.3	Chronische Oberflächengastritis
K29.4	Chronische atrophische Gastritis Magenschleimhautatrophie
K29.5	Chronische Gastritis, nicht näher bezeichnet Chronische Gastritis: • Antrum • Fundus
K29.6	Sonstige Gastritis Gastropathia hypertrophica gigantea Granulomatöse Gastritis Magenerosion (akut) Ménétrier-Syndrom [Hypertrophische Gastropathie Ménétrier]
K29.7	Gastritis, nicht näher bezeichnet
K29.8	Duodenitis
K29.9	Gastroduodenitis, nicht näher bezeichnet

◄104a Helicobacter/Campylobacter

Ist eine vorliegende Erkrankung mit **Helicobacter pylori assoziiert,** muss der entsprechende ICD-Kode

B96.81!   *Helicobacter pylori [H. pylori] als Ursache von Krankheiten, die in anderen Kapiteln klassifiziert sind*

hinzugefügt werden.

Beispiel B11.03
Eine 40-jährige Patientin wird wegen epigastrischer Schmerzen zur Abklärung
stationär aufgenommen. Die durchgeführte Gastroskopie erbringt als Befund ein
chronisches Magenulkus sowie eine erosive Gastritis. Der durchgeführte
bioptische Test auf H. pylori ist positiv.

Hauptdiagnose:
K25.3	*Ulcus ventriculi, akut, ohne Blutung oder Perforation*

Nebendiagnose(n):
B96.81!	*Heliobacter pylori [H. pylori] als Ursache von Krankheiten, die in anderen Kapiteln klassifiziert sind*
K29.0	*Akute hämorrhagische Gastritis*

Prozedur(en):
1-632	*Diagnostische Ösophagogastroduodenoskopie*
1-440.a	*1-5 Biopsien am oberen Verdauungstrakt*

Achtung: Der Kode **B96.81!** ist ein **Ausrufezeichenkode** (s. DKR 2004
Redaktionelle Hinweise) und somit ein Sekundär-Kode, der nur in
Kombination mit einem zugehörigen Primär-Kode aufgeführt werden darf
(siehe auch *DKR D012a Mehrfachkodierung*).

In der beschriebenen Fallkonstellation (B11.03) wird ein kausaler Zusammenhang zwischen den erhobenen Befunden und der H. pylori-Infektion
gesehen. Die Verwendung des Kodes B96.81! ist damit obligatorisch
vorgeschrieben.

Beispiel B11.04
Ein 35-jähriger Patient leidet seit 2 Monaten unter retrosternalen Schmerzen beim
Schlucken und Sodbrennen. Die stationäre Aufnahme erfolgt zur Abklärung. In
der Ösophagogastroduodenoskopie findet sich eine Refluxösophagitis I-II im
unteren Drittel der Speiseröhre sowie eine ursächliche Hiatushernie (Gleithernie).
Darüber hinaus kein pathologischer Befund. Ein routinemäßig durchgeführter
bioptischer Test auf H.pylori ist positiv. Die Refluxösophagitis wird medikamentös
behandelt. Zusätzlich wird der Patient über positive und negative Einflussfaktoren
bezüglich der Hiatushernie aufgeklärt.

Hauptdiagnose:
K21.0	*Gastroösophageale Refluxkrankheit mit Ösophagitis*

Nebendiagnose(n):
K44.9	*Hernia diaphragmatica ohne Einklemmung und ohne Gangrän*

Prozedur(en):
1-632	*Diagnostische Ösophagogastroduodenoskopie*
1-440.a	*1-5 Biopsien am oberen Verdauungstrakt*

Achtung: Der Kode B96.81! wird **nicht** hinzugefügt, da in der Fall-konstellation des Beispiels B11.04 kein kausaler Zusammenhang zwischen der Refluxösophagitis und der H.pylori-Infektion gesehen wird. Somit ist kein Primärkode vorhanden.

Zur Kodierung einer *Campylobacter-Infektion im Intestinaltrakt* steht folgender ICD-Kode zur Verfügung:

A04.5	Enteritis durch Campylobacter

In selteneren Fällen kann **Campylobacter** auch **Infektionen außerhalb des Intestinaltraktes** hervorrufen. Für die Kodierung dieser Infektionen finden sich in der ICD-10-GM keine spezifischen Kodes. Aus diesem Grund ist in solchen Fällen die Erkrankung selbst zu kodieren.

Ein spezifischer ICD-Kode für die zusätzliche Erreger-Kodierung existiert für Campylobacter nicht. Verwendet werden kann

B96.88!   Sonstige näher bezeichnete Bakterien als Ursache von Krankheiten, die in anderen Kapiteln klassifiziert sind

Einige Beispiele für mögliche Campylobacter-assoziierte Infektionen:

a) Campylobacter-Bakteriämie

A49.9	Bakterielle Infektion, nicht näher bezeichnet
	Bakteriämie o.n.A:

b) Cholecystitis

K81.-	**Cholezystitis**
	Exkl: Mit Cholelithiasis (K80.-)
K81.0	Akute Cholezystitis
	Angiocholezystitis |
	Cholezystitis: |
	• Eitrig |
	• emphysematös (akut) | ohne Gallenstein
	• gangränös |
	Gallenblasenabszess |
	Gallenblasenempyem |
	Gallenblasengangrän |
K81.1	Chronische Cholezystitis
K81.8	Sonstige Formen der Cholezystitis
K81.9	Cholezystitis, nicht näher bezeichnet

c) Thrombophlebitis

Zutreffender Kode aus:

I80.-	**Thrombose, Phlebitis und Thrombophlebitis**

d) Meningitis

G00.9	Bakterielle Meningitis, nicht näher bezeichnet
	Meningitis:
	   • eitrig o.n.A:
	   • purulent o.n.A.
	   • pyogen o.n.A:

e) Abszess

Zutreffender Kode aus:

L02.-	**Hautabszess, Furunkel und Karbunkel**

1105a   Gastrointestinale Blutung

Für die Kodierung einer gastrointestinalen Blutung (GIB) gibt es in der ICD-10-GM vom Grundsatz her 2 verschiedene Ansätze:

1. Kodes für gastrointestinale Läsionen, die die **Information einer Blutung _nicht_ beinhalten.**

   In diesen Fällen wird dem Kode der vorliegenden gastrointestinalen Erkrankung ein Kode aus **K92.- Sonstige Krankheiten des Verdauungssystems** hinzugefügt (s. Beispiel B11.06).

K92.-	**Sonstige Krankheiten des Verdauungssystems** Exkl.: Gastrointestinale Blutung beim Neugeborenen (P54.0-P54.3)
K92.0	Hämatemesis
K92.1	Meläna

K92.2	Gastrointestinale Blutung, nicht näher bezeichnet
	Blutung:
	   • Darm o.n.A.
	   • Magen o.n.A.
	Exkl.: Akute hämorrhagische Gastritis (K29.0)
	       Hämorrhagie von Anus und Rektum (K62.5)
	       Mit Ulcus pepticum (K25-K28)

K92.8	Sonstige näher bezeichnete Krankheiten des Verdauungssystems
K92.9	Krankheit des Verdauungssystems, nicht näher bezeichnet

2. Kodes für gastrointestinale Läsionen, die die Information einer Blutung beinhalten:

Hierzu einige Beispiele:

Ulcus im oberen Gastrointestinaltrakt

K25.-	Ulcus ventriculi
K26.-	Ulcus duodeni
K27.-	Ulcus pepticum, Lokalisation näher bezeichnet
K28.-	Ulcus pepticum jejuni

Dabei sind zur Kodierung einer GIB die folgenden **4. Stellen** an die Kodes K25.- bis K28.- anzufügen:

.0	Akut, *mit Blutung*
.2	Akut, *mit Blutung* und Perforation
.4	Chronisch oder nicht näher bezeichnet, *mit Blutung*
.6	Chronisch oder nicht näher bezeichnet, *mit Blutung* und Perforation

Gastritis

K29.0	Akute hämorrhagische Gastritis
	Akute (erosive) Gastritis *mit Blutung*

Angiodysplasie oberer und unterer Gastrointestinaltrakt

K31.82	Angiodysplasie des Magens und des Duodenums *mit Blutung*
K55.22	Angiodysplasie des Kolons, *mit Blutung*

Mallory-Weiss-Syndrom

K22.6	Mallory-Weiss-Syndrom
	Schleimhautrisse in der Kardiaregion *mit Hämorrhagie*

Ösophagusvarizen/Magenfundusvarizen

I85.0	Ösophagusvarizen *mit Blutung*

Achtung: Im Unterschied zu blutenden Ösophagusvarizen ist die Kodierung blutender Magenfundusvarizen nicht mit einem einzelnen Kode möglich. Hier ist – wie oben erläutert – die Kombination des Kodes

I86.4	Magenvarizen

mit einem Kode aus *K92.- Sonstige Krankheiten des Verdauungssystems* notwendig.

Rektum/Anus

K62.5	*Hämorrhagie* des Anus und des Rektums Exkl.: Rektumblutung des Neugeborenen (P54.2)

Divertikulose/Divertikulitis

K57.-	**Divertikulose des Darmes** Inkl.: Divertikel | Divertikulitis | Dünndarm, Dickdarm Divertikulose |

Dabei sind zur Kodierung einer GIB die folgenden **5. Stellen** an die Kodes von *K57.- Divertikulose des Darmes* anzufügen:

1	Divertikulose *mit Blutung*
3	Divertikulitis *mit Blutung*

Gastrointestinale Blutung beim Neugeborenen

P54.0	Hämatemesis beim Neugeborenen Exkl.: Hämatemesis durch Verschlucken mütterlichen Blutes (P78.2)
P54.1	Meläna beim Neugeborenen Exkl.: MelänaVerschlucken mütterlichen Blutes (P78.2)
P54.2	Rektumblutung beim Neugeborenen
P54.3	Sonstige gastrointestinale Blutung beim Neugeborenen

Refluxösophagitis mit Blutung

Achtung: Die Kodierung einer Refluxösophagitis mit Blutung unterscheidet sich von den oben erläuterten Schemata. **Hier ist eine fixe Kombination der folgenden 2 Kodes vorgeschrieben:**

K21.0	Gastroösophageale Refluxkrankheit mit Ösophagitis Refluxösophagitis
K22.8	Sonstige näher bezeichnete Krankheiten des Ösophagus Ösophagusblutung o.n.A.

Die Abbildung 11-1 stellt einen Entscheidungsbaum zur Auswahl von Haupt- und Nebendiagnose bei der Kodierung einer GIB dar.

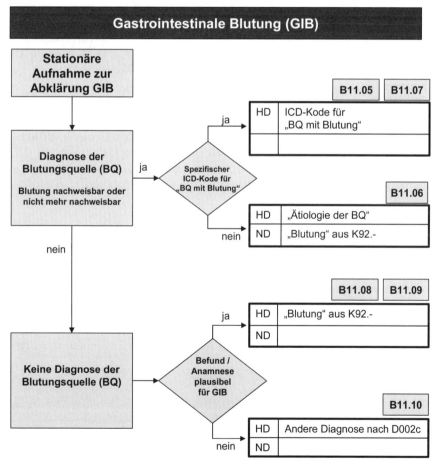

Abbildung 11-1:   Kodierung der Gastrointestinalen Blutung

Beispiel B11.05
Ein 45-jähriger Patient wird zur Abklärung einer zu Hause aufgetretenen Hämatemesis stationär aufgenommen. Die endoskopische Untersuchung zeigt ein blutendes Ulcus ventriculi präpylorisch. Das Ulcus ventriculi wird konservativ behandelt. Ein bioptisch durchgeführter Test auf H. pylori ist positiv.

Hauptdiagnose:
K25.0	*Ulcus ventriculi, akut, mit Blutung*

Nebendiagnose(n):
B96.81!	*Heliobacter pylori [H. pylori] als Ursache von Krankheiten, die in anderen Kapiteln klassifiziert sind*

Prozedur(en):
1-632	*Diagnostische Ösophagogastroduodenoskopie*
1-440.a	*1-5 Biopsien am oberen Verdauungstrakt*

Achtung: Die Hämatemesis wird *in diesem Fallbeispiel* **nicht** kodiert, da zum einen bereits der Kode K25.0 den Zusatz „mit Blutung" beinhaltet und zum anderen die Hämatemesis ein Symptom ist, das eindeutig und unmittelbar mit der zugrunde liegenden Erkrankung vergesellschaftet ist und kein eigenständiges Problem für die medizinische Betreuung darstellt. Siehe hierzu auch Allgemeine Kodierrichtlinie D002c.

Achtung: Bitte Änderungen der OPS-Systematik für 2004 beachten.

Gibt es **keinen spezifischen ICD-Kode, der die gastrointestinale Läsion „mit Blutung"** komplett (Kombinationskode) beschreibt, ist der ICD-Kode für die Läsion mit einem **Zusatzkode aus K92.-** zu kombinieren, der als Nebendiagnose aufgeführt wird (s. Beispiel B11.06)

Beispiel B11.06
Eine 87-jährige Patientin wird mit Hämatemesis stationär aufgenommen. Die endoskopische Untersuchung zeigt ein ausgedehntes Magenkarzinom im Bereich des Magenkorpus mit teils ulzerierenden und blutenden Anteilen. Aufgrund des reduzierten Allgemeinzustandes der Patientin wird von einem operativen Eingriff abgesehen. Es wird symptomatisch therapiert.

Hauptdiagnose:
C16.2	*Bösartige Neubildung des Magens, Corpus ventriculi*

Nebendiagnose(n):
K92.0	*Hämatemesis*

Prozedur(en):
1-632	*Diagnostische Ösophagogastroduodenoskopie*
1-440.a	*1-5 Biopsien am oberen Verdauungstrakt*

Achtung: Die Hämatemesis wird in diesem Fall kodiert, da der Kode C16.2 nicht die Information einer GI-Blutung beinhaltet.

Der ICD-Kode für die gastrointestinale Läsion „mit Blutung" (bzw. der ICD-Kode für die Läsion „ohne Blutung" mit Zusatzcode K92.-) wird auch dann als Hauptdiagnose kodiert, wenn die endoskopisch diagnostizierte Erkrankung zum Untersuchungszeitpunkt zwar **keine akute Blutung** mehr aufweist, jedoch als Ursache/Quelle für eine GIB in Frage kommt (s. Beispiel B11.07).

Beispiel B11.07
Ein 40-jähriger Patient wird stationär mit der Einweisungsdiagnose „akute obere gastrointestinale Blutung" aufgenommen. Anamnestisch schildert der Patient Erbrechen von Hämatin vor 2 Tagen. Der Patient wird gastroskopiert mit dem Befund eines akuten Ulcus ventriculi, das zum Untersuchungszeitpunkt keine Blutungszeichen aufweist. Auch während des Weiteren stationären Aufenthalts keine Zeichen einer Blutung. Ein bioptisch durchgeführter Test auf H. pylori ist positiv.

Hauptdiagnose:
	K25.0	*Ulcus ventriculi, akut, mit Blutung*

Nebendiagnose(n):
	B96.81!	*Heliobacter pylori [H. pylori] als Ursache von Krankheiten, die in anderen Kapiteln klassifiziert sind*

Prozedur(en):
	1-632	*Diagnostische Ösophagogastroduodenoskopie*
	1-440.a	*1-5 Biopsien am oberen Verdauungstrakt*

Achtung: Auch ohne erbrachten Nachweis einer Blutung wird in diesem Fall *K25.0 Ulcus ventriculi, akut, mit Blutung* zur Hauptdiagnose, da die Befundkonstellation für eine stattgehabte GIB plausibel ist und das Ulcus ventriculi als Blutungsquelle angesehen werden kann.

Im Folgenden nun Beispiele zur Kodierung von Fällen, die zur Abklärung einer GIB stationär aufgenommen werden, bei denen jedoch **keine Blutungsquelle** gefunden werden kann, oder sich eine **GIB als nicht wahrscheinlich** herausstellt.

In Fallkonstellationen, in denen die Anamnese oder die Befundlage die plausible **klinische Diagnose** einer stattgehabten GIB zulässt, jedoch eine direkte **Blutungsquelle endoskopisch nicht (mehr) zu finden** ist, kann trotzdem eine Blutung kodiert werden. In diesem Fall wird ein Kode aus **K92.- zur Hauptdiagnose** (s. Beispiel B11.08).

Beispiel B11.08
Eine 35-jährige Patientin wird wegen „Verdachts auf Gastrointestinale Blutung"
stationär eingewiesen. Anamnestisch schildert die Patientin glaubhaft vor 6 Tagen
das Erbrechen von Hämatin nach mehrtägiger Einnahme von 1-2 g ASS täglich
wegen Cephalgien. Anfängliche Verweigerung der Patientin einer endoskopischen Diagnostik; darum „blindes" Anbehandeln durch den Hausarzt mit
einem Protonenpumpenblocker (5-tägige Einnahme in regulärer Dosis). Die
stationär durchgeführte Ösophagogastroduodenoskopie zeigt keinen
pathologischen Befund. Bioptischer Test auf H. pylori ist negativ.

Hauptdiagnose:
     K92.0   *Hämatemesis*
Nebendiagnose(n):

Prozedur(en):
     1-632   *Diagnostische Ösophagogastroduodenoskopie*
     1-440.a   *1-5 Biopsien am oberen Verdauungstrak*

In gleicher Weise sind auch Fälle zu kodieren, die zur Abklärung einer
Gastrointestinalen Blutung stationär aufgenommen werden, bei denen
jedoch eine **endoskopische Diagnostik nicht möglich** ist.

Sichern die Anamnese und/oder der klinische Befund das Vorliegen einer
Gastrointestinalen Blutung, oder machen sie zumindest wahrscheinlich,
kann die GIB kodiert werden. Hier wird ein Kode aus **K92.- zur
Hauptdiagnose** da eine spezifische Kodierung der Blutungsquelle nicht
möglich ist (s. Beispiel B11.09).

Beispiel B11.09
Eine 85-jährige seit Jahren bettlägrige und pflegebedürftige Patientin wird wegen
Hämatemesis stationär aufgenommen. Die Hämatemesis wiederholt sich mehrfach am ersten Tag des stationären Aufenthaltes. Zusätzlich wird Teerstuhl sowie
eine leichtgradige (Blutungs-)Anämie bei der Patientin festgestellt (mehrfache
Blutbildkontrollen). Da sich die Patientin in stark reduziertem Allgemeinzustand
befindet, wird von einer endoskopischen Diagnostik abgesehen. Die Patientin wird
symptomatisch behandelt. Zeichen einer aktiven GI-Blutung bestehen bei
Entlassung nicht mehr.

Hauptdiagnose:
     K92.0   *Hämatemesis*
Nebendiagnose(n):
     D62   *Akute Blutungsanämie*

Meläna wird in dieser Fallkonstellation nicht kodiert, da sich hieraus kein
besonderer diagnostischer, therapeutischer oder pflegerischer Aufwand
(nach DKR D003b) ableiten lässt. Weiterhin wird bereits durch die Diagnose
„Hämatemesis" die gastrointestinale Blutung gekennzeichnet.

Dagegen wurden zur Verlaufskontrolle der Blutungsanämie mehrere Blutbildkontrollen durchgeführt. Dies rechtfertigt die Kodierung der Blutungsanämie nach *DKR D003b Nebendiagnosen*.

Schließen Befund und/oder Anamnese das Vorliegen einer GIB aus oder machen sie zumindest sehr unwahrscheinlich, so dass kein klinischer Verdacht besteht, dann ist gemäß der Definition *DKR D002c Hauptdiagnose* eine andere Erkrankung / ein anderes Symptom als Hauptdiagnose zu kodieren (s. Beispiel B11.10).

Beispiel B11.10
Ein 78-jähriger Patient mit ausgeprägtem hirnorganischem Psychosyndrom (HOPS) und reduziertem Allgemeinzustand wird vom Hausarzt wegen Verdachts auf obere gastrointestinale Blutung stationär eingewiesen. Eine Eigenanamnese ist nicht erhebbar. Fremdanamnestisch wird von einmaligem Erbrechen am Vortag berichtet; eine Hämatemesis ist aufgrund der Angaben der Angehörigen nicht wahrscheinlich. Die körperliche Untersuchung ist – bis auf das HOPS – unauffällig; Appetit gut. Kein Teerstuhl. Test auf okkultes Blut mehrfach negativ. Blutbildkontrollen mehrfach stabil. Von invasiver Diagnostik wird abgesehen. Patient wird nach unauffälliger zweitägiger Beobachtung beschwerdefrei entlassen.

Hauptdiagnose:
　　　R11　　　　　　　*Übelkeit und Erbrechen*
Nebendiagnose(n):
　　　F07.9　　　　　　*Nicht näher bezeichnete organische Persönlichkeits-*
　　　　　　　　　　　　und Verhaltensstörung aufgrund einer Krankheit,
　　　　　　　　　　　　Schädigung oder Funktionsstörung des Gehirns

Wird ein Patient zur Abklärung von **Teerstuhl stationär aufgenommen und** endoskopisch untersucht und die vorliegenden Befunde (gastrointestinale Läsionen) stehen in ***keinem kausalen Zusammenhang*** zum Teerstuhl, wird das **Symptom (GIB; *K92.1* Meläna)** zur **Hauptdiagnose,** da es den stationären Aufenthalt verursacht hat. Der endoskopische Befund der gastrointestinalen Läsion wird als Nebendiagnose kodiert (s. Beispiel B11.11).

Beispiel B11.11
Ein 63-jähriger Patient wird zur Abklärung von Teerstuhl stationär aufgenommen. Die durchgeführte Oesophagogastroduodenoskopie ist unauffällig. Die komplette Ileocoloskopie erbringt als einzigen Befund einen ca. 2 cm großen gestilten Polypen mit intakter Schleimhautoberfläche im Colon transversum, der mit der Schlinge abgetragen wird (Histologie unauffällig) sowie mehrere blande Divertikel im Bereich des Colon sigmoideum. Der Patient wird zunächst entlassen. Geplant wird die elektive Aufnahme zur Abklärung einer Angiodysplasie.

Hauptdiagnose:
      K92.1   *Meläna*
Nebendiagnose(n):
      D12.3   *Gutartige Neubildung des Kolons, Colon transversum*
      K57.30   *Divertikulose des Dickdarmes ohne Perforation oder*
                    Abszess, ohne Angabe einer Blutung
Prozedur(en):
      1-632   *Diagnostische Ösophagogastroduodenoskopie*
      1-650.2   *Diagnostische Koloskopie, total, mit Ileoskopie*
      5-452.2   *Lokale Exzision und Destruktion von erkranktem*
                    Gewebe des Dickdarmes, Exzision, endoskopisch

Findet sich bei der endoskopischen Abklärung eine den Teerstuhl **kausal verursachende** gastrointestinale Läsion, wird der ICD-Kode, der die Läsion „mit Blutung" beschreibt, bzw. der ICD-Kode „ohne Blutung" mit einem Zusatzkode aus K92.- als Nebendiagnose zur **Hauptdiagnose**.

Beispiel B11.12
Ein 77-jähriger Patient wird zur Abklärung von Teerstuhl stationär aufgenommen. Nebenbefundlich besteht eine (Blutungs-)Anämie (Durchführung mehrerer Blutbildkontrollen). Nach genauerem Nachfragen beschreibt der Patient seit längerer Zeit Schluckstörungen/-beschwerden. Aus diesem Grund wir der Patient mit Unterstützung der Pflege mit Breikost versorgt. Die Oesophagogastroduodenoskopie erbringt ein ulcerierendes teils blutendes und teils stenosierendes Ösophaguskarzinom (bioptisch/histologisch gesichert) im unteren Ösophagusdrittel. Zur Komplettierung der Diagnostik wird ergänzend eine Ileokoloskopie mit unauffälligem Ergebnis durchgeführt. Der Patient lehnt weitere Maßnahmen ab und wird entlassen.

Hauptdiagnose:
      C15.5   *Bösartige Neubildung des Ösophagus, unteres Drittel*
Nebendiagnose(n):
      K92.1   *Meläna*
      D62   *Akute Blutungsanämie*
      R13   *Dysphagie*
Prozedur(en):
      1-632   *Diagnostische Ösophagogastroduodenoskopie*
      1-440.a   *1-5 Biopsien am oberen Verdauungstrak*
      1-650.2   *Diagnostische Koloskopie, total, mit Ileoskopie*

Achtung: In diesem Fallbeispiel wird Meläna kodiert, da der Hauptdiagnose-Kode C15.5 nicht die Kennzeichnung einer gastrointestinalen Blutung beinhaltet; d.h. die Zusatzdiagnose aus K92.- ist zur umfassenden Abbildung notwendig.

Achtung: D62 und R13 sind in diesem Fallbeispiel als Nebendiagnosen aufzuführen, da diese Diagnosen einen erhöhten diagnostischen und pflegerischen Aufwand verursacht haben.

Die Kodierrichtlinie 1105a gibt keine Vorgaben zur korrekten Kodierung von **okkultem Blut im Stuhl.** Auch dieser Indikator einer Gastrointestinalen Blutung führt häufig zu stationären diagnostischen Abklärungen.

Gemäß den Angaben des ICD-10-GM-Diagnosenthesaurus ist folgender Kode zu verwenden:

K92.2	Gastrointestinale Blutung, nicht näher bezeichnet
	Blutung:
	• Darm o.n.A.
	• Magen o.n.A.
	Exkl.: Akute hämorrhagische Gastritis (K29.0)
	Hämorrhagie von Anus und Rektum (K62.5)
	Mit Ulcus pepticum (K25-K28)

Dieser Kode kann gemäß den oben erläuterten Richtlinien sowohl als Haupt- als auch als Nebendiagnose verwendet werden.

1106a Peranale Blutung

Bei Patienten mit peranalem Blutabgang, bei denen endoskopisch die **Blutungsquelle nicht ermittelt** oder auch die **Untersuchung nicht durchgeführt** werden kann, ist zu kodieren:

K92.2	Gastrointestinale Blutung, nicht näher bezeichnet
	Blutung:
	• Darm o.n.A.
	• Magen o.n.A.
	Exkl.: Akute hämorrhagische Gastritis (K29.0)
	Hämorrhagie von Anus und Rektum (K62.5)
	Mit Ulcus pepticum (K25-K28)

Zu beachten ist hierbei, dass in solchen Fällen der folgende Kode **nicht zugewiesen** werden darf:

K62.5	Hämorrhagie des Anus und des Rektums
	Exkl.: Rektumblutung des Neugeborenen (P54.2)

1107a Dehydratation bei Gastroenteritis

Für die Verschlüsselung von Patienten, die zur Behandlung einer Gastroenteritis mit Exsikkose stationär aufgenommen werden, stehen beispielsweise Kodes aus folgenden ICD-Bereichen zur Verfügung:

A00-A09	**Infektiöse Darmkrankheiten**
K52.9	Nichtinfektiöse Gastroenteritis und Kolitis, nicht näher bezeichnet
E86	Volumenmangel
	Dehydratation

Bei der **Auswahl der Hauptdiagnose** ist folgende Regel zu beachten:

Gastroenteritis vor Exsikkose

Das bedeutet, der Kode für die **Gastroenteritis** ist als **Hauptdiagnose**, der Kode für die **Exsikkose** ist als **Nebendiagnose** anzugeben (s. Beispiel B11.13).

Achtung: Liegen beide Diagnosen als Nebendiagnosen vor, ist die Reihenfolge der Kodes ohne Bedeutung.

Achtung: Die *DKR 1107a* stellt in bestimmten Fallkonstellationen eine *Ausnahmeregelung* zur Allgemeinen *DKR D002c Hauptdiagnose* dar. Nach DKR D002c ist bei stationärer Aufnahme wegen eines Symptoms (bei bekannter Grunderkrankung) und ausschließlicher Behandlung des Symptoms, das Symptom als Hauptdiagnose zu kodieren. Die Grunderkrankung muss als Nebendiagnose angegeben werden.

Verdeutlichung der Ausnahme der DKR 1107a:

Stationäre Aufnahme wegen Exsikkose (Symptom) bei tagelanger Gastroenteritis (bekannte Grunderkrankung). Während des stationären Aufenthaltes rein symptomatische Behandlung (z.B. durch iv.- Volumen-
substitution) Hauptdiagnose: Grunderkrankung (Gastroenteritis); Nebendiagnose: Symptom (Volumenmangel).

Beispiel B11.13

Eine 60-jährige Patientin wird mit Exsikkose in reduziertem Allgemeinzustand
stationär aufgenommen. Ursache der Exsikkose ist eine seit 5 Tagen bestehende
Gastroenteritis mit rezidivierendem Erbrechen sowie wässrigen Durchfällen
mehrfach täglich. Diagnostik: Stuhl auf pathogene Keime negativ.
Therapie: i.v.- Flüssigkeitssubstitution; langsamer oraler Kostaufbau.

Hauptdiagnose:
<blockquote>

K52.9   *Nichtinfektiöse Gastroenteritis und Kolitis, nicht näher
bezeichnet*
</blockquote>

Nebendiagnose(n):
<blockquote>

E86   *Volumenmangel*
</blockquote>

Notizen:

Notizen:

12   Krankheiten der Haut und der Unterhaut

Franz Metzger

Kapitelübersicht:

DKR	Titel	kommentiert	nicht kommentiert
1201a	Phlegmone	x	
1202a	Versorgung einer Verletzung der Haut und des subkutanen Gewebes	x	
1203a	Destruktion/Exzision einer Neubildung der Haut	x	
1204a	Kraniofaziale Eingriffe		x
1205a	Plastische Chirurgie	x	
1206a	Blepharoplastik	x	
1207b	Hauttransplantation		x

1201a   Phlegmone

DKR 1201a:

„Wenn eine Phlegmone zusammen mit einer offenen Wunde oder einem Hautgeschwür auftritt, ist die komplikationsauslösende Wunde bzw. das Hautgeschwür (Ulkus) vor Phlegmone zu kodieren, wenn die Wunde oder das Ulkus behandelt wird. Wird aktuell die Phlegmone behandelt, ist Phlegmone vor der komplikationsauslösenden Wunde zu kodieren."

Diese Kodierrichtlinie erläutert am Beispiel einer Phlegmone mit zugrunde liegender Wunde oder Ulkus den Umgang mit dem Abschnitt **„Zwei oder mehr Diagnosen, die gleichermaßen der Definition der Hauptdiagnose entsprechen"** aus *DKR D002 Hauptdiagnose*.

Die Auswahl der Hauptdiagnose erfolgt nach dem Aufwand für die Behandlung (Ressourcenverbrauch). Die jeweilige „Nebenerkrankung" ist hinzu zu kodieren, um den ursächlichen Zusammenhang darzustellen, auch wenn streng genommen kein eigenständiger Behandlungsaufwand damit verbunden ist. Die Richtlinie gilt im Prinzip auch für die Kodierung von beiden Diagnosen als Nebendiagnose, auch wenn die Reihenfolge hier für die Gruppierung keine Rolle spielt.

Für die Kodierung der Phlegmone ist in der ICD-10-GM die Gruppe *L03.- Phlegmone* vorgesehen, diese enthält bei bestimmten Lokalisationen jedoch Exklusiva, die zu beachten sind.

L03.-	**Phlegmone**
	Inkl.: Akute Lymphangitis
	Exkl.: Akute febrile neutrophile Dermatose [Sweet-Syndrom] (L98.2)
	Eosinophile Zellulitis [Wells-Syndrom] (L98.3)
	Lymphangitis (chronisch) (subakut) (I89.1)
	Phlegmone:
	• äußere männliche Genitalorgane (N48.2, N49.-)
	• äußere weibliche Genitalorgane (N76.4)
	• äußerer Gehörgang (H60.1)
	• Anal- und Rektalregion (K61.-)
	• Augenlid (H00.0)
	• Mund (K12.20)
	• Nase (J34.0)
	• Tränenapparat (H04.3)
L03.0	Phlegmone an Fingern und Zehen
	Infektion des Nagels
	Onychie
	Paronychie
	Perionychie
L03.01	Phlegmone an Fingern
L03.02	Phlegmone an Zehen
L03.1	Phlegmone an sonstigen Teilen der Extremitäten
L03.10	Phlegmone an der oberen Extremität
	Achselhöhle
	Hand o.n.A.
	Handgelenk
	Oberarm
	Schulter
	Unterarm
	Exkl.: Finger (L03.01)
L03.11	Phlegmone an der unteren Extremität
	Fuß o.n.A.
	Hüfte
	Knöchelregion
	Oberschenkel
	Unterschenkel
	Exkl.: Zehe (L03.02)
	../..

../..	
L03.2	Phlegmone im Gesicht
L03.3	Phlegmone am Rumpf Bauchdecke Brustwand Damm Leistenbeuge Nabel Rücken [jeder Teil] Exkl.: Omphalitis beim Neugeborenen (P38)
L03.8	Phlegmone an sonstigen Lokalisationen Behaarte Kopfhaut Kopf [jeder Teil, ausgenommen Gesicht]
L03.9	Phlegmone, nicht näher bezeichnet

Phlegmone im Orbita- oder Periorbitalbereich

Hier wird zwischen periorbitaler und orbitaler Phlegmone differenziert, da diese Krankheitszustände unterschiedlich kodiert werden. Bitte beachten Sie, dass die Exklusiva-Anweisung der Gruppe *L03.- Phlegmone* (s.o.) für die Verwendung des Schlüssels *H00.0 Phlegmone, Augenlid* nur bei alleinigem Vorliegen einer Phlegmone des Augenlides gilt, Kombinationen der beiden Schlüssel sind möglich.

Hat eine Periorbitalphlegmone zunächst auf das Augenlid und dann auf die Orbita übergegriffen, so sind alle drei Schlüssel zu kodieren, um den Umfang der Entzündung möglichst exakt zu beschreiben.

L03.2	*Phlegmone im Gesicht*
H00.0	*Hordeolum und sonstige tiefe Entzündung des Augenlides*
H05.0	*Akute Entzündung der Orbita*

1202a Versorgung einer Verletzung der Haut und des subkutanen Gewebes

Eine einfache Wundnaht (egal ob oberflächlich oder tief) wird kodiert mit:

5-900.-	Einfache Wiederherstellung der Oberflächenkontinuität an Haut und Unterhaut
5-900.0**	Primärnaht
5-900.1**	Sekundärnaht
5-900.x**	Sonstige
5-900.y	N.n.bez.

wobei die genaue Lokalisation mittels der 6. Stelle angegeben wird (**).

Bei Verletzungen der Weichteile im Gesicht wird zwischen oberflächlich und tief unterschieden. Der ACS (Australian Coding Standard) gibt hierzu folgende Definition:

> „Die Versorgung einer oberflächlichen Verletzung der Haut und des subkutanen Gewebes besteht in einer einfachen Wundversorgung der Epidermis, der Haut oder des Subkutangewebes mit einschichtiger Naht."

Bei tieferen Wunden ist der Einsatz von subkutanen oder mehrschichtigen Nähten erforderlich. Der Chirurg kann Gewebeschichten unter der Haut mit resorbierbarem Nahtmaterial vernähen, bevor er die Haut verschließt. Die Operation kann auch eine umfassende Reinigung der Wunde vor der Naht beinhalten. Bei betroffenen tieferen Gewebeschichten kann es sich um Weichteile, Muskeln, Sehnen oder Nerven handeln."

Entsprechend dieser Definition sind die folgenden Prozeduren zu verwenden:

5-778.-	Rekonstruktion der Weichteile im Gesicht
	Exkl.: Plastische Operationen an Lippe und Mundwinkel (5-908)
5-778.0	Naht (nach Verletzung), einschichtig
5-778.1	Naht (nach Verletzung), mehrschichtig
5-778.2	Plastische Sofortrekonstruktion
5-778.x	Sonstige
5-778.y	N.n.bez.

1203a Destruktion/Exzision einer Neubildung der Haut

Multiple Exzisionen von Hautläsionen die an gleicher Stelle kodierbar sind, sind während einer Sitzung nur einmal zu kodieren. Erfolgen Exzisionen an der gleichen Lokalisation während des gleichen stationären Aufenthalts an mehreren Tagen (Sitzungen) ist für jeden Tag (Sitzung) einmal die Angabe des Prozedurenschlüssels erforderlich.

Beispiel B12.01

Ein Patient wird zur Exzision von insgesamt sechs Hautläsionen bei Keratosis solaris, davon zwei auf der Brust und vier am Rücken aufgenommen. In der ersten Sitzung werden die Läsionen auf der Brust und zwei am Rücken entfernt. Am nächsten Tag werden dann die zwei restlichen Läsionen am Rücken entfernt.

Hauptdiagnose:

      L57.0   *Keratosis solaris*

Prozeduren:

      5-894.1a   *Lokale Exzision von erkranktem Gewebe an Haut und Unterhaut, Brustwand und Rücken* (1. Sitzung)

      5-894.1a   *Lokale Exzision von erkranktem Gewebe an Haut und Unterhaut, Brustwand und Rücken* (2. Sitzung)

1205a Plastische Chirurgie

Bei plastischen Operationen muss unterschieden werden, ob der Eingriff aus medizinischen oder kosmetischen Gründen erfolgt.

Bei **Operationen aus medizinischen Gründen** ist der Krankheitszustand, der Grund für den Eingriff ist oder war, als Hauptdiagnose zu kodieren. Ein zusätzlicher „Z-Kode" (hier kommt allerdings nur die Kategorie *Z42.- Nachbehandlung unter Anwendung plastischer Chirurgie* in Frage, da Kodes aus *Z41.- Maßnahmen aus anderen Gründen als der Wiederherstellung des Gesundheitszustandes* in diesem Zusammenhang als Nebendiagnosen keinen Sinn machen) kann als Nebendiagnose angegeben werden, um den elektiven Charakter des Eingriffs anzuzeigen (vgl. Beispiele B12.02 und B12.03).

Gibt es keinen medizinischen Grund als Hauptdiagnose und/oder erfolgt die **Operationen aus kosmetischen Gründen** ist ein Kode aus Z41.- **oder** Z42.- als Hauptdiagnose zu kodieren.

Z41.-	**Maßnahmen aus anderen Gründen als der Wiederherstellung des Gesundheitszustandes**
Z41.1	Plastische Chirurgie aus kosmetischen Gründen Mammaimplantat Exkl.: Plastische und rekonstruktive Chirurgie nach abgeheilter Verletzung oder Operation (Z42.-)
Z41.2	Zirkumzision als Routinemaßnahme oder aus rituellen Gründen
Z41.8	Sonstige Maßnahmen aus anderen Gründen als der Wiederherstellung des Gesundheitszustandes Haartransplantation Ohrlochstechen
Z41.9	Maßnahme aus anderen Gründen als der Wiederherstellung des Gesundheitszustandes, nicht näher bezeichnet

Z42.-	**Nachbehandlung unter Anwendung plastischer Chirurgie**
	Inkl.: Narbengewebeplastik
	         Plastische und rekonstruktive Chirurgie nach abgeheilter
	         Verletzung oder Operation
	Exkl.: Plastische Chirurgie:
	         • aus kosmetischen Gründen (Z41.1)
	         • Behandlung einer frischen Verletzung - Verschlüsselung der
	           Verletzung - siehe Alphabetisches Verzeichnis

Z42.0	Nachbehandlung unter Anwendung plastischer Chirurgie des Kopfes oder des Halses
Z42.1	Nachbehandlung unter Anwendung plastischer Chirurgie der Mamma [Brustdrüse]
Z42.2	Nachbehandlung unter Anwendung plastischer Chirurgie an anderen Teilen des Rumpfes
Z42.3	Nachbehandlung unter Anwendung plastischer Chirurgie der oberen Extremität
Z42.4	Nachbehandlung unter Anwendung plastischer Chirurgie der unteren Extremität
Z42.8	Nachbehandlung unter Anwendung plastischer Chirurgie an sonstigen Körperteilen
Z42.9	Nachbehandlung unter Anwendung plastischer Chirurgie, nicht näher bezeichnet

Der Unterschied zwischen den beiden Klassen besteht in der Verwendung von

Z41.-   *Maßnahmen aus anderen Gründen als der Wiederherstellung des Gesundheitszustandes* bei **rein kosmetischen Gründen**, bei denen kein vorangegangener Eingriff oder Verletzung besteht.

Z42.-   *Nachbehandlung unter Anwendung plastischer Chirurgie* bezieht sich auf **Eingriffe aus kosmetischen Gründen**, bei denen jedoch **eine Voroperation oder Zustand nach einer Verletzung** besteht.

Beispiel B12.02
27 Jahre, weiblich, bei der Patientin wird eine Brustreduktionsplastik bei ausgeprägter Mammahypertrophie, verbunden mit deutlichen Rückenschmerzen durchgeführt.

Hauptdiagnose:
      N62   *Hypertrophie der Mamma [Brustdrüse]*
Nebendiagnose(n):
      keine
Prozedur(en):
      5-884.01   *Mammareduktionsplastik, beidseitig*

Hier kommt als zusätzlicher "Z-Kode" weder die Nebendiagnose *Z41.1 Plastische Chirurgie aus kosmetischen Gründen* (da es sich um eine medizinische Indikation handelt) noch die Nebendiagnose *Z42.1 Nachbehandlung unter Anwendung plastischer Chirurgie der Mamma [Brustdrüse]* (da es sich um keine Nachbehandlung handelt) in Frage.

Überschneidungen gibt es auch zur *DKR 0201 Auswahl und Reihenfolge der Kodes (bei Neubildungen)*.

Beispiel B12.03
57 Jahre, weiblich, Aufnahme der Patientin zur Durchführung einer brustaufbauenden Operation bei Z.n. Ablatio mammae bei Mammakarzinom vor 3 Monaten. Der Brustaufbau war bereits im primären Behandlungsplan vorgesehen.

Hauptdiagnose:
      C50.4   *Bösartige Neubildung der Brustdrüse, oberer äußerer Quadrant*
Nebendiagnose(n): (optional)
      Z42.1   *Nachbehandlung unter Anwendung plastischer Chirurgie der Mamma [Brustdrüse]*
Prozedur(en):
      5-885.70   *Plastische Rekonstruktion der Mamma mit gestieltem Haut-Muskel-Transplantat [myokutaner Lappen], mit Prothesenimplantation, einseitig*

Beispiel B12.04
45 Jahre, weiblich, Aufnahme der Patientin zur Durchführung einer brustaufbauenden Operation aus kosmetischen Gründen bei Z.n. Ablatio mammae vor
6 Jahren.

Hauptdiagnose:

> Z42.1   *Nachbehandlung unter Anwendung plastischer*
>   *Chirurgie der Mamma [Brustdrüse]*

Prozedur(en):

> 5-885.70   *Plastische Rekonstruktion der Mamma mit gestieltem*
>   *Haut-Muskel-Transplantat [myokutaner Lappen], mit*
>   *Prothesenimplantation, einseitig*

Eine ähnliche Regelung wie für plastische Operationen gibt es auch für
prophylaktische Operationen:

Subkutane prophylaktische Brustamputation

Gibt es einen verschlüsselbaren medizinischen Grund als Ursache für die
Operation, so ist dieser als Hauptdiagnose zu verschlüsseln. Kann keine
konkrete Diagnose angegeben werden, so ist aus der Klasse Z40.- der
Schlüssel *Z40.00 Prophylaktische Operation wegen Risikofaktoren in
Verbindung mit bösartigen Neubildungen, Brustdrüse* (oder Z40.8) zu
verwenden.

Z40.-	Prophylaktische Operation
Z40.0	Prophylaktische Operation wegen Risikofaktoren in Verbindung mit bösartigen Neubildungen Aufnahme wegen prophylaktischer Organentfernung
Z40.00	Brustdrüse [Mamma]
Z40.01	Ovar
Z40.08	Sonstige
Z40.8	Sonstige prophylaktische Operation
Z40.9	Prophylaktische Operation, nicht näher bezeichnet

Achtung: Diese Regel kann es erforderlich machen eine bereits
zurückliegende Erkrankung (z.B. lobuläres Mammakarzinom der Gegen-
seite) bei Aufnahme zur prophylaktischen Brustentfernung als Hauptdiagnose zu kodieren, auch wenn diese aktuell nicht mehr vorhanden ist, da
diese Diagnose die Ursache für die stationäre Aufnahme der Patientin zur
Operation darstellt.

1206a Blepharoplastik

Die Prozedurenschlüssel

5-097.-	Blepharoplastik
5-097.0	Hebung der Augenbraue
5-097.1	Blepharoplastik des Oberlides
5-097.2	Blepharoplastik des Unterlides
5-097.3	Entfernung eines Fettgewebeprolapses der Orbita
5-097.4	Oberflächenbehandlung mit Laser
5-097.x	Sonstige
5-097.y	N.n.bez.

beschreiben die **künstliche Lidbildung aus kosmetischen Gründen**.

Bei **Rekonstruktionsoperationen des Augenlides** sind die, die Rekonstruktion spezifischer beschreibenden Schlüssel aus dem Schlüsselnummerbereich *5-09 Operationen an den Augenlidern* zu verwenden.

Notizen:

Notizen:

13   Krankheiten des Muskel-Skelett-Systems und des Bindegewebes

Dorothea Dreizehnter

Kapitelübersicht:

DKR	Titel	kommentiert	nicht kommentiert
1301a	Chronischer Kreuzschmerz	x	
1302a	Bandscheibenprolaps	x	
1303a	Bandscheibenläsion		x
1304a	Retrolisthese	x	
1305a	Spondylodese	x	
1306a	Luxation einer Hüftendoprothese	x	
1307a	Meniskus-/Bänderriss		x
1308a	Weichteilverletzung		x
1309a	Kompartmentsyndrom		x

1301a   Chronischer Kreuzschmerz

Die Kodierung des chronischen Kreuzschmerzes ist davon abhängig, ob die Ursache des Schmerzes bekannt ist, oder nicht.

Ist die **Ursache bekannt**, wird nur die Schmerzursache kodiert; der Schmerz an sich wird nicht kodiert (s. Beispiel B13.02).

Ist die **Ursache** des Schmerzes **nicht bekannt**, werden in Abhängigkeit des klinischen Erscheinungsbildes und der Schmerzlokalisation folgende Kodes zugewiesen (s. Beispiel B13.01):

M54.4	Lumboischialgie Exkl.: Durch Bandscheibenschaden (M51.1)

M54.5	Kreuzschmerz
	Lendenschmerz
	Lumbago o.n.A.
	Überlastung in der Kreuzbeingegend
	Exkl.: Flankenschmerz-Hämaturie-Syndrom (N39.81)
	                Lumbago durch Bandschiebenverlagerung (M51.2)
	                Lumboischialgie (M54.4)

Beispiel B13.01
Ein 58-jähriger Patient wird zur Abklärung seit Monaten bestehender lumbaler Schmerzen stationär aufgenommen. Die Ursache der Schmerzen kann nicht geklärt werden.

Hauptdiagnose:
  M54.5   *Kreuzschmerz*

Beispiel B13.02
Ein 58-jähriger Patient wird zur Abklärung seit Monaten bestehender lumbaler Schmerzen stationär aufgenommen. Als Ursache findet sich ein lumbaler Bandscheibenprolaps mit Myelopathie.

Hauptdiagnose:
  M51.0†   *Lumbale und sonstige Bandscheibenschäden mit*
                 Myelopathie
Nebendiagnose(n):
  G99.2*   *Myelopathie bei anderenorts klassifizierten*
                 Krankheiten

Weitere Regeln zur Kodierung akuter und chronischer Schmerzzustände finden sich in der Speziellen Kodierrichtlinie DKR 1806a.

1302a Bandscheibenprolaps

Die Grundregeln der Kodierung eines Bandscheibenprolapses haben sich nicht geändert: die Kodierung ist unterschiedlich vorzunehmen, je nach dem ob sich ein Bandscheibenprolaps auf eine akute Verletzung zurückführen lässt oder nicht.

Die Regeln zur Kodierung eines Bandscheibenprolapses, der *nicht* auf eine *akute Verletzung* rückführbar ist, sind selbsterklärend und werden an dieser Stelle nicht weiter ausgeführt.

Im Falle eines Bandscheibenprolapses *aufgrund* einer *akuten Verletzung* sind folgende Kodes zu verwenden:

S13.–   *Luxation, Verstauchung und Zerrung von Gelenken und Bändern*
         in Halshöhe

S23.–   *Luxation, Verstauchung und Zerrung von Gelenken und Bändern*
         im Bereich des Thorax

S33.–   *Luxation, Verstauchung und Zerrung von Gelenken und Bändern*
         im Bereich der Lendenwirbelsäule und des Beckens.

Zusätzlich ist in jedem Fall das Ausmaß des vorliegenden Weichteil-schadens zu kodieren:

- Bei Vorliegen einer Luxation ist der Schweregrad der Luxation zu kodieren.

  Achtung: obligatorische Sekundärkodes:

  S11.84! - S11.89!

  S21.84! - S21.89!

  S31.84! - S31.89!

- Bei Vorliegen einer Luxation in Kombination mit einer Fraktur ist die Fraktur gesondert zu kodieren (zusätzlich zum Schweregrad der Luxation):

  S12.- ; S22.- ; S32.-

- Bei Vorliegen einer Rückenmarksverletzung ist diese zu kodieren mit:

  S14.- ; S24.- , S34.-

  Zusätzlich ist in diesem Fall auch die funktionale Höhe der Rückenmarksverletzung anzugeben.

  Achtung: obligatorische Sekundärkodes:

  S14.7-! ; S24.7-! ; S34.7-!

  Bei dauerhafter Beatmungspflicht ist außerdem Z99.1 (Abhängigkeit vom Respirator) zu kodieren.

1304a Retrolisthese

Die Retrolisthese ist eine seltene Form der Spondylolisthese mit Verschiebung eines Wirbelkörpers nach kaudodorsal.

Zu kodieren ist die Retrolisthese mit dem Kode:

M43.1_	Spondylolisthesis

wobei an der 5. Stelle die entsprechende Lokalisation der Wirbelkörperverschiebung anzugeben ist:

0	Mehrere Lokalisationen der Wirbelsäule
1	Okzipito-Atlanto-Axialbereich
2	Zervikalbereich
3	Zervikothorakalbereich
4	Thorakalbereich
5	Thorakolumbalbereich
6	Lumbalbereich
7	Lumbosakralbereich
8	Sakral- und Sakrokokzygealbereich
9	Nicht näher bezeichnete Lokalisation

Die angeborene Form der Retrolisthese wird kodiert mit:

Q76.21	Angeborene Spondylolisthesis

1305a Spondylodese

Für die Durchführung einer Spondylodese stehen nach OPS-301 folgende Kodes zur Verfügung:

5-836.-	Spondylodese
	Exkl.: Spondylodese bei Kyphose (5-837)
	Spondylodese bei Skoliose (5-838)
	Hinw.: Die Entnahme eines Knochenspanes ist gesondert zu kodieren (5-783)
	Eine durchgeführte Osteosythese ist gesondert zu kodieren (5-835)
5-836.3-	Dorsal
.30	1 Segment
.31	2 Segmente
.32	2-5 Segmente
.33	Mehr als 5 Segmente
5-836.4-	Dorsal und ventral kombiniert, interkorporal
.40	1 Segment
.41	2 Segmente
.42	2-5 Segmente
.43	Mehr als 5 Segmente
5-836.x	Sonstige
5-836.y	N.n.bez.

Die Beachtung der Exklusiva macht darauf aufmerksam, dass es darüber hinaus gesonderte OPS-Kodes für die Spondylodese bei Kyphose und Skoliose gibt:

5-837.-	Wirbelkörperersatz und komplexe Rekonstruktion der Wirbelsäule (z.B. bei Kyphose)
5-838.-	Andere komplexe Rekonstruktionen der Wirbelsäule (z.B. bei Skoliose)

Achtung: Die Durchführung einer **inneren Fixierung** ist durch einen Zusatzkode aus folgendem Bereich zu kodieren:

5-835.-	Osteosynthese an der Wirbelsäule
	Hinw.: Dieser Kode ist zur Angabe eines zusätzlich durchgeführten Osteosyntheseverfahrens zu verwenden
5-835.0	Durch Drahtcerclage
5-835.1	Durch Klammersystem
5-835.2	Durch Schrauben
5-835.3	Durch ventrales Schrauben-Plattensystem
5-835.4	Durch dorsales Schrauben-Plattensystem
5-835.5	Durch Schrauben-Stabsystem
5-835.6	Durch Hakenplatten
5-835.7	Durch Fixateur interne
5-835.x	Sonstige
5-835.y	N.n.bez.

Achtung: Bei Operationen an der Wirbelsäule ist grundsätzlich der OP-Zugang gesondert zu kodieren mit Kodes aus dem Bereich

5-030 ff Operationen an Rückenmark, Rückenmarkhäuten und Spinalkanal.

1306c   Luxation einer Hüftendoprothese

Kodierung der **Luxation** einer Hüftendoprothese durch **traumatische Einwirkung**:

Fixe Kombination von 2 Kodes:

S73.0	Luxation der Hüfte
S73.00	Nicht näher bezeichnet
S73.01	Nach posterior
S73.02	Nach anterior
S73.08	Sonstige

und

Z96.6	Vorhandensein von orthopädischen Gelenkimplantaten

In Fällen, in denen die traumatische Luxation einer Hüftendoprothese die stationäre Aufnahme bedingt, wird der Kode aus S.73.0x zur Hauptdiagnose; Z96.6 ist in jedem Fall als Nebendiagnose aufzuführen. Grundsätzlich muss in jedem Fall das Ausmaß des Weichteilschadens durch einen obligatorischen Sekundärschlüssel aus S71.84! – S71.89! hinzu kodiert werden.

Geschlossene/offene Repositionen der Hüftendoprothese sind mit OPS-Kodes aus folgenden Bereichen zu kodieren:

8-201.g	Geschlossene Reposition einer Gelenkluxation ohne Osteosynthese, Hüftgelenk
5-79b.-	Offene Reposition einer Gelenkluxation

Bitte beachten: Bei stationärer Aufnahme eines Patienten

- mit **Luxation** einer Hüftendoprothese **aus mechanischem Versagen**

und/oder

- zur geplanten **Revision des Hüftersatzes**

ist als Hauptdiagnose ein Kode aus

T84.-	**Komplikationen durch orthopädische Endoprothesen, Implantate oder Transplantate**

anzugeben.

Die Revision der Hüftendoprothese wird kodiert mit einem OPS-Kode aus:

5-821.-	**Revision, Wechsel und Entfernung einer Endoprothese am Hüftgelenk**

Notizen:

14   Krankheiten des Urogenitalsystems

Angelika Rathgeber

Kapitelübersicht:

DKR	Titel	kommentiert	nicht kommentiert
1401c	Dialyse	x	
1402a	Hydrozele	x	
1403a	Humanes Papilloma Virus (HPV)		X
1404a	Young-Syndrom	x	
1405a	Klinische gynäkologische Untersuchung unter Anästhesie	x	
1406a	Rekonstruktionsoperation bei weiblicher Genitalmutilation (FGM)	x	

1401c Dialyse

Bei Patienten, die dialysepflichtig sind, und stationär ins Krankenhaus aufgenommen werden, sind bei der Verschlüsselung verschiedene Fragen und Aspekte zu berücksichtigen.

- Handelt es sich um einen Tagesfall oder einen Mehrtagesfall?

- Wird der Patient speziell zur Durchführung der Dialyse stationär aufgenommen oder ist der Anlass für den Krankenhausaufenthalt ein anderer?

In Tabelle 14-1 ist übersichtlich dargestellt, welche Kodes wann berücksichtigt werden sollten.

Wie an einigen anderen Stellen (z.B. bei der Strahlentherapie) wird bei Patienten, die eine Dialyse erhalten, zusätzlich zum Prozedurenkode (z.B. *8-854.0 Hämodialyse, intermittierend*) auch ein ICD-Kode aus dem Kapitel XXI (*Z49.1 Extrakorporale Dialyse* und/oder *Z99.2 Abhängigkeit von Dialyse bei Niereninsuffizienz*) angegeben.

Bei einem Patienten, der stationär aufgenommen und noch am selben Tag entlassen wird (**Tagesfall**), wird die extrakorporale Dialyse als Hauptdiagnose kodiert. Als Prozedur wird dazu die Art der Dialyse verschlüsselt. Die Erkrankung, die der Dialyse zugrunde liegt, wird als Nebendiagnose mitverschlüsselt.

Tagesfall	Mehrtagesfall
Hauptdiagnose: *Z49.1 Extrakorporale Dialyse*	**Hauptdiagnose:** Erkrankung, die den Krankenhaus- aufenthalt verursacht hat.
Nebendiagnosen: Erkrankung, die die Aufnahme verursacht hat (z.B. *N18.0* *Terminale Niereninsuffizienz)*	**Nebendiagnosen:** Wenn der Patient speziell zur Dialyse aufgenommen wurde: *Z49.1 Extrakorporale Dialyse*
Weitere Nebendiagnosen: ...	**Weitere Nebendiagnosen:** N18.0 *Terminale Niereninsuffizienz* Z99.2 *Abhängigkeit von Dialyse bei* *Niereninsuffizienz* ...
Prozeduren: Durchgeführte Dialyse (z.B. *8-854.0 Hämodialyse, inter-* *mittierend*)	**Prozeduren:** Alle durchgeführten Dialysen, die während des Krankenhausaufenthaltes durchgeführt wurden. Jede Dialyse ist mit Datum zu kodieren.

Tabelle 14-1: Entscheidungstabelle für die Kodierung von Dialysepatienten

Beispiel 14.01
Eine Patientin kommt bei terminaler Niereninsuffizienz zur Dialyse und verlässt
noch am selben Tag das Krankenhaus.

Hauptdiagnose:
       Z49.1   *Extrakorporale Dialyse*
Nebendiagnose(n):
       N18.0   *Terminale Niereninsuffizienz*
Prozedur(en):
       8-854.0   *Hämodialyse, intermittierend*

Bei einem Patient, der mehr als 1 Tag stationär im Krankenhaus verbringt
(**Mehrtagesfall, mehrtägiger Aufenthalt**), ist die Erkrankung, die die
Aufnahme ins Krankenhaus erforderlich machte, als Hauptdiagnose zu
kodieren. *Z49.1 Extrakorporale Dialyse* ist als Nebendiagnose dann
anzugeben, wenn es sich um eine **Aufnahme speziell zur Dialyse** handelt.

Wird der Patient bereits seit längerer Zeit dialysiert, so ist zusätzlich
Z99.2 Abhängigkeit von Dialyse bei Niereninsuffizienz als Nebendiagnose
zu verschlüsseln.

Beispiel 14.02
Ein Patient mit terminaler Niereninsuffizienz wird wegen eines Lungenödems
stationär aufgenommen und während des 5-tägigen Aufenthalts dreimal
intermittierend dialysiert.

Hauptdiagnose:
      J81   *Lungenödem*
Nebendiagnose(n):
      N18.0   *Terminale Niereninsuffizienz*
      Z99.2   *Abhängigkeit von Dialyse bei Niereninsuffizienz*
Prozedur(en):
      8-854.0   *Hämodialyse am 02.01.2002 (1. Tag)*
      8-854.0   *Hämodialyse am 03.01.2002 (2. Tag)*
      8-854.0   *Hämodialyse am 05.01.2002 (4. Tag)*

ICD-Kodes für Dialysebehandlung:

Z49.-	**Dialysebehandlung** Inkl.: Vorbereitung und Durchführung der Dialyse Exkl.: Langzeitdialyse bei Niereninsuffizienz (Z99.2)
Z49.0	Vorbereitung auf die Dialyse Shuntanlage
Z49.1	Extrakorporale Dialyse Dialyse bei Niereninsuffizienz o.n.A.
Z49.2	Sonstige Dialyse Peritonealdialyse
Z99.2	Abhängigkeit von Dialyse bei Niereninsuffizienz Langzeitdialyse bei Niereninsuffizienz

Prozedurenkodes für Dialyseverfahren:

Je nach Dialyseverfahren ist der zutreffende Prozedurenkode aus den
OPS-301 Kategorien 8-853 bis 8-857 auszuwählen. Dabei ist zu beachten,
dass der Prozedurenkode so oft kodiert werden muss, wie eine Dialyse
während des stationären Aufenthaltes vorgenommen wurde. Der jeweilige
Prozedurenkode ist zusammen mit dem Datum zu dokumentieren
(s. Beispiel 14.03).

Ab OPS-301 Version 2004 werden für kontinuierlich durchgeführte Hämo-
filtrationen, Hämodialysen und Hämodiafiltrationen OPS-Kodes zur Verfügung gestellt, aus denen die Dauer des Verfahrens hervorgeht (z.B.
*8-853.11 kontinuierlich durchgeführte, arteriovenöse Hämofiltration mit
einer Dauer von 4 bis 11 Tagen).* Eine technisch bedingte Unterbrechung
des Verfahrens wird bei der Ermittlung der Dauer nicht berücksichtigt. Bei
behandlungsbedingter Unterbrechung des Verfahrens wird jedoch eine

erneute Verschlüsselung notwendig. Dabei werden die Behandlungszeiten nicht addiert, sondern eine weitere Behandlung wird erneut mit dem entsprechenden Schlüssel dokumentiert.

8-853.-	**Hämofiltration**
	Hinw.: Es ist jede durchgeführte Hämofiltration zu kodieren
8-853.0	Intermittierend
8-853.1-	Kontinuierlich, arteriovenös (CAVH)
8-853.10	Bis 3 Tage
8-853.11	4 bis 11 Tage
8-853.12	Mehr als 11 Tage
8-853.2-	Kontinuierlich, venovenös, pumpengetrieben (CVVH)
8-853.20	Bis 3 Tage
8-853.21	4 bis 11 Tage
8-853.22	Mehr als 11 Tage
8-853.x	Sonstige
8-853.y	N.n.bez.
8-854.-	**Hämodialyse**
	Hinw.: Es ist jede durchgeführte Hämofiltration zu kodieren
8-854.0	Intermittierend
8-854.1-	Kontinuierlich, venovenös, pumpengetrieben (CVVHD)
8-854.10	Bis 3 Tage
8-854.11	4 bis 11 Tage
8-854.12	Mehr als 11 Tage
8-854.x	Sonstige
8-854.y	N.n.bez
8-855.-	**Hämodiafiltration**
	Hinw.: Es ist jede durchgeführte Hämofiltration zu kodieren
8-855.0	Intermittierend
8-855.1-	Kontinuierlich, arteriovenös (CAVHDF)
8-855.10	Bis 3 Tage
8-855.11	4 bis 11 Tage
8-855.12	Mehr als 11 Tage
8-855.2-	Kontinuierlich, venovenös, pumpengetrieben (CVVHDF)
8-855.20	Bis 3 Tage
8-855.21	4 bis 11 Tage
8-855.22	Mehr als 11 Tage
8-855.x	Sonstige
8-855.y	N.n.bez.
8-856.-	**Hämoperfusion**
8-857.-	**Peritonealdialyse**
	Exkl.: Therapeutische Spülung über liegenden intraperitonealen Katheter (8-179.0)
	Hinw.: Es ist jede durchgeführte Hämofiltration zu kodieren
8-857.0	Intermittierend, maschinell unterstützt (IPD)
8-857.1	Kontinuierlich, nicht maschinell unterstützt (CAPD)
8-857.2	Kontinuierlich, maschinell unterstützt (APD), mit Zusatzgeräten
8-857.x	Sonstige
8-857.y	N.n.bez.

Beispiel 14.03

Ein Patient mit einer terminalen Niereninsuffizienz wird wegen einer schweren Verbrennung 2. Grades stationär aufgenommen und während des 14-tägigen Aufenthalts alle drei Tage dialysiert.

Hauptdiagnose:

T20.2	*Verbrennung 2. Grades des Kopfes und des Halses*

Nebendiagnose(n):

N18.0	*Terminale Niereninsuffizienz*
Z99.2	*Abhängigkeit von Dialyse bei Niereninsuffizienz*

Prozedur(en):

5-921.25	*Chirurgische Wundtoilette[Wunddébridement] und Entfernung von erkranktem Gewebe an Haut und Unterhaut bei Verbrennungen, epifasziale Nekrosektomie*
5-92a.00	*Verband bei Verbrennungen, Feuchtverband mit antiseptischer Lösung, ohne Immobilisation durch Gipsverband*
8-854.0	*Hämodialyse, intermittierend am 1. Tag (Datumsangabe)*
8-854.0	*Hämodialyse am 4. Tag*
8-854.0	*Hämodialyse am 7. Tag*
8-854.0	*Hämodialyse am 10. Tag*
8-854.0	*Hämodialyse am 14. Tag*

Beispiel 14.04

Ein verwirrter Patient wird wegen Interponatsverschlusses in der linken Ellenbeuge stationär aufgenommen. Zunächst wird ein Vorhofpermanentkatheter über die rechte Vena subclavia angelegt. Nach zwei Stunden wird der Katheter vom verwirrten Patienten entfernt. Frustrane Interponatsrevision am nächsten Tag. Versorgung eines Dekubitus 2. Grades mit 1 neuen Druckstelle. Bei zunehmender urämischer Dekompensation wird eine intermittierende Hämodialyse über Shaldonkatheter durchgeführt. Nach 10 Tagen erneute Joka-Katheteranlage. Problemlose Dialyse über diesen Zugang.

Hauptdiagnose:

T82.4	*Mechanische Komplikation durch Gefäßkatheter bei Dialyse*

Nebendiagnose(n):

N18.0	*Terminale Niereninsuffizienz*
Z99.2	*Abhängigkeit von Dialyse bei Niereninsuffizienz*
L89.20	*Dekubitalgeschwür 2. Grades, eine Druckstelle, nicht als Rezidiv bezeichnet*
F01.3	*Gemischte kortikale und subkortikale vaskuläre Demenz*

Prozedur(en):

5-394.5	*Revision eines arteriovenösen Shuntes*
5-399.5	*Implantation von venösen Katheterverweilsystemen*
5-399.5	*Implantation von venösen Katheterverweilsystemen*

../..

../..

8-831	*Legen eines Katheters in zentralvenöse Gefäße*
8-854.0	*Hämodialyse, intermittierend*
8-854.0	*Hämodialyse, intermittierend*
8-854.0	*Hämodialyse, intermittierend*

Extrakorporale Dialyse:

Wird der Patient speziell zur Dialysebehandlung stationär mehrtägig aufgenommen, so wird *Z49.1 Extrakorporale Dialyse* als Nebendiagnose mitkodiert. Da ein Patient in der Regel nicht mehrtägig stationär speziell zur Dialyse aufgenommen wird, ist die *Z49.1 Extrakorporale Dialyse* nur in seltenen Fällen als Nebendiagnose mit zu kodieren.

Fistel- oder Shunt-Anlage:

Beispiel 14.05
Ein Patient mit diffuser sklerosierender Glomerulonephritis und chronischer Niereninsuffizienz wird **speziell** zur Anlage einer externen AV-Fistel stationär aufgenommen.

Hauptdiagnose:
Z49.0	*Vorbereitung auf die Dialyse*

Nebendiagnose(n):
N18.90	*Chronische Niereninsuffizienz*

Prozedur(en):
5-392.0	*Anlage einer externen AV-Fistel*

Hinweis: Siehe auch *DKR 0912c Chirurgisch angelegte arteriovenöse Fistel/Shunt*

1402a Hydrozele

Eine unter diese DKR fallende Hydrozele (Wasserbruch) ist eine Ansammlung von seröser Flüssigkeit im Processus vaginalis peritonei beim Mann. Je nach genauer Lokalisation unterscheidet man

- Hydrocele testis
- Hydrocele funiculi spermatici
- Hydrocele vaginalis communicans
- Hydrocele multiocularis

Hydrozelen an anderen Lokalisationen, die nicht zum Urogenitalbereich gehören, z.B. Meningohydrozele, fallen **nicht** unter diese DKR.

Für die Kodierung wird unterschieden, ob die Hydrozele bereits bei Geburt vorhanden war, oder sich später entwickelt hat:

- Angeborene (kongenitale) Hydrozelen, die bei Geburt vorhanden sind, werden mit *P83.5 Angeborene Hydrozele* verschlüsselt.

- Erworbene Hydrozelen, die erst im späteren Alter auftreten, sind mit einem entsprechenden Kode aus der Kategorie *N43.- Hydrozele und Spermatozele* zu verschlüsseln.

N43.-	**Hydrozele und Spermatozele**
	Inkl.: Hydrozele des Funiculus spermaticus, des Testis oder der Tunica vaginalis testis
N43.0	Hydrocele encystica
N43.1	Infizierte Hydrozele Soll der Infektionserreger angegeben werden, ist eine zusätzliche Schlüsselnummer (B95!-B97!) zu benutzen. Im Krankenhaus sollte diese Information immer verschlüsselt werden, wenn sie vorliegt.
N43.2	Sonstige Hydrozele
N43.3	Hydrozele, nicht näher bezeichnet
N43.4	Spermatozele

Handelt es sich um eine infizierte Hydrozele (N43.1) sollte der Infektionserreger durch einen Kode aus B95!-B97! und ggf. U80!-U85! als Sekundär-Kodes (Ausrufezeichenkodes) unbedingt mitverschlüsselt werden.

Operation einer Hydrozele

Bei der Operation von Hydrozelen wird unterschieden zwischen Operationen bei Kindern und Operationen bei Erwachsenen.

Bei Kindern mit einer angeborenen Hydrozele besteht die Operation im Verschließen des offenen Ganges, wie bei einem indirekten Leistenbruch und wird als einseitige Leistenbruchoperation kodiert. Es stehen dazu im OPS-301 sechsstellige Kodes zur Verfügung aus der Kategorie

5-530.-	**Verschluss einer Hernia inguinalis**
	Inkl.: Verschluß eines offenen Processus vaginalis peritonei und einer kongenitalen Hydrocele testis

Der OPS-301 weist mit einem Inklusiva-Verweis auf dieses Vorgehen hin.

Bei Erwachsenen kommunizieren die Hydrozelen in der Regel nicht mit dem Bauchraum, und die Operation der Hydrozele kann entweder den Samenstrang oder die Tunica vaginalis betreffen. In diesem Fall ist der vierstellige OPS-Kode

5-611	**Operation einer Hydrocele testis**
	Exkl.: Verschluß einer kongenitalen Hydrocele testis (5-530)
	Verschluß eines offenen Processus vaginalis testis (5-530)

zuzuweisen. Auch hier weist ein Exklusiva-Verweis bereits auf die Differenzierung hin.

1404a Young-Syndrom

Beim Young-Syndrom handelt es sich um eine Fertilitätsstörung des Mannes. Die Fertilitätsstörung des Mannes ist beim Young-Syndrom mit Lungenveränderungen vergesellschaftet.

Die Kodes für die Komponenten des Young-Syndroms sind in definierter Reihenfolge anzugeben. Ist der Aufnahmeanlass das Fertilitätsproblem oder eine mit dem Young-Syndrom vergesellschaftete Erkrankung, wird als Hauptdiagnose *N46 Sterilität beim Mann* verschlüsselt. Die Kodes *J98.4 Sonstige Veränderungen der Lunge* und *J47 Bronchiektasen* sind als Nebendiagnose mit zu verschlüsseln.

Ist der Aufnahmeanlass für die stationäre Behandlung eine andere Erkrankung und unabhängig vom Young-Syndrom, so ist die entsprechende Erkrankung als Hauptdiagnose zu kodieren. Die Kodes N46, J98.4 und J47 werden zusätzlich als Nebendiagnosen angegeben, wenn durch das Young-Syndrom ein zusätzlicher therapeutischer, diagnostischer oder pflegerischer Aufwand entsteht.

1405a Klinische gynäkologische Untersuchung unter Anästhesie

Im Rahmen fast jeder gynäkologischen Prozedur unter Anästhesie wird auch eine Tastuntersuchung vorgenommen. Eine gynäkologische Tastuntersuchung unter Anästhesie wird nur kodiert, wenn sie nicht in Kombination mit einer anderen diagnostischen oder therapeutischen Prozedur durchgeführt wird. In diesem Fall ist wie in folgendem Beispiel zu verschlüsseln:

Beispiel 14.06

Stationäre Aufnahme einer 84-jährigen, verwirrten Frau mit fraglicher Blutung im Urogenitalbereich und Alzheimer-Symptomatik. Die Anamnese kann nicht erhoben werden. Es erfolgt eine gynäkologische Untersuchung in Narkose, die jedoch keinen pathologischen Befund ergibt. Die Frau wird am selben Tag entlassen.

Hauptdiagnose:

Z01.4	*Gynäkologische Untersuchung*

Nebendiagnose(n):

G30.1†	*Alzheimer-Krankheit mit spätem Beginn*
F00.1*	*Demenz bei Alzheimer-Krankheit*

Prozedur(en):

1-100	*Klinische Untersuchung in Allgemeinanästhesie*

1406a Rekonstruktionsoperation bei weiblicher Genitalmutilation (FGM)

Nach der Definition der Weltgesundheitsorganisation (WHO) umschließt die weibliche Genitalmutilation (FGM) *„alle Verfahren, die das partielle oder vollständige Entfernen der äußeren weiblichen Genitalien beinhalten oder andere Verletzungen der weiblichen Fortpflanzungsorgane, ob aus kulturellem oder anderem nicht-therapeutischem Grund".*

Kodierung

Es sind die Erkrankungen zu kodieren, die eine Rekonstruktionsoperation erforderlich machen (s. Beispiel 14.07).

Liegt keine spezielle Erkrankung vor, ist als Hauptdiagnose:

N90.8 Sonstige näher bezeichnete nichtentzündliche Krankheiten der Vulva und des Perineums

zu kodieren (s. Beispiel 14.08).

Beispiel 14.07

Eine Patientin erscheint mit Pyelonephritis bei Harnstau. Die weiblichen Genitalien zeigen starke Verwachsungen auf. Eine Rekonstruktionsoperation wird notwendig.

Hauptdiagnose:

N10	*Akute Pyelonephritis*

Nebendiagnose(n):

A49.8	*Sonstige bakterielle Infektionen nicht näher bezeichneter Lokalisation*

Prozedur(en):

5-716.1	*Plastische Rekonstruktion der Vulva*
5-718.0	*Adhäsiolyse der Labien*

Beispiel 14.08

Eine 25-jährige Patientin wird aufgrund eines Kinderwunsches stationär zur Rekonstruktion der weiblichen Genitalien aufgenommen.

Hauptdiagnose:

  N90.8   *Sonstige näher bezeichnete nichtentzündliche
                  Krankheiten der Vulva und des Perineums*

Prozedur(en):

  5-716.1   *Plastische Rekonstruktion der Vulva*
  5-713.2   *Plastische Rekonstruktion der Klitoris*

Notizen:

15 Schwangerschaft, Geburt und Wochenbett

Susanne Hanser

Kapitelübersicht:

Kapitel 15 der Deutschen Kodierrichtlinien dient der Klarstellung verschiedener Begriffe (wie Abort vs. Totgeburt oder primärer/sekundärer Kaiserschnitt), enthält Hinweise zur Kodierung bei Schwangerschaft mit abortivem Ausgang, bei Komplikationen in der Schwangerschaft, usw. Vor allem aber enthält es konkrete Anweisungen zur Auswahl der Hauptdiagnose bei der Entbindung und zur Verwendung der weiteren Kodes, die für eine korrekte Kodierung der Geburt erforderlich sind. Einiges Erstaunen löst die Tatsache aus, dass O80, der Kode für die „spontane Geburt eines Einlings", nur dann zu verwenden ist, wenn absolut keine Komplikationen oder Anomalien vorliegen. Diese Regelung irritiert vielleicht gerade deshalb, weil sie nicht recht zum Prinzip „Aufnahmeanlass als Hauptdiagnose" zu passen scheint. Die Aufnahme erfolgt hier zwar meist speziell zur Entbindung, aber Hauptdiagnose muss dennoch die bei Aufnahme bestehende oder unter der Geburt auftretende Komplikation sein.

Dieser Kommentar stellt die Kodierregeln aus Kapitel 15 der Kodierrichtlinien in abgeänderter Reihenfolge dar; welche Regeln in welchen Abschnitten dieses Buches kommentiert wurden, ist der folgenden Tabelle zu entnehmen. Daran anschließend sind zur schnellen Orientierung tabellarische Übersichten zur Kodierung bei Entbindung und (drohender) Frühgeburt vorangestellt.

Im ersten Abschnitt („A Schwangerschaft") geht es vor allem um die richtige Auswahl der Diagnosekodes; in den Beispielen werden deshalb nur die ICD-Schlüsselnummern aufgelistet. Die OPS-Kodes für Prozeduren, die bei Diagnosen wie den beschriebenen üblicherweise durchgeführt werden, sowie vorliegende weitere Nebendiagnosen sind in der Praxis zu ergänzen.

Die Beispiele im zweiten Abschnitt („B Entbindung") enthalten dagegen auch die entsprechenden Prozedurenkodes.

DKR	Titel	kommentiert in Abschnitt	nicht kommentiert
1501a	Definition von Lebend-, Totgeburt und Abort	A2.1	
1502a	Blasenmole		X
1503a	Abortivei		X
1504b	Komplikationen nach Abort, Extrauteringravidität und Molenschwangerschaft	A2.2	
1505a	Vorzeitige Beendigung der Schwangerschaft	A3	
1506a	Spontane vaginale Entbindung eines Einlings	B1.1	
1507a	Resultat der Entbindung	B2	
1508c	Dauer der Schwangerschaft	A1	
1509a	Mehrlingsgeburt	B4.1	
1510b	Komplikationen in der Schwangerschaft	A4	
1511a	Zuordnung der Hauptdiagnose bei einer Entbindung	B1.2	
1512a	Abnorme Kindslagen und -einstellungen	B4.2	
1513a	Beckenendlagengeburt und Extraktion des Kindes	B4.2	
1514c	Verminderte Kindsbewegungen	B4.3	
1515a	Uterusnarbe		X
1516a	Ältere Erstgebärende	A4.1	
1517a	Vielgebärende	A4.1	
1518a	Entbindung vor der Aufnahme	B5	
1519c	Frühgeburt	B3.1	
1520a	Verlängerte Schwangerschaftsdauer und Übertragung	B3.2	
1521a	Protrahierte Geburt	B4.4	
1522a	Geburtseinleitung		X
1523a	Selektiver Fetozid		X
1524a	Verlängerung der Austreibungsphase bei Epiduralanästhesie		X
1525c	Primärer und sekundärer Kaiserschnitt		X
1526a	Manuelle Plazentalösung		X
1527a	Definition des Puerperiums (Wochenbetts)	C1	
1528a	Nachgeburtliche Stillhindernisse		X
1529a	Hemmung der Laktation		X

Übersicht: Entbindung

In den folgenden tabellarischen Übersichten werden nur die **Neben-diagnosen** aufgelistet, die im vorliegenden Fall (z.B.: bei einer Frühgeburt) **immer anzugeben** sind. Weitere Diagnosen, die die Definition einer Nebendiagnose erfüllen, sind zusätzlich anzugeben. Es ist jeweils die Schwangerschaftsdauer bei Aufnahme anzugeben.

Entbindung eines Einlings:

a) Spontane vaginale Entbindung, Verlauf ohne Komplikationen

	vor vollendeter 37. SSW	am Termin	nach vollendeter 41. SSW
HD	O60.1* Vorzeitige Entbindung	O80 Spontangeburt eines Einlings	O48 Übertragene Schwangerschaft
ND	O09.- Schwanger-schaftsdauer		
	Z37.- Resultat der Entbindung	Z37.- Resultat der Entbindung	Z37.- Resultat der Entbindung
OPS		9-260 Überwachung und Leitung einer normalen Geburt	9-260 Überwachung und Leitung einer normalen Geburt
		oder	oder
	9-261 Überwachung und Leitung einer Risikogeburt	9-261 Überwachung und Leitung einer Risikogeburt	9-261 Überwachung und Leitung einer Risikogeburt
	Weitere mögliche Prozeduren:		
	8-910 Epidurale Injektion und Infusion zur Schmerztherapie		
	5-730 Amniotomie		
	5-738.0 Episiotomie (Hinw.: Die Naht ist im Kode enthalten)		

* Nur, wenn keine auslösende Komplikation für die vorzeitige Entbindung bekannt ist (vgl. B3.1 Frühgeburt).

b)   Spontane vaginale Entbindung, mit Komplikationen

	vor vollendeter 37. SSW	am Termin	nach vollendeter 41. SSW
HD	(Haupt-)Komplikation (z.B. O23.5, O70.1, O91.21, ...)		
ND	(Evtl. weitere Komplikation(en))		
	O60.1 Vorzeitige Entbindung		O48 Übertragene Schwangerschaft
	O09.- Schwanger- schaftsdauer		
	Z37.- Resultat der Entbindung	Z37.- Resultat der Entbindung	Z37.- Resultat der Entbindung
OPS	Zutreffende geburtshilfliche Prozeduren, z.B. 8-510, 5-756.0, ...		

c) Sectio

	vor vollendeter 37. SSW	am Termin	nach vollendeter 41. SSW
HD	Zustand, der Sectio nötig macht*		
ND	O60.1 Vorzeitige Entbindung		O48 Übertragene Schwangerschaft
	O09.- Schwanger- schaftsdauer		
	Z37.- Resultat der Entbindung	Z37.- Resultat der Entbindung	Z37.- Resultat der Entbindung
OPS	aus *5-74 Sectio caesarea und Entwicklung des Kindes*		
Achtung: * *O82 Geburt eines Einlings durch Schnittentbindung (Sectio caesarea)* ist nur dann als Hauptdiagnose möglich, wenn kein anderer Kode aus Kapitel XV für den Grund der Schnittentbindung verschlüsselt werden kann.			

Entbindung von Mehrlingen:

d) Spontane vaginale Entbindung, Zwillinge (Beispiel für vaginale Entbindung von Mehrlingen)

	vor vollendeter 37. SSW	am Termin	nach vollendeter 41. SSW
HD	*O30.0 Zwillingsschwangerschaft*		
ND	*O60.1 Vorzeitige Entbindung* *O09.- Schwangerschaftsdauer* *Z37.- Resultat der Entbindung*	*Z37.- Resultat der Entbindung*	*O48 Übertragene Schwangerschaft* *Z37.- Resultat der Entbindung*
OPS	Zutreffende geburtshilfliche Prozeduren, z.B. 8-510, 5-756.0		

e) Sectio, Zwillinge (Beispiel für Schnittentbindung von Mehrlingen)

	vor vollendeter 37. SSW	am Termin	nach vollendeter 41. SSW
HD	Zustand, der Sectio nötig macht		
ND	*O30.0 Zwillingsschwangerschaft* *O60.1 Vorzeitige Entbindung* *O09.- Schwangerschaftsdauer* *Z37.- Resultat der Entbindung*	*O30.0 Zwillingsschwangerschaft* *Z37.- Resultat der Entbindung*	*O30.0 Zwillingsschwangerschaft* *O48 Übertragene Schwangerschaft* *Z37.- Resultat der Entbindung*
OPS	aus *5-74 Sectio caesarea und Entwicklung des Kindes*		

Achtung: Kommt es bei einer Mehrlingsgeburt zu Komplikationen, sind diese – analog zur Geburt bei Einlingen – als Haupt- bzw. Nebendiagnose(n) anzugeben. Werden Mehrlinge auf unterschiedliche Weise entbunden, sind **beide** Entbindungsmethoden zu kodieren.

ICD-Kodes für andere Mehrlinge siehe *O30.- Mehrlingsschwangerschaft*.

Aufnahme wegen vorzeitiger Wehen

(Siehe B3.1 „Frühgeburt")

a) Aufnahme wegen drohender Frühgeburt, keine Entbindung beim selben Aufenthalt

	Auslöser der Wehen bekannt	Kein Auslöser ersichtlich
HD	Ursache der drohenden vorzeitigen Entbindung	O60.0 Vorzeitige Wehen
ND	O60.0 Vorzeitige Wehen	
	O09.- Schwangerschaftsdauer	O09.- Schwangerschaftsdauer

Achtung: Die Kodes aus *O47.- Frustrane Kontraktionen [Unnütze Wehen]* werden zur Kodierung von Kontraktionen ohne Wirkung auf die Zervix verwendet.

b) Aufnahme wegen drohender Frühgeburt, Entbindung beim selben Aufenthalt

1. Entbindung bis zu 7 Tage nach Aufnahme

	Ursache der vorzeitigen Entbindung bekannt	Ursache der vorzeitigen Entbindung nicht bekannt
HD	Ursache	O60.1 Vorzeitige Entbindung
ND	O60.1 Vorzeitige Entbindung	
	Z37.- Resultat der Entbindung	Z37.- Resultat der Entbindung
	O09.- Schwangerschaftsdauer	O09.- Schwangerschaftsdauer

2. Entbindung mehr als 7 Tage nach Aufnahme

	Entbindung vor 37. SSW	Entbindung nach 37. SSW
HD	Ursache der vorzeitigen Wehen*	Ursache der vorzeitigen Wehen*
ND	O60.0 Vorzeitige Wehen	O60.0 Vorzeitige Wehen
	O60.1 Vorzeitige Entbindung	Z37.- Resultat der Entbindung
	Z37.- Resultat der Entbindung	O09.- Schwangerschaftsdauer
	O09.- Schwangerschaftsdauer	
* Sollte keine Ursache ersichtlich sein, kann O60.0 die Hauptdiagnose werden.		

Anmerkung: Wenn eine Aufnahme wegen *Vorzeitiger Wehen* nach einer Verweildauer von mehr als 7 Tagen in einer Entbindung resultiert, wird nach der „7-Tage-Regel" (s. Abschnitt B1.2 zu DKR 1511a) **die Ursache der drohenden Frühgeburt als Hauptdiagnose kodiert**. O60.0 *Vorzeitige*

Wehen wird dann Hauptdiagnose, wenn keine Ursache der drohenden Frühgeburt kodiert werden kann.

Themen:

A   Schwangerschaft

A1   Obligate Kodierung der Dauer der Schwangerschaft (DKR 1508c)

„Faustregel":

Bei Patientinnen, die im Zusammenhang mit einer Schwangerschaft aufgenommen werden oder während ihres Aufenthaltes entbinden, ist die
Schwangerschaftsdauer zum Zeitpunkt der Aufnahme zu verschlüsseln.

Laut Kodierrichtlinien sind die Kodes der Kategorie *O09.-! Schwangerschaftsdauer* in Fällen von vorzeitigem oder drohendem vorzeitigen Ende
einer Schwangerschaft zuzuweisen, also bei folgenden Diagnosen/
Kategorien:

- O00-O07   *Schwangerschaft mit abortivem Ausgang*

- O20.0   *Drohender Abort*

- O42.-   *Vorzeitiger Blasensprung*

- O47.0   *Frustrane Kontraktionen vor 37 vollendeten
              Schwangerschaftswochen*

- O60.-   *Vorzeitige Wehen und Entbindung*

(Liste aus DKR 1508c)

Achtung: Die Kategorie O08.- verschlüsselt im Gegensatz zu O00-O07
keinen Abort etc., sondern **Komplikationen nach** Abort, Extrauteringravidität und Molenschwangerschaft. Bei einer Aufnahme wegen einer
derartigen Komplikation ist nicht Voraussetzung, dass noch eine
Schwangerschaft besteht (siehe auch Abschnitt A2.2 unter „O08.- als
Hauptdiagnose").

Es wird die Schwangerschaftsdauer **zum Zeitpunkt der Aufnahme** angegeben.

O09.-!	Schwangerschaftsdauer:
O09.0!	Weniger als 5 vollendete Wochen
O09.1!	5 bis 13 vollendete Wochen
O09.2!	14 bis 19 vollendete Wochen
O09.3!	20 bis 25 vollendete Wochen
O09.4!	26 bis 33 vollendete Wochen
O09.5!	34 bis 36 vollendete Wochen
O09.6!	37 bis 41 vollendete Wochen
O09.7!	Mehr als 41 vollendete Wochen
O09.9!	Nicht näher bezeichnet

Sinnvoll und im Grunde einfacher ist es, prinzipiell bei **jeder** Aufnahme im Zusammenhang mit einer Schwangerschaft die Schwangerschaftsdauer anzugeben. Mit der ICD-10-GM Version 2004 ist dies auch für die Schwangerschaft mit regelrechter oder verlängerter Dauer möglich.

A2   Schwangerschaft mit abortivem Ausgang

„Faustregel":

Die Angabe der Schwangerschaftsdauer zum Zeitpunkt der Aufnahme mit einer Schlüsselnummer aus *O09.-! Schwangerschaftsdauer* ist bei jedem (drohenden) vorzeitigen Ende einer Schwangerschaft obligat.

A2.1   Definition von Abort, Lebend- und Totgeburt (DKR 1501a)

Die Richtlinie 1501a zitiert (nach Personenstandsgesetz, PStG) die Definitionen von Lebend-, Totgeburt und Abort.

- Von einer **Lebendgeburt** spricht man bei Vorliegen von Lebenszeichen (Herzschlag, Pulsation der Nabelschnur, Atmung oder deutliche Bewegung).

- Das Gewicht ist das Kriterium zur Unterscheidung eines **Abort** (unter 500g) von einer **Totgeburt** (ab 500g).

Diese Definitionen sind insbesondere von Bedeutung für die Kodierung bei vorzeitiger Beendigung der Schwangerschaft (s. Abschnitt A3).

A2.2 Komplikationen nach Abort, Extrauteringravidität und Molenschwangerschaft (DKR 1504b)

Extrauteringravidität, Molenschwangerschaft und Abort werden mit Diagnosekodes aus O00.- bis O07.- verschlüsselt. Treten im Zusammenhang mit diesen Zuständen Komplikationen auf, werden diese entweder

- durch die Kodes selbst (bei Abort: 4.Stelle der Kategorien O03.- bis O07.-, außer .4 und .9, siehe folgende Tabelle)

oder

- mit O08.- Komplikationen nach Abort, Extrauteringravidität und Molenschwangerschaft kodiert.

Bei den Kategorien O03-O06 (Abort) sind die folgenden vierten Stellen zu benutzen. Auch die Kategorie O07.- (Misslungene Aborteinleitung) ist im Prinzip so untergliedert. Dabei ist der Hinweis: „Inkompletter Abort schließt Retention von Konzeptionsprodukten nach Abort ein" zu beachten.

4. Stellen zu O03 .- bis O07.-	
.0	Inkomplett, kompliziert durch Infektion des Genitaltraktes und des Beckens Mit Zuständen, die unter O08.0 aufgeführt sind
.1	Inkomplett, kompliziert durch Spätblutung oder verstärkte Blutung Mit Zuständen, die unter O08.1 aufgeführt sind
.2	Inkomplett, kompliziert durch Embolie Mit Zuständen, die unter O08.2 aufgeführt sind
.3	Inkomplett, mit sonstigen und nicht näher bezeichneten Komplikationen Mit Zuständen, die unter O08.3-O08.9 aufgeführt sind
.4	Inkomplett, ohne Komplikation
.5	Komplett oder nicht näher bezeichnet, kompliziert durch Infektion des Genitaltraktes und des Beckens Mit Zuständen, die unter O08.0 aufgeführt sind
.6	Komplett oder nicht näher bezeichnet, kompliziert durch Spätblutung oder verstärkte Blutung Mit Zuständen, die unter O08.1 aufgeführt sind
.7	Komplett oder nicht näher bezeichnet, kompliziert durch Embolie Mit Zuständen, die unter O08.2 aufgeführt sind
.8	Komplett oder nicht näher bezeichnet, mit sonstigen und nicht näher bezeichneten Komplikationen Mit Zuständen, die unter O08.3-O08.9 aufgeführt sind
.9	Komplett oder nicht näher bezeichnet, ohne Komplikation

Beispiel für die Verschlüsselung einer Komplikation bei Abort **ohne** Verwendung der Kategorie *O08.- Komplikationen nach Abort, Extrauteringravidität und Molenschwangerschaft:*

Beispiel 15.01
Eine Patientin wird in der 7. SSW mit einem inkompletten Abort, der durch eine Endometritis kompliziert wird, aufgenommen.

Hauptdiagnose:

     O03.0   *Inkompletter Spontanabort, kompliziert durch Infektion des Genitaltraktes und des Beckens*

Nebendiagnose

     O09.1!   *Schwangerschaftsdauer, 5 bis 13 vollendete Wochen*

O08.- „Komplikationen nach ...“ als Nebendiagnose

1. Extrauteringravidität, Molenschwangerschaft und sonstige abnorme Konzeptionsprodukte

Ein Kode aus O08.- wird Nebendiagnose, um Komplikationen bei Extrauteringravidität (EUG), Molenschwangerschaft (Blasenmole) oder sonstigen abnormen Konzeptionsprodukten zu verschlüsseln (Kategorien O00.- bis O02.-).

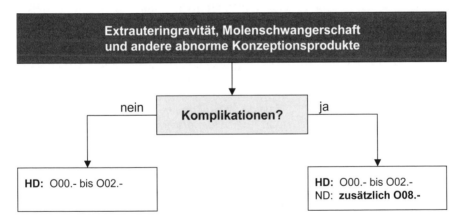

Abbildung 15-1: 008.- „Komplikation nach...“ als Nebendiagnose

Beispiel 15.02
Aufnahme einer Patientin mit Schock bei Tubargravidität, unklares Schwangerschaftsalter.

Hauptdiagnose:
O00.1   *Tubargravidität (inkl.: Tubarruptur)*
Nebendiagnose(n):
O08.3   *Schock nach Abort, Extrauteringravidität und*
              Molenschwangerschaft
O09.9!   *Schwangerschaftsdauer, nicht näher bezeichnet*

2.   Abort

Ein Kode aus O08.- wird Nebendiagnose, wenn er für **zusätzliche** Information bei einem aktuellen Abort mit Komplikation sorgt. An 4. Stelle können mit O03.- bis O07.- spezifisch die Komplikationen Infektion, Blutung und Embolie verschlüsselt werden. Mit O08.- können auch Schock, Niereninsuffizienz, Stoffwechselstörungen, Verletzungen von Beckenorganen und Venenkrankheiten nach Abort kodiert werden. Nur wenn eine Komplikation dieser Art vorliegt, ist ein zusätzlicher Kode aus O08.- zu verwenden.

Beispiel 15.03
Aufnahme einer Patientin mit inkomplettem Abort in der 6. SSW, kompliziert durch eine Beinvenenthrombose.

Hauptdiagnose:
O03.3   *Inkompletter Abort mit sonstigen und nicht näher*
              bezeichneten Komplikationen
Nebendiagnose(n):
O08.7   *Sonstige Venenkrankheiten als Komplikation nach*
              Abort, Extrauteringravidität und Molenschwanger-
              schaft
O09.1   *Schwangerschaftsdauer, 5 bis 13 vollendete Wochen*

O08.- „Komplikationen nach ..." als Hauptdiagnose

Ein Kode aus O08.- ist Hauptdiagnose, wenn eine Komplikation - z.B. nach einem Abort - zur Aufnahme führt, der Abort aber bereits „Vergangenheit" ist, d.h. nicht mehr behandelt wird. Es wird nur die Komplikation behandelt, der Abort wird nicht angegeben.

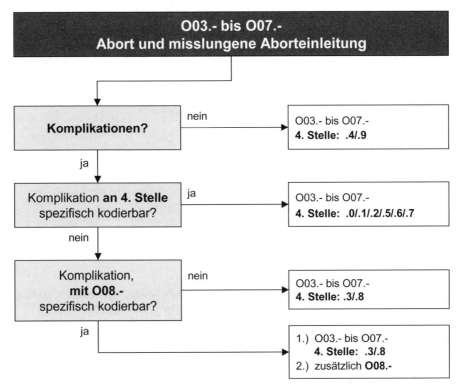

Abbildung 15-2: 008.- „Komplikation nach..." als Nebendiagnose

Beispiel 15.04
Eine Patientin war vor 3 Tagen entlassen worden. Damals wurde sie mit Blutungen aufgenommen; Diagnose kompletter Abort, Therapie Kürettage. Jetzt **erneute Aufnahme** mit hohem Fieber bei Infektion des Genitaltrakts.

Hauptdiagnose:

   O08.0 *Infektion des Genitaltraktes und des Beckens nach Abort, Extrauteringravidität und Molenschwangerschaft*

Anmerkung: Hier keine Angabe der Schwangerschaftsdauer. Die Angabe der Schwangerschaftsdauer ist bei einem „anamnestischen" Abort nicht sinnvoll.

A3   Vorzeitige Beendigung der Schwangerschaft (DKR 1505a)

Die Kodierung bei vorzeitiger Beendigung der Schwangerschaft hängt davon ab, worin diese Maßnahme resultiert (Abort/Totgeburt/Lebendgeburt). Eine frühe Beendigung der Schwangerschaft wird im Allgemeinen mit einem Abort enden. In diesem Fall ist ein Kode aus *O04.- Ärztlich eingeleiteter Abort* die Hauptdiagnose. Der Grund für die Beendigung der Schwangerschaft ist als Nebendiagnose anzugeben.

a)   Abort (< 500 g, keine Vitalitätszeichen)

Beispiel 15.05
Patientin, Fetus mit Anenzephalus, Beendigung der Schwangerschaft in der 15. SSW-Woche führt zu komplettem Abort.

Hauptdiagnose:
        O04.9   *Kompletter ärztlich eingeleiteter Abort ohne Komplikation*
Nebendiagnose(n):
        O35.0   *Betreuung der Mutter bei (Verdacht auf) Fehlbildung des Zentralnervensystems beim Feten*
        O09.2!   *Schwangerschaftsdauer, 14 bis 19 vollendete Wochen*

b)   Totgeburt (≥ 500 g, keine Vitalitätszeichen)/Lebendgeburt

Bei einer Beendigung der Schwangerschaft zu einem späteren Zeitpunkt ist **wie bei der Entbindung** zu verschlüsseln. Als Hauptdiagnose ist der Grund für die Beendigung der Schwangerschaft anzugeben. Bei einem Gewicht des Kindes von 500 g oder mehr sind in diesem Fall die Kodes wie in den folgenden Beispielen zu verwenden:

Beispiel 15.06a (Totgeburt)
Patientin, Fetus mit Anenzephalus, Beendigung der Schwangerschaft in der 26. SSW-Woche führt zur Geburt eines 800 g schweren Kindes.

Hauptdiagnose:
        O35.0   *Betreuung der Mutter bei (Verdacht auf) Fehlbildung des Zentralnervensystems beim Feten*
Nebendiagnose(n):
        O60.1   *Vorzeitige Entbindung*
        O09.4!   *Schwangerschaftsdauer, 26 bis 33 vollendete Wochen*
        Z37.1!   *Totgeborener Einling*

Beispiel 15.06b (Lebendgeburt)
Patientin, Fetus mit Anenzephalus, Beendigung der Schwangerschaft in der
26. SSW-Woche führt zur Geburt eines 800 g schweren Kindes.

Hauptdiagnose:

      O35.0   *Betreuung der Mutter bei (Verdacht auf) Fehlbildung*
                         des Zentralnervensystems beim Feten

Nebendiagnose(n):

      O60.1   *Vorzeitige Entbindung*
      O09.4!   *Schwangerschaftsdauer, 26 bis 33 vollendete*
                         Wochen
      Z37.0!   *Lebendgeborener Einling*

A4   Komplikationen in der Schwangerschaft (DKR 1510b)

A4.1   Schwangerschaft als Nebenbefund

Wird eine Erkrankung stationär behandelt, die weder eine Komplikation der
Schwangerschaft darstellt noch die Schwangerschaft kompliziert, wird je
nach Befund und Aufwand („Überwachung") einer der folgenden Kodes als
Nebendiagnose angegeben:

Z33!   *Schwangerschaftsfeststellung als Nebenbefund*

Z34   *Überwachung einer normalen Schwangerschaft*

oder ein Kode aus

Z35.- *Überwachung einer Risikoschwangerschaft*

    Hinweis: Zu den Risikoschwangerschaften zählen auch

      o die ältere Erstgebärende (35 Jahre und älter) mit dem zuge-
         hörigen ICD-Kode: *Z35.5 Überwachung einer älteren Erst-*
         schwangeren (DKR 1516a)

      o die Vielgebärende (mehr als 4 Geburten) mit dem zugehörigen
         ICD-Kode: *Z35.4 Überwachung einer Schwangerschaft bei aus-*
         geprägter Multiparität (DKR 1517a)

Beispiel 15.07
Eine Patientin, in der 16. SSW schwanger, wird nach Autounfall mit Prellungen an
Schulter und Stirn zur Beobachtung 1 Tag stationär aufgenommen.

Hauptdiagnose:
> S00.85   *Prellung sonstiger Teile des Kopfes*

Nebendiagnose(n):
> S40.0   *Prellung der Schulter und des Oberarmes*
> Z04.1   *Untersuchung und Beobachtung nach*
>   *Transportmittelunfall*
> Z34   *Überwachung einer normalen Schwangerschaft*
> O09.2!   *Schwangerschaftsdauer, 14 bis 19 vollendete*
>   *Wochen*

Achtung: Wird eine Erkrankung stationär behandelt, die eine Komplikation
der Schwangerschaft darstellt oder die Schwangerschaft kompliziert, wird
anders verschlüsselt als ohne Schwangerschaft, siehe A4.2 und A4.3. Die
Kodes Z33!/Z34/Z35.- werden dann nicht verwendet.

A4.2   Krankhafte Zustände, die gehäuft oder vorwiegend in Zusammenhang mit einer Schwangerschaft auftreten

Viele Erkrankungen sind bei Vorliegen oder Auftreten in der Schwanger-
schaft mit einem Kode aus Kapitel XV (Geburtshilfe) zu verschlüsseln.
Allein für die Hypertonie und die Eklampsie/Präklampsie stehen die
Kategorien O10.- bis O16.- zur Verfügung. Pathologische Zustände in der
Schwangerschaft wie Diabetes mellitus, Infektionen der Harnwege oder
Hyperemesis gravidarum sind klassifiziert in:

O20-O29	**Sonstige Krankheiten der Mutter, die vorwiegend mit der Schwangerschaft verbunden sind**

Diabetes mellitus wird daher bei einer Schwangeren **nicht** mit *E10-E14*
Diabetes mellitus kodiert, ein Harnwegsinfekt **nicht** mit (z.B.) *N39.0 Harn-*
wegsinfektion, Lokalisation nicht näher bezeichnet (s. Beispiel 15.08).

Beispiel B15.08
Aufnahme einer Patientin mit Hyperglykämie in der 19. SSW. Vorher war kein
Diabetes mellitus bekannt. Es wird die Diagnose Gestationsdiabetes gestellt.
Zusätzlicher Befund: Harnwegsinfekt (Zystitis).

Hauptdiagnose:
> O24.4   *Diabetes mellitus, während der Schwangerschaft*
>   *auftretend*

Nebendiagnose(n):
> O23.1   *Infektion der Harnblase in der Schwangerschaft*
> O09.2!   *Schwangerschaftsdauer, 14 bis 19 vollendete*
>   *Wochen*

A4.3 Krankheiten der Mutter, die anderenorts klassifizierbar sind, die jedoch Schwangerschaft, Geburt und Wochenbett komplizieren

Krankheiten, die weniger typisch für die Schwangerschaft sind, aber doch in vielen Fällen eine Schwangerschaft oder Geburt komplizieren, werden mit einem Kode aus den folgenden Kategorien verschlüsselt, zusammen mit einem spezifischen Kode aus dem entsprechenden anderen Kapitel der ICD-10-GM:

O98   *Infektiöse und parasitäre Krankheiten der Mutter, die anderenorts klassifizierbar sind, die jedoch Schwangerschaft, Geburt und Wochenbett komplizieren*

und

O99   *Sonstige Krankheiten der Mutter, die anderenorts klassifizierbar sind, die jedoch Schwangerschaft, Geburt und Wochenbett komplizieren*

Beispiel B15.09
Aufnahme einer Patientin in der 28. SSW mit Virushepatitis A und mit Wehen, die tokolytisch behandelt werden. Es kommt nicht zu einer Entbindung; in der 32. SSW wird die Patientin nach Hause entlassen.

Hauptdiagnose:
    O98.4   *Virushepatitis, die Schwangerschaft, Geburt und Wochenbett kompliziert*
Nebendiagnose(n):
    B15.9   *Virushepatitis A ohne Coma hepaticum*
    O47.0   *Frustrane Kontraktionen vor 37 vollendeten Schwangerschaftswochen*
    O09.4!   *Schwangerschaftsdauer, 26 bis 33 vollendete Wochen*

A4.4 Diffuse Beschwerden bei Schwangerschaft

Diffuse Beschwerden bei bestehender Schwangerschaft, für die keine spezifische Ursache gefunden werden kann, sind mit

O26.88   *Sonstige näher bezeichnete Zustände, die mit der Schwangerschaft verbunden sind*

zu kodieren (siehe DKR 1510b).

B   Entbindung

B1   Die Hauptdiagnose bei einer Entbindung

Die Hauptdiagnose bei einer Entbindung ist nur dann ein Schlüssel aus O80-O82 „Entbindung", wenn **kein anderer Zustand aus Kapitel XV** verschlüsselt werden kann. Ein fehlender Grund für *O81 Geburt eines Einlings durch Zangen- oder Vakuumextraktion* und *O82 Geburt eines Einlings durch Schnittentbindung* ist kaum nachvollziehbar und sollte die Ausnahme sein. Liegt ein Umstand vor, der die Geburt oder das Wochenbett komplizierte, wird dieser als Hauptdiagnose kodiert.

Faustregel:

Um die Hauptdiagnose korrekt auszuwählen, ist also die Frage zu stellen,

- ob eine bestehende Erkrankung/Anomalie die Entbindung zu einer Risikogeburt machte (z.B. bei einer Diabetikerin oder bei Beckenendlage),

oder

- ob es unter der Geburt oder im Wochenbett zu Komplikation(en) kam.

Da es zu einer „Geburt eines Einlings durch Zangen- oder Vakuumextraktion" (O81) nur bei unter der Geburt auftretenden Komplikationen kommt, ist **O81 nicht als Hauptdiagnose** zu verwenden und als Nebendiagnose unnötig, da die Prozedur mit dem OPS-301 kodiert wird.

B1.1   Spontane vaginale Entbindung eines Einlings (DKR 1506a)

Im G-DRG-System darf

O80 Spontangeburt eines Einlings

nur noch dann für die spontane vaginale Entbindung eines Einlings verwendet werden, wenn keine andere Diagnose aus Kapitel XV zutrifft, d.h., wenn die Geburt ohne jede Komplikation oder Anomalie verläuft.

Kommt es z.B. zu einem Dammriss, wird dieser als Hauptdiagnose kodiert. In diesem Fall wird *O80 Spontangeburt eines Einlings* **nicht** angegeben (auch nicht als Nebendiagnose), sonst wird der Fall in eine Fehler-DRG eingruppiert.

Beispiel B15.10

Eine Patientin, 28 Jahre, wird in der 40. SSW zur Entbindung aufgenommen. Es erfolgt eine spontane vaginale Geburt aus I. HHL ohne Komplikationen. Eine Episiotomie wird durchgeführt, anschließend genäht.

Hauptdiagnose:
O80	*Spontangeburt eines Einlings*

Nebendiagnose(n):
Z37.0!	*Lebendgeborener Einling*

Prozedur(en):
9-260	*Überwachung und Leitung einer normalen Geburt*
5-738.0	*Episiotomie*

Beispiel B15.11

Eine 42-jährige Primigravida wird in der 39. SSW zur Entbindung aufgenommen. Die vaginale Entbindung aus II. HHL verläuft ohne Komplikationen.

Hauptdiagnose:
O80	*Spontangeburt eines Einlings*

Nebendiagnose(n):
Z37.0!	*Lebendgeborener Einling*

Prozedur(en):
9-261	*Überwachung und Leitung einer Risikogeburt*

Beispiel B15.12

Eine 25-jährige Patientin (38. SSW) hatte zuhause nach mehreren Stunden Wehen einen Blasensprung. Nach Aufnahme werden die Wehen schwächer, und sie erhält Oxytocin i.v. zur Unterstützung der Wehen. Danach vaginale Entbindung ohne Komplikationen (HHL).

Hauptdiagnose:
O62.1	*Sekundäre Wehenschwäche*

Nebendiagnose(n):
Z37.0!	*Lebendgeborener Einling*

Prozedur(en):
9-260*	*Überwachung und Leitung einer normalen Geburt*

Anmerkung: * Die medikamentöse Einleitung der Geburt/ Unterstützung der Wehen ist in diesem Kode enthalten und wird nicht gesondert kodiert.

Die **Beispiele 12 bis 14 zeigen,** dass bei Vorliegen von Diagnosen (Anomalien/Komplikationen), die an anderer Stelle im Kapitel XV *Schwangerschaft, Geburt und Wochenbett* aufgeführt sind, *O80 Spontangeburt eines Einlings* durch eine andere Hauptdiagnose ersetzt werden – auch wenn es sich in diesen drei Fällen um spontane vaginale Entbindungen ohne schwerwiegende Komplikationen handelt.

O80 ist auch dann nicht mehr als Hauptdiagnose möglich, wenn bei der Geburt manuelle oder instrumentelle Maßnahmen erforderlich waren. Der Zustand, der diese Maßnahmen erforderte, wird Hauptdiagnose.

Beispiel B15.13
Eine 32-jährige Patientin, zweite Schwangerschaft, wird in der 38. SSW zur Entbindung aufgenommen. Es liegt eine Beckenendlage vor. Die spontane vaginale Geburt verläuft ohne Komplikationen.

Hauptdiagnose:
O32.1	*Betreuung der Mutter wegen Beckenendlage*

Nebendiagnose(n):
Z37.0!	*Lebendgeborener Einling*

Prozedur(en):
5-727.0	*Spontane Entbindung ohne Komplikationen bei Beckenendlage*

Beispiel B15.14
Eine 28-jährige Patientin wird in der 40. SSW zur Entbindung aufgenommen: spontane vaginale Geburt aus I. HHL. Unter der Geburt kommt es zu einem Dammriss 2. Grades, der anschließend genäht wird.

Hauptdiagnose:
O70.1	*Dammriss 2. Grades*

Nebendiagnose(n):
Z37.0!	*Lebendgeborener Einling*

Prozedur(en):
9-260	*Überwachung und Leitung einer normalen Geburt*
5-758.4	*Naht an Haut und Muskulatur von Perineum und Vulva*

DKR 1506a:

„Die einzigen geburtshilflichen Prozeduren, die in Verbindung mit dem Diagnosekode O80 Spontangeburt eines Einlings übermittelt werden dürfen, sind:

8-910   *Epidurale Injektion und Infusion zur Schmerztherapie*

5-730   *Künstliche Fruchtblasensprengung [Amniotomie]*

5-738.0 *Episiotomie*

9-260   *Überwachung und Leitung einer normalen Geburt*

9-261   *Überwachung und Leitung einer Risikogeburt"*

B1.2 Aufnahme aus anderen Gründen, Entbindung während stationärem Aufenthalt

(DKR 1511a Zuordnung der Hauptdiagnose bei einer Entbindung)

Die Richtlinie 1511a legt einen **Zeitrahmen** fest, der für die Zuordnung der Hauptdiagnose in folgendem Fall den Ausschlag gibt: Ein krankhafter Zustand in der Schwangerschaft führt zur stationären Aufnahme. Es handelt sich nicht um eine Aufnahme zur Entbindung – aber während dieses Aufenthaltes kommt es zur Entbindung.

Dann gilt die „7-Tage-Regel":

DKR 1511a:

„... ist folgendermaßen vorzugehen:

• Wenn eine Behandlung von mehr als sieben Tagen vor der Geburt erforderlich war, ist der vorgeburtliche Zustand als Hauptdiagnose zu kodieren.

• In allen anderen Fällen ist die Diagnose, die sich auf die Entbindung bezieht, als Hauptdiagnose zuzuordnen."

Beispiel B15.15
Eine Patientin wird in der 35+1 SSW mit einer Pyelonephritis aufgenommen. Am 12. Tag nach Aufnahme Entbindung ohne Komplikationen.

Hauptdiagnose:
O23.0	*Infektion der Niere in der Schwangerschaft*

Nebendiagnose(n):
O60.1	*Vorzeitige Entbindung*
Z37.0!	*Lebendgeborener Einling*
O09.5!	*Schwangerschaftsdauer, 34 bis 36 vollendete Wochen*

Prozedur(en):
9-261	*Überwachung und Leitung einer Risikogeburt*
5-738.0	*Episiotomie*

Beispiel B15.16
Eine Patientin stürzt in der 38. SSW (Glatteis) und bricht sich den Arm: distale
Radiusfraktur. Stationäre Aufnahme, Gipsverband, Entbindung ohne
Komplikationen nach 3 Tagen.

Hauptdiagnose:
        O80   *Spontangeburt eines Einlings*
Nebendiagnose(n):
        Z37.0!   *Lebendgeborener Einling*
        S52.50   *Distale Radiusfraktur*
Prozedur(en):
        9-260   *Überwachung und Leitung einer normalen Geburt*
        8-200.6   *Geschlossene Reposition einer Fraktur ohne*
                                     Osteosynthese, Radius distal

Beispiel B15.17
Eine Patientin stürzt in der 37. SSW (Glatteis): distale Radiusfraktur,
Commotio cerebri. Stationäre Aufnahme, Gipsverband, Entbindung ohne
Komplikation nach 8 Tagen.

Hauptdiagnose:
        S06.0   *Gehirnerschütterung*
Nebendiagnose(n):
        S52.50   *Distale Radiusfraktur*
        O80   *Spontangeburt eines Einlings*
        Z37.0!   *Lebendgeborener Einling*
Prozedur(en):
        9-260   *Überwachung und Leitung einer normalen Geburt*
        8-200.6   *Geschlossene Reposition einer Fraktur ohne*
                                     Osteosynthese, Radius distal

B2   Obligater Kode für das „Resultat der Entbindung"
(DKR 1507a)

Ein Kode aus **Z37.-!** *Resultat der Entbindung* muss bei **jeder** Geburt als
Nebendiagnose angegeben werden (im Datensatz der Mutter). Dieser
Kode ist im DRG-System bei bestimmten Hauptdiagnosen unbedingt
erforderlich, damit der Fall korrekt in eine „Entbindungs"-DRG gruppiert
wird, wie im folgenden Beispiel.

Beispiel B15.18

Eine Patientin mit Diabetes mellitus (Gestationsdiabetes), 35 Jahre, wird in der 39. SSW zur Entbindung aufgenommen. Spontane vaginale Geburt ohne Komplikationen, eine Episiotomie wird durchgeführt.

Hauptdiagnose:

O24.4	*Diabetes mellitus, während der Schwangerschaft auftretend*

Nebendiagnose(n):

Z37.0!	*Lebendgeborener Einling*

Prozedur(en):

5-738.0	*Episiotomie*
9-261	*Überwachung und Leitung einer Risikogeburt*

Achtung: **Ohne** die Angabe von **Z37.0!** wird in die DRG *O65B Andere vorgeburtliche stationäre Aufnahmen ohne schwere oder äußerst schwere CC* gruppiert, **mit Z37.0!** in die DRG *O60B Vaginale Entbindung mit schwerer oder mäßig schwerer Diagnose.* Die Angabe von 9-261 hat dabei keinen Effekt.

Beispiel B15.19

Aufnahme einer Patientin in der 28. SSW mit Virushepatitis A und mit Wehen, die tokolytisch behandelt werden. Entbindung in der 32. SSW.

Hauptdiagnose:

O98.4	*Virushepatitis, die Schwangerschaft, Geburt und Wochenbett kompliziert*

Nebendiagnose(n):

B15.9	*Virushepatitis A ohne Coma hepaticum*
O60.0	*Vorzeitige Wehen*
O60.1	*Vorzeitige Entbindung*
O09.4!	*Schwangerschaftsdauer, 26 bis 33 vollendete Wochen*
Z37.0!	*Lebendgeborener Einling*

Prozedur(en):

5-738.0	*Episiotomie*
9-261	*Überwachung und Leitung einer Risikogeburt*

Achtung: **Ohne** die Angabe von **Z37.0!** wird in die DRG *O65B Andere pränatale Krankenhauseinweisung mit mäßiger oder ohne komplizierende Diagnose* gruppiert, **mit Z37.0!** in die DRG *O60B Vaginale Geburt mit schwerwiegend komplizierender Diagnose.* Die Angabe von 9-261 hat dabei keinen Effekt.

Nicht verwechseln: DRG-Daten von Mutter und Kind

Nicht selten werden in der Praxis fälschlicherweise Diagnosekodes, die in den Datensatz des Kindes gehören, bei der Mutter kodiert, und umgekehrt. Dies betrifft häufig die Kodes Z37.- und Z38.-, daher an dieser Stelle der Hinweis:

- o Kodes aus **Z37.-** für das *Resultat der Entbindung* gehören in den Datensatz der **Mutter**

- o Kodes aus **Z38.-** Lebendgeborene nach dem Geburtsort gehören in den Datensatz des **Kindes**.

- o „P-Kodes" und „O-Kodes": „P-Kodes" aus Kapitel XVI *Bestimmte Zustände, die ihren Ursprung in der Perinatalperiode haben* gehören ausschließlich in den Datensatz des Kindes. Beispiel: Kommt es zu einem „Sauerstoffmangel unter der Geburt", erhält das Neugeborene ggf. eine Diagnose aus *P21.- Asphyxie unter der Geburt*, die Mutter z.B. eine Diagnose aus *O68.- Komplikationen bei Wehen und Entbindung durch fetalen Distreß*.

B3 Frühgeburt und verlängerte Schwangerschaftsdauer

B3.1 Frühgeburt (DKR 1519c)

Von einer vorzeitigen Entbindung spricht man, wenn die Geburt vor der abgeschlossenen 37. SSW beginnt (Einsetzen der Wehen). Im Fall einer vorzeitigen Entbindung ist **immer O60.1** zu kodieren:

- • als Nebendiagnose bei bekannter Ursache. Die Hauptdiagnose ist in diesem Fall der Zustand, der die Frühgeburt auslöste (z.B. eine Infektionserkrankung oder ein vorzeitiger Blasensprung, siehe Beispiel B15.19)

- • als Hauptdiagnose, falls keine Ursache ersichtlich ist

O60.1	Vorzeitige Entbindung

Eine vorzeitige Entbindung ist erst zusammen mit einem **Kode aus O09.-!** *Schwangerschaftsdauer* für die Schwangerschaftsdauer korrekt abgebildet.

> ### „Faustregel": Kodierung der vorzeitigen Entbindung
>
> - Ursache als Hauptdiagnose
> - O60.1 Vorzeitige Entbindung
> - O09.-! Schwangerschaftsdauer

Vorzeitige Wehen

Hinweis: Eine Übersicht zu diesem Thema ist am Anfang dieses Kapitels zu finden.

Frage: Welche Hauptdiagnose hat eine Patientin, die mit vorzeitigen Wehen aufgenommen wird und tokolytisch behandelt werden muss?

Der **Anlass** für die Aufnahme sind in diesem Fall Wehen vor der vollendeten 37. SSW, die „muttermundwirksam" sind, also z. B. zur Verkürzung, Aufweichung oder Eröffnung des Gebärmutterhalses/Muttermundes führen: eine vorzeitige Entbindung droht.

Bisher waren „Vorzeitige Wehen" als Inklusivum dem ICD-Kode *O60 Vorzeitige Entbindung* zugeordnet. Ab 2004 können beide Diagnosen explizit mit

O60.0 *Vorzeitige Wehen* bzw.

O60.1 *Vorzeitige Entbindung*

kodiert werden.

Die ICD-Kodes aus *O47.- Frustrane Kontraktionen [Unnütze Wehen]* werden somit nur noch zur Kodierung von nicht muttermundwirksamen Kontraktionen verwendet.

Achtung: Ist die **Ursache** der vorzeitigen Wehen **bekannt**, wird die Ursache als Hauptdiagnose angegeben. O60.0 Vorzeitige Wehen wird in diesem Fall als Nebendiagnose kodiert. (siehe Beispiele B15.09 und B15.23).

Wenn **keine Ursache** der vorzeitigen Wehen ersichtlich ist, wird O60.0 als Hauptdiagnose kodiert

> ### „Faustregel": Kodierung vorzeitiger Wehen
>
> - Ursache als Hauptdiagnose
> - O60.0 Vorzeitige Wehen
> - O09.-! Schwangerschaftsdauer

Beispiele:

a) Vorzeitige Wehen, schwangerschaftserhaltende Maßnahmen, Geburt beim gleichen Aufenthalt:

In diesem Fall ist zu beachten, dass die Hauptdiagnose auch vom Zeitraum abhängt, der zwischen Aufnahme und Entbindung vergeht.

Zeitraum <= 7 Tage

Beispiel B15.20

Aufnahme einer Patientin in der 28. SSW mit vorzeitigen Wehen, die tokolytisch behandelt werden. Trotzdem vaginale Entbindung nach 4 Tagen. Auslöser der Wehen unklar.

Hauptdiagnose:

O60.1	*Vorzeitige Entbindung*

Nebendiagnose(n):

O09.4!	*Schwangerschaftsdauer, 26 bis 33 vollendete Wochen*
Z37.0!	*Lebendgeborener Einling*

Prozedur(en):

5-738.0	*Episiotomie*
9-261	*Überwachung und Leitung einer Risikogeburt*

Anmerkung: Der in Beispiel B15.20 beschriebene Fall wird 2004 in die DRG *O60B Vaginale Entbindung mit schwerer oder mäßig schwerer komplizierender Diagnose* eingruppiert.

Zeitraum > 7 Tage

Beispiel B15.21

Aufnahme einer Patientin in der 32. SSW mit vorzeitigem Blasensprung und Wehen, die tokolytisch behandelt werden. Entbindung in der 36. SSW.

Hauptdiagnose:

O42.2	*Vorzeitiger Blasensprung, Wehenhemmung durch Therapie*

Nebendiagnose(n):

O60.0	*Vorzeitige Wehen*
O60.1	*Vorzeitige Entbindung*
O09.4!	*Schwangerschaftsdauer, 26 bis 33 vollendete Wochen*
Z37.0!	*Lebendgeborener Einling*

Prozedur(en):

5-738.0	*Episiotomie*
9-261	*Überwachung und Leitung einer Risikogeburt*

Anmerkung: Der in Beispiel B15.21 beschriebene Fall wird 2004 in die DRG *O60B Vaginale Entbindung mit schwerer oder mäßig schwerer komplizierender Diagnose* eingruppiert

Beispiel B15.22

Aufnahme einer Patientin in der 33. SSW mit vorzeitigen Wehen unklaren Ursprungs, die tokolytisch behandelt werden. Entbindung in der 38. SSW.

Hauptdiagnose:

O60.0	*Vorzeitige Wehen**

Nebendiagnose(n):

O09.4!	*Schwangerschaftsdauer, 26 bis 33 vollendete Wochen ***
Z37.0!	*Lebendgeborener Einling*

Prozedur(en):

9-261	*Überwachung und Leitung einer Risikogeburt*

Achtung:

* In diesem Fall war der Anlass der Aufnahme die drohende Frühgeburt unklarer Ursache. Zitat aus DKR 1511a: „Wenn eine Behandlung von mehr als sieben Kalendertagen vor der Geburt erforderlich war, ist der vorgeburtliche Zustand als Hauptdiagnose zu kodieren."

** Die Schwangerschaftsdauer zum Zeitpunkt der **Aufnahme**.

Anmerkung: Mit der Hauptdiagnnose O60.0 wird im G-DRG-System Version 2004 immer in die DRG O64A Frustrane Wehen eingruppiert – so auch der in Beispiel B15.22 beschriebene Fall.

b) Vorzeitige Wehen, schwangerschaftserhaltende Maßnahmen, Entlassung ohne Entbindung

Beispiel B15.23

Aufnahme einer Patientin in der 30. SSW mit vorzeitigen Wehen bei bisher komplikationslos verlaufener Zwillingsschwangerschaft. MM bei Aufnahme-untersuchung weich und verkürzt, aber nicht geöffnet. Die Wehen sistieren unter der tokolytischen Therapie, Entlassung nach Hause am 6. Tag nach Aufnahme.

Hauptdiagnose:

O30.0	*Zwillingsschwangerschaft*

Nebendiagnose(n):

O60.0	*Vorzeitige Wehen*
O09.4!	*Schwangerschaftsdauer, 26 bis 33 vollendete Wochen*

Achtung: Die ICD-Kodes O47.0 bzw. O60.0 werden nur dann als Haupt-diagnose kodiert, wenn kein Auslöser der vorzeitigen Wehen bekannt ist, also kein kausaler Zusammenhang zwischen den vorzeitigen Wehen und einem krankhaften Zustand/Risikofaktor besteht.

B3.2 Verlängerte Schwangerschaftsdauer und Übertragung (DKR 1520a)

Wie das vorzeitige Einsetzen der Wehen ist auch die Tragzeitüberschreitung ein Abweichen von der Norm – das bedeutet für die Kodierung, dass *O80 Spontangeburt eines Einlings* als Hauptdiagnose **nicht** in Frage kommt.

O48	**Übertragene Schwangerschaft**
	Tragzeitüberschreitung

O48 wird angegeben bei einer Schwangerschaftsdauer, die 41 Wochen überschreitet („nach vollendeter 41. SSW"), aber auch dann, wenn das Kind deutliche Übertragungszeichen zeigt.

Die Diagnose „Übertragung" wird nicht ausschließlich über eine bestimmte Schwangerschaftsdauer definiert. Hier gibt es einen gewissen Ermessensspielraum für den behandelnden Arzt, der zum Beispiel bei der Frühgeburt so nicht eingeräumt wird.

B4 Kodierung bei Risikogeburten und Geburten mit Komplikationen

B4.1 Mehrlingsgeburt (DKR 1509a)

Die komplikationslose Entbindung (spontan, vaginal) von Mehrlingen (Zwillingen) wird kodiert wie in folgendem Beispiel:

Hauptdiagnose   *O30.0   Zwillingsschwangerschaft*

Nebendiagnose(n): *Z37.2! Zwillinge, beide lebendgeboren*

Prozedur(en):   *9-261   Überwachung und Leitung einer Risikogeburt*

Wenn die Kinder einer Mehrlingsgeburt auf unterschiedliche Weise geboren werden, sind alle angewandten Entbindungsmethoden zu kodieren.

Kommt es bei einer Mehrlingsgeburt zu Komplikationen (zum Beispiel aufgrund von Einstellungsanomalien), sollten diese – analog zur Geburt bei Einlingen – als Hauptdiagnose angegeben werden.

Beispiel B15.24

Zwillingsschwangerschaft, 38. SSW. Blasensprung zuhause, Aufnahme zur Entbindung. 1. Zwilling wird spontan, 2. Zwilling wird bei protrahiertem Geburtsverlauf per Vakuumextraktion entbunden.

Hauptdiagnose:
O63.2	*Protrahierte Geburt des 2. Zwillings*

Nebendiagnose(n):
O30.0	*Zwillingsschwangerschaft*
Z37.2!	*Zwillinge, beide lebendgeboren*

Prozedur(en):
9-261	*Überwachung und Leitung einer Risikogeburt*
5-733.1	*Vakuumextraktion*
5-738.0	*Episiotomie*

Beispiel B15.25

Frühgeburt, Zwillinge, 35. SSW, spontan vaginal ohne weitere Komplikationen.

Hauptdiagnose:
O30.0	*Zwillingsschwangerschaft*

Nebendiagnose(n):
O60.1	*Vorzeitige Entbindung*
O09.5!	*Schwangerschaftsdauer, 34 bis 36 vollendete Wochen*
Z37.2!	*Zwillinge, beide lebendgeboren*

Prozedur(en):
5-738.0	*Episiotomie*
9-261	*Überwachung und Leitung einer Risikogeburt*

Anmerkung: In diesem Fall kommt auch O60.1 als Hauptdiagnose in Frage; für die DRG-Gruppierung ist die Reihenfolge hier belanglos.

Da aber Gemini in der Regel als Ursache der Frühgeburt anzusehen sind, bleibt *O30.0 Zwillingsschwangerschaft* in diesen Fällen die Hauptdiagnose.

Beispiel B15.26

Gemini in der 38. SSW, unter der Geburt kommt es zu auffälligen CTG-Veränderungen, und die Mikroblutuntersuchung beim 1. Zwilling zeigt eine leichte Azidose. Entschluss zur Schnittentbindung.

Hauptdiagnose:
O68.3	*Komplikationen bei Wehen und Entbindung durch fetalen Distreß, biochemisch nachgewiesen*

Nebendiagnose(n):
O30.0	*Zwillingsschwangerschaft*
Z37.2!	*Zwillinge, beide lebendgeboren*

Prozedur(en):
5-740.1	*Sekundäre Sectio*

B4.2   Abnorme Kindslagen und -einstellungen (DKR 1512a, 1513a)

Als Norm gilt die Hinterhauptslage. Bei „abnormen Kindslagen" wie z.B. der Beckenendlage oder der Gesichtslage wird nicht O80 als Hauptdiagnose kodiert, sondern die passende Schlüsselnummer aus

O32.-   Betreuung der Mutter bei festgestellter oder vermuteter Lage- und Einstellungsanomalie des Feten

oder

O64.-   Geburtshindernis durch Lage-, Haltungs- und Einstellungsanomalien des Feten

Ein Kode aus O32.- wird dann verwendet, wenn

*   eine Lage- oder Einstellungsanomalie vorliegt, durch die ein erhöhter Überwachungs- und Betreuungsaufwand erforderlich wird, aber eine Spontangeburt trotzdem stattfindet.

*   die Lageanomalie der Grund für die Durchführung einer primären Sectio ist.

Ein Kode aus O64.- wird verwendet, wenn

*   eine Lage- oder Einstellungsanomalie ein Geburtshindernis darstellt und zu einer operativen Entbindung, z.B. zu einer sekundären Sectio führt.

Der Kode *O80 Spontangeburt eines Einlings* wird **nicht** angegeben.

Beispiel B15.27
Entbindung einer Patientin mit Beckenendlage, die ein Geburtshindernis darstellt.

Hauptdiagnose:
     O64.1   *Geburtshindernis durch Beckenendlage*
Nebendiagnose(n):
     Z37.0!   *Lebendgeborener Einling*
Prozedur(en):
     5-725.0   *Manuelle Extraktion bei Beckenendlage*

Anmerkung: Die durchgeführte Episiotomie ist im OPS-Kode enthalten (s. Hinweis bei 5-72).

Beispiel B15.28
Patientin mit Beckenendlage bei Geburt, Manualhilfe nach Bracht erforderlich, aber ohne weitere Komplikation.

Hauptdiagnose:

O32.1   *Betreuung der Mutter wegen Beckenendlage*

Nebendiagnose(n):

Z37.0!   *Lebendgeborener Einling*

Prozedur(en):

5-727.0   *Spontane Entbindung ohne Komplikationen bei BEL*

Anmerkung: Die durchgeführte Episiotomie ist im OPS-Kode enthalten (s. Hinweis bei 5-72).

B4.3   Verminderte Kindsbewegungen (DKR 1514c)

Bei Aufnahmen wegen „verminderter fetaler Bewegungen" hängt die **Hauptdiagnose** davon ab, ob eine Ursache für die verminderten fetalen Bewegungen gefunden wird.

- Bei bekannter Ursache ist diese die Hauptdiagnose (z.B. Fehlbildung beim Feten, z.B. Oligohydramnion)

- Bei unbekannter Ursache ist die Hauptdiagnose *O36.8 Betreuung der Mutter wegen sonstiger näher bezeichneter Komplikationen beim Feten.*

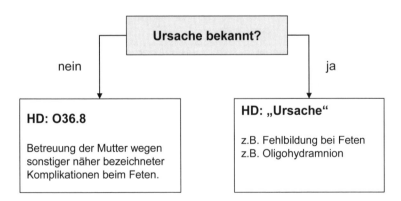

Verminderte Kindsbewegungen - Hauptdiagnose?

Ursache bekannt?

nein   ja

HD: O36.8

Betreuung der Mutter wegen sonstiger näher bezeichneter Komplikationen beim Feten.

HD: „Ursache"

z.B. Fehlbildung bei Feten
z.B. Oligohydramnion

Abbildung 15-3: Hauptdiagnose bei verminderten Kindsbewegungen

B4.4 Protrahierte Geburt (DKR 1521a)

Definition: Als protrahiert wird eine Geburt bezeichnet, bei der nach 18 Stunden regelmäßiger Wehentätigkeit die Geburt nicht unmittelbar bevorsteht.

Zur Kodierung kommen folgende ICD-Kodes in Frage:

O63.- **Protrahierte Geburt**

O63.0 Protrahiert verlaufende Eröffnungsperiode (bei der Geburt)

O63.1 Protrahiert verlaufende Austreibungsperiode (bei der Geburt)

O63.2 Protrahierte Geburt des zweiten Zwillings, Drillings usw.

O63.9 Protrahierte Geburt, nicht näher bezeichnet

O75.- **Sonstige Komplikationen bei Wehentätigkeit und Entbindung, a. n. k.**

O75.5 Protrahierte Geburt nach Blasensprengung (LX)

O75.6 Protrahierte Geburt nach spontanem oder nicht näher bezeichnetem Blasensprung

B5 Entbindung vor der Aufnahme (DKR 1518a)

Bei einer Patientin, die **nach** der Entbindung aufgenommen wird, hängt die Hauptdiagnose von den Umständen der Aufnahme ab:

Umstände der Aufnahme	(Haupt-) Diagnosen
• **Komplikation** führte zur Aufnahme (z.B. Wochenbettinfektion)	HD: Komplikation ND: Kode aus 　　Z39.- Postpartale Betreuung und Untersuchung der Mutter
• Keine Komplikationen im Wochenbett • Keine geburtshilflichen Prozeduren erforderlich (z.B. Patientin begleitet krankes Kind, sie erhält Routinebetreuung nach Geburt)	HD: Kode aus 　　Z39.- Postpartale Betreuung und Untersuchung der Mutter
• Patientin wird **nach Sectio** in ein anderes Haus verlegt (Nachbetreuung)	HD: Kode aus Z39.- Postpartale Betreuung und Untersuchung der Mutter ND: Z48.8 Sonstige näher bezeichnete Nachbehandlung nach chirurgischem Eingriff

Der ICD-Kode *Z39.- Postpartale Betreuung und Untersuchung der Mutter* hat die folgenden vierstelligen Subkategorien:

Z39.0	Betreuung und Untersuchung der Mutter unmittelbar nach einer Entbindung Betreuung und Beobachtung bei komplikationslosem Verlauf *Exkl.:* Betreuung bei postpartalen Komplikationen - siehe Alphabetisches Verzeichnis
Z39.1	Betreuung und Untersuchung der stillenden Mutter Überwachung der Laktation *Exkl.:* Laktationsstörungen (O92.-)
Z39.2	Routinemäßige postpartale Nachuntersuchung der Mutter

Das **gesunde**, mitaufgenommene Kind wird wie folgt kodiert:

- bei **Erstaufnahme** nach Geburt der passende Kode aus *Z38.- Lebendgeborene nach dem Geburtsort*

- bei **späteren** Aufnahmen: *Z76.2 Gesundheitsüberwachung und Betreuung eines anderen gesunden Säuglings und Kindes.*

Ein Inklusivum weist Z76.2 als den richtigen Kode aus für Aufnahmen wegen „Medizinischer oder pflegerischer Betreuung oder Überwachung eines gesunden Säuglings bei Umständen wie z.B.: ... Krankheit der Mutter, ungünstige häusliche sozioökonomische Bedingungen".

B6   Geburtshilfliche Prozeduren

5-72...5-75	**Geburtshilfliche Operationen** Exkl.: Überwachung und Leitung einer normalen und einer Risikogeburt (9-260, 9-261)

und

9-26	**Geburtsbegleitende Maßnahmen** Hinw.: Eine operative Beendigung einer Geburt ist gesondert zu kodieren (5-72 ff.)
9-260	Überwachung und Leitung einer normalen Geburt *Hinw.:* Hier ist die Überwachung und Leitung einer Geburt ohne operative Eingriffe zu kodieren
9-261	Überwachung und Leitung einer Risikogeburt *Hinw.:* Hier ist die Überwachung und Leitung einer Risikogeburt ohne operative Eingriffe zu kodieren

Achtung: 9-260 und 9-261 sind bei „normalen" Entbindungen ohne operative Eingriffe anzugeben. Wird eine geburtshilfliche Operation durchgeführt,
ist es weder nötig noch sinnvoll, einen dieser Kodes zusätzlich zu kodieren.

Es ist allerdings nicht eindeutig definiert, was als „geburtshilfliche Operation" in diesem Sinne zu werten ist. Im folgenden Beispiel wird bei
vorliegender BEL ein Dammschnitt durchgeführt; kodiert mit einem Kode
aus der OPS-Gruppe *5-72...5-75 Geburtshilfliche Operationen*, der die
Verwendung von 9-261 ausschließt (s. *Exkl.* Zu 5-72...5-75).

Beispiel B15.29
Spontane vaginale Entbindung aus Beckenendlage (mit Episiotomie).

Hauptdiagnose:
        O32.1   *Betreuung der Mutter wegen Beckenendlage*
Nebendiagnose(n):
        Z37.0!   *Lebendgeborener Einling*
Prozedur(en):
        5-727.0   *Spontane Entbindung ohne Komplikationen bei BEL*
                               (inkl. Episiotomie)

Während die Kodierrichtlinien in DKR 1522a *Geburtseinleitung* die
Kodierung mit 9-260 bzw. 9-261 **und** 5-730 für eine medikamentöse
Einleitung der Geburt mit Amniotomie vorsehen und damit das Exklusivum
für die OPS-Kodes aus 5-72...5-75 außer Kraft setzen, bleibt die Kodierung
im obigen Beispiel und ähnlichen Fällen zukünftiger Klärung überlassen.

Meines Erachtens ist in Beispiel B15.29 die alleinige Kodierung mit 5-727.0
ausreichend, da die Information „Beckenendlage" die Überwachung einer
Risikogeburt impliziert.

Die **medikamentöse Einleitung** einer Geburt ist in 9-260 und 9-261
enthalten, wird also nicht separat kodiert.

Eine **Tokolyse** kann mit dem OPS derzeit nicht verschlüsselt werden.

Die Version 2004 der ICD-10-GM definiert den OPS-Kode 5-749.0 *Resectio*
eindeutig als **Zusatzkode**. Eine **Resectio** wird demnach mit zwei Kodes
verschlüsselt:

• Ein Kode für den Typ des Eingriffs, z.B. aus *Klassische Sectio
   caesarea* (5-740)

• Ein Kode für die Kennzeichnung als Reoperation: *5-749.0 Resectio*

Der Kode für die Misgav-Ladach-Sectio wurde differenziert, so dass jetzt auch für dieses Verfahren dokumentiert werden kann, ob es sich um eine primäre oder sekundäre Sectio handelt.

5-749.10   *Andere Sectio caesarea: Misgav-Ladach-Sectio: Primär*

5-749.11   *Andere Sectio caesarea: Misgav-Ladach-Sectio: Sekundär*

C   Wochenbett

C1   Definition des Puerperiums (Wochenbetts) (DKR 1527a)

Als Puerperium (Wochenbett) ist der Zeitraum von 42 Tagen nach der Geburt definiert.

Als „Puerperal", das heißt, mit Kodes aus O85-O92 (Komplikationen, die vorwiegend im Wochenbett auftreten), können aber auch zum Beispiel Probleme beim Stillen, die über diesen Zeitraum hinausgehen, verschlüsselt werden, und zwar bis zu zwölf Monaten nach der Geburt.

Beispiel B15.30
Stillende Patientin, Infektion der linken Brustdrüse (eitriger Abszess), 10 Wochen (70 Tage) nach der Geburt. Schmerzen, verstärkt beim Anlegen.

Hauptdiagnose:
O91.11   *Abszess der Mamma im Zusammenhang mit der Gestation, mit Schwierigkeiten beim Anlegen*

Nebendiagnose(n):
B95.6!   *Staphylococcus aureus als Ursache von Krankheiten, die in anderen Kapiteln klassifiziert sind*

Prozedur(en):
5-881.10   *Inzision der Mamma mit Drainage*

Anmerkung: Handelt es sich beim Erreger dieser Infektion um einen MRSA-Keim, ist sowohl der Kode B95.6! als auch der Kode U80.0! *Staphylococcus aureus mit Resistenz gegen Oxacillin, Glykopeptid-Antibiotika, Chinolone, Streptogramine und Oxazolidinone* zu verwenden. Mit der ICD-10-GM 2004 kann mit Hilfe der ICD-Kodes *U80-U85! Infektionserreger mit Resistenzen gegen bestimmte Antibiotika oder Chemotherapeutika* verschlüsselt werden (s.a. Kapitel I Infektionskrankheiten).

Hinweis: Die Kodierung der **Wochenbettdepression** ist Thema von Kapitel V, siehe DKR 0506a.

Notizen:

16 Bestimmte Zustände, die ihren Ursprung in der Perinatalperiode haben

Angelika Rathgeber

Kapitelübersicht:

DKR	Titel	kommentiert	nicht kommentiert
1601a	Neugeborene	x	
1602a	Definition der Zustände, die ihren Ursprung in der Perinatalperiode haben	x	
1603a	Besondere Maßnahmen für das kranke Neugeborene	x	
1604a	Atemnotsyndrom des Neugeborenen/ Hyaline Membranenkrankheit / Surfactantmangel	x	
1605a	Massives Aspirationssyndrom und transitorische Tachypnoe beim Neugeborenen	x	
1606a	Hypoxisch-ischämische Enzephalopathie (HIE)		x

1602a Definition der Zustände, die ihren Ursprung in der Perinatalperiode haben

Wie in den Kodierrichtlinien ausführlich beschrieben (s. DKR 1601a und DKR 1602a) umfasst die Perinatalperiode die Zeit nach der 22. Schwangerschaftswoche bis zur Vollendung des 7. Tages nach der Geburt und die Neonatalperiode die Zeit von Beginn der Geburt bis zur Vollendung des 28. Tages nach der Geburt. Genau genommen ist damit die Zeit von der Geburt bis zur Vollendung des 7. Tages sowohl eine Perinatalperiode als auch eine Neonatalperiode. *(Vgl. ICD Band II -Regelwerk, Kapitel 5.7.1)*

Die beiden Definitionen sind wichtig für die korrekte Verschlüsselung der Krankheiten der Neugeborenen.

Alle Erkrankungen, die ihren Ursprung in der Perinatalperiode haben, werden mit Schlüsseln aus dem Kapitel XVI „Bestimmte Zustände, die ihren Ursprung in der Perinatalperiode haben" verschlüsselt. Kodes aus diesem Kapitel XVI dürfen auch dann benutzt werden, wenn die Erkrankung erst nach dem 7. Tag nach Geburt auftritt, der Ursprung der Erkrankung jedoch in der Perinatalperiode liegt. Viele Erkrankungen von Neugeborenen müssen auch mit Kodes aus anderen Kapiteln verschlüsselt werden, wie zum Beispiel:

- Neubildungen

- Angeborene Fehlbildungen

- Stoffwechselerkrankungen von Neugeborenen

- Vergiftungen

- Verletzungen

(siehe auch Beispiel B16.06)

Erkrankungen, die bei Neugeborenen nach dem 7. Tag nach Geburt auftreten und mit einem Kode aus dem P-Kapitel (Kapitel XVI) verschlüsselt sind, werden gemäß den Regeln des G-DRG-Systems häufig der Fehler-DRG 963Z zugewiesen. Es gibt derzeit nur wenige Kodes (zum Beispiel *P35.0 Rötelnembryopathie*) aus dem ICD-Kapitel XVI, die nicht mit dem Alter des Neugeborenen abgeprüft und gegebenenfalls in eine Fehler-DRG eingruppiert werden. So führt beispielsweise die Diagnose *P28.2 Zyanose-anfälle beim Neugeborenen* bei einer Verschlüsselung beim kranken Neugeborenen korrekterweise in die DRG *E72Z Störungen der Atmung mit Ursache in der Neonatalperiode*. Dieselbe Zuordnung in die DRG E72Z wird jedoch auch noch bei einem 40-jährigen Erwachsenen vorgenommen. Eine Fehlkodierung wird hier derzeit im G-DRG-System nicht abgeprüft und erkannt.

Aufnahmegewicht

Das Aufnahmegewicht eines Neugeborenen ist unbedingt zu doku-mentieren. Es gehört zum Pflichtdatensatz und kann wesentlich die Zuordnung zu einer DRG beeinflussen. Nach der derzeit gültigen Version der Vereinbarung der Datenübermittlung nach § 301 Abs. 3 SGB V (in der ab 1.1.2004 gültigen Fassung) ist bei Aufnahme von Kleinkindern mit einem Aufnahmealter bis zu einem Jahr das Aufnahmegewicht in Gramm anzugeben.

Zusätzlich zur konkreten Gewichtsangabe in Gramm ist bei Neugeborenen unter 2500 Gramm eine Kodierung mit einem Kode aus

P07.- Störungen im Zusammenhang mit kurzer Schwangerschaftsdauer und niedrigem Geburtsgewicht, anderenorts nicht klassifiziert

vorzunehmen. Die ICD-10-GM Version 2004 bietet hierzu differenzierte Gewichtsklassen in 250 Grammschritten an. Bei der Dokumentation von Erkrankungen von Neugeborenen (bis 28 Tage) ist zu berücksichtigen, ob der Neugeborene ohne Störungen ausgetragen wurde. Störungen im Zusammenhang mit der Schwangerschaftsdauer sind ggf. als Neben-diagnosen mitzukodieren.

Dazu stehen Kodes aus Kapitel XVI der ICD-10-GM zur Verfügung. Kodes aus P05–P08 beschreiben Störungen, die im Zusammenhang mit der Schwangerschaftsdauer und dem fetalen Wachstum stehen:

P05.-	**Intrauterine Mangelentwicklung und fetale Mangelernährung**
P05.0	Für das Gestationsalter zu leichte Neugeborene Bezugsgrößen sind das Körpergewicht unterhalb der 10. Perzentile und die Körperlänge oberhalb der 10. Perzentile. [Light-for-dates]
P05.1	Für das Gestationsalter zu kleine Neugeborene Bezugsgrößen sind das Körpergewicht und die Körperlänge unterhalb der 10. Perzentile. [Small-for-dates] und [Small-and-light-for-dates]
P05.2	Fetale Mangelernährung des Neugeborenen ohne Angabe von zu leicht oder zu klein für das Gestationsalter [light or small for gestational age] Neugeborene, die für ihr Gestationsalter nicht zu leicht oder zu klein sind, aber Zeichen einer fetalen Mangelernährung aufweisen.
P05.9	Intrauterine Mangelentwicklung, nicht näher bezeichnet Fetale Wachstumsretardierung o.n.A.
P07.-	**Störungen im Zusammenhang mit kurzer Schwangerschaftsdauer und niedrigem Geburtsgewicht, anderenorts nicht klassifiziert** Hinw: Liegen Angaben zum Geburtsgewicht und zum Gestationsalter vor, sollte primär nach dem Geburtsgewicht verschlüsselt werden.
P07.0-	Neugeborenes mit extrem niedrigem Geburtsgewicht (<= 999 g)
P07.00	Geburtsgewicht unter 500 Gramm
P07.01	Geburtsgewicht 500 bis unter 750 Gramm
P07.02	Geburtsgewicht 750 bis unter 1000 Gramm
P07.1-	Neugeborenes mit sonstigem niedrigem Geburtsgewicht (1000 g – 2499 g)
P07.10	Geburtsgewicht 1000 bis unter 1250 Gramm
P07.11	Geburtsgewicht 1250 bis unter 1500 Gramm
P07.12	Geburtsgewicht 1500 bis unter 2500 Gramm
P07.2	Neugeborenes mit extremer Unreife Gestationsalter von weniger als 28 vollendeten Wochen (von weniger als 196 vollendeten Tagen)
P07.3	Sonstige vor dem Termin Geborene Gestationsalter von 28 oder mehr vollendeten Wochen, jedoch weniger als 37 vollendeten Wochen (ab 196 vollendete Tage bis unter 259 vollendete Tage) Frühgeburt o.n.A..

Neugeborene (DKR 1601a)	
Gesunde Neugeborene	**Kranke Neugeborene**
Als **Hauptdiagnose** ist ein Kode aus der Kategorie *Z38.- Lebendgeborene nach dem Geburtsort* anzugeben, wenn das Neugeborene völlig gesund ist (Als völlig gesund gelten auch die Kinder, bei denen eine Beschneidung vorgenommen wurde). Diese Kategorie beinhaltet Kinder, die a) im Krankenhaus geboren wurden b) außerhalb des Krankenhauses geboren und unmittelbar nach der Geburt aufgenommen wurden.	Als **Nebendiagnose** ist ein Kode aus der Kategorie *Z38.- Lebendgeborene nach dem Geburtsort* anzugeben. Die Krankheit ist dann als Hauptdiagnose zu kodieren.
(siehe Beispiel B16.01)	(siehe Beispiel B16.02)
In beiden Fällen gilt: • Kodes aus Z38.- sind **nicht** zu verwenden, wenn die Behandlung während einer zweiten oder nachfolgenden stationären Aufnahme erfolgt. D.h. lediglich das erste behandelnde Krankenhaus dokumentiert den Kode aus Z38.-. Im Falle einer Verlegung oder Wiederaufnahme wird ein Kode aus Z38.- nicht mehr verschlüsselt. • Wird das Neugeborene nach dem 28.Lebenstag aufgenommen, wird wie in der allgemeinen Pädiatrie üblich kodiert. (siehe Beispiel B16.03)	

Aus dem Kapitel XXI „Faktoren, die den Gesundheitszustand beeinflussen und zur Inanspruchnahme des Gesundheitswesens führen" steht die Kategorie *Z38.- Lebendgeborene nach dem Geburtsort* zur Verschlüsselung für das gesunde Neugeborene zur Verfügung. Dieser Kode kann nur bis zu einem Alter von 28 Tagen zur Verschlüsselung verwendet werden. Bei einer erfolgten Verschlüsselung von Z38.- bei Patienten, die älter als 28 Tage sind, wird der Fall einer Fehler-DRG (963Z) zugeordnet.

Hinweis: Die Kodes aus der Kategorie *Z37.-! Resultat der Entbindung* dienen ausschließlich der zusätzlichen Verschlüsselung bei der Dokumentation der Mutter. Bei einem Neugeborenen ist dieser Kode **nicht** zu verschlüsseln.

Z38.-	Lebendgeborene nach dem Geburtsort
Z38.0	Einling, Geburt im Krankenhaus
Z38.1	Einling, Geburt außerhalb des Krankenhauses
Z38.2	Einling, Geburtsort nicht näher bezeichnet (Gesundes Neugeborenes o.n.A., Lebendgeborenes o.n.A.)
Z38.3	Zwilling, Geburt im Krankenhaus
Z38.4	Zwilling, Geburt außerhalb des Krankenhauses
Z38.5	Zwilling, Geburtsort nicht näher bezeichnet
Z38.6	Anderer Mehrling, Geburt im Krankenhaus
Z38.7	Anderer Mehrling, Geburt außerhalb des Krankenhauses
Z38.8	Anderer Mehrling, Geburtsort nicht näher bezeichnet

Beispiel B16.01

Ein Neugeborenes, das vaginal zu Hause entbunden wurde, wird zu einer Kontrolluntersuchung aufgenommen. Es liegt keine Erkrankung vor.

Hauptdiagnose:

     Z38.1   *Einling, Geburt außerhalb des Krankenhauses*

Beispiel 16.2

Ein Neugeborenes, das vaginal im Krankenhaus entbunden wurde, wird aus der Abteilung für Geburtshilfe in die Kinderklinik verlegt. Ein Diabetes mellitus wird diagnostiziert.

Hauptdiagnose:

     P70.2   *Sonstige Hypoglykämie beim Neugeborenen*

Nebendiagnose(n):

     Z38.0   *Einling, Geburt im Krankenhaus*

Beispiel B16.03 (aus DKR 1601a, mit Kommentar)
Ein männliches Neugeborenes wird am 2. Tag nach einem Kaiserschnitt mit
Atemnotsyndrom und Pneumothorax aus dem Krankenhaus A in das
Krankenhaus B verlegt.

Krankenhaus A:
Hauptdiagnose:

P22.0	*Atemnotsyndrom [Respiratory distress] des*
	Neugeborenen

Nebendiagnose(n):

P25.1	*Pneumothorax mit Ursprung in der Perinatalperiode*
Z38.0	*Einling, Geburt im Krankenhaus*

Krankenhaus B:
Hauptdiagnose:

P22.0	*Atemnotsyndrom [Respiratory distress] des*
	Neugeborenen

Nebendiagnose(n):

P25.1	*Pneumothorax mit Ursprung in der Perinatalperiode*

Prozedur(en):

8-720	*Sauerstoffzufuhr*

Kommentar: Das Krankenhaus, in dem das Neugeborene zur Welt kam,
verschlüsselt *Z38.0 Einling, Geburt im Krankenhaus* als Nebendiagnose
mit, da das Neugeborene krank entlassen wird. Das aufnehmende Krankenhaus verschlüsselt nur noch die Erkrankung, da die Behandlung
während eines nachfolgenden stationären Krankenhausaufenthaltes erfolgt.

Beispiel B16.04 (aus DKR 1601a, mit Kommentar)
Ein Neugeborenes wird im Alter von sieben Tagen mit Icterus neonatorum wieder
zur Phototherapie aufgenommen. Es wird eine anhaltende Lichttherapie über
12 Stunden durchgeführt.

Hauptdiagnose:

P59.9	*Neugeborenenikterus, nicht näher bezeichnet*

Prozedur(en):

8-560.2	*Lichttherapie des Neugeborenen (bei Hyper-*
	bilirubinämie)

Kommentar: Da das Neugeborene zu einem zweiten Krankenhausaufenthalt erneut aufgenommen wird, entfällt die Kodierung von Z38.- .

Beispiel B16.05: (Anwendung der DKR 1601a, 1603a und 1107a)
Ein Neugeborenes wird ausgesetzt aufgefunden und unterkühlt stationär
aufgenommen. Es ist exsikkiert und wird 2 Tage intravenös rehydriert.

Hauptdiagnose:
P80.0	*Kältesyndrom beim Neugeborenen*

Nebendiagnose(n):
P74.1	*Dehydratation beim Neugeborenen*
Z38.1	*Einling, Geburt außerhalb des Krankenhauses*

Prozedur(en):
8-010.3	*Applikation von Medikamenten und Elektrolyt-lösungen über das Gefäßsystem bei Neugeborenen*

Beispiel B16.06: (aus DKR 1602a)
Ein Neugeborenes wird wegen Rotavirenenteritis aus der Geburtshilfe in die
Pädiatrie verlegt.

Hauptdiagnose:
A08.0	*Enteritis durch Rotaviren*

Nebendiagnose(n):
Z38.0	*Einling, Geburt im Krankenhaus*

1603a Besondere Maßnahmen für das kranke Neugeborene

Die Kodierung von Sauerstofftherapie, von parenteraler Therapie und von
Lichttherapie ist abhängig von der Dauer der Therapie. In der folgenden
Tabelle werden die Zeitabhängigkeiten und die entsprechenden ICD- und
OPS-Kodes zusammengefasst.

Zeitabhängige Verschlüsselung bei Neugeborenen		
Therapie	**Dauer der Therapie**	**ICD- und OPS-Kodes**
Sauerstofftherapie	< 4 Stunden	-- (nicht kodieren)
	>= 4 Stunden	8-720 *Sauerstoffzufuhr bei Neugeborenen*
Sauerstofftherapie bei Aspirationssyndrom	< 4 Stunden	P22.1 *Transitorische Tachypnoe* Kein OPS
	>= 4 und < 24 Stunden	P22.1 *Transitorische Tachypnoe* 8-720 *Sauerstoffzufuhr*
	>= 24 Stunden	P24.- *Aspirationssyndrom* 8-720 *Sauerstoffzufuhr*
Hinweis: Hier muss die Beatmungsdauer nicht zusätzlich kodiert werden (siehe auch DKR 1001c).		
		../..

Zeitabhängige Verschlüsselung bei Neugeborenen		
../..		
Lichttherapie	bis 12 Stunden	-- (nicht kodieren)
	>= 12 Stunden	*8-560.2 Lichttherapie des Neugeborenen (bei Hyperbilirubinämie)*
Lichttherapie bei Gelbsucht	< 12 Stunden	-- (nicht kodieren, weder die Gelbsucht noch die Lichttherapie)
	>= 12 Stunden	*P59.- Neugeborenenikterus* *8-560.2 Lichttherapie des Neugeborenen* (siehe auch Beispiel B16.04)
Parenterale medikamentöse Therapie	< 24 Stunden	-- (nicht kodieren)
	>= 24 Stunden	*8-010.- Applikation von Medikamenten und Elektrolytlösungen über das Gefäßsystem bei Neugeborenen* (Nur 1 mal pro stationärem Aufenthalt angeben.) (siehe auch Beispiel B16.05)

8-01	**Applikation von Medikamenten und Nahrung** Exkl.: Applikation von zytostatischen Chemotherapeutika (8-540) Applikation von Medikamenten zur Schmerztherapie (8-91) Hinw: Ein Kode aus diesem Bereich ist nur einmal pro stationärem Aufenthalt anzugeben.
8-010	Applikation von Medikamenten und Elektrolytlösungen über das Gefäßsystem bei Neugeborenen Exkl.: Parenterale Ernährung als medizinische Hauptbehandlung (8-016) Infusion von Volumenersatzmitteln bei Neugeborenen (8-811) Hinw.: Ein Kode aus diesem Bereich wird angegeben, wenn Medikamente und Elektrolytlösungen mehr als 24 Stunden über das Gefäßsystem verabreicht werden Ein Kode aus diesem Bereich ist nicht anzugeben, wenn diese Verfahren Bestandteil der Wiederbelebung bei der Geburt sind oder als Komponente in einem bereits dokumentiertenKode enthalten sind
8-010.1	Intraarteriell, kontinuierlich
8-010.3	Intravenös, kontinuierlich
8-010.x	Sonstige
8-010.y	N.n.bez.

Kommentar:

- Der Kode 8-010.1 kann bei einer blutigen RR-Messung bei Früh- und Neugeborenen verwendet werden.

- Der Kode 8-010.x kann bei einer ossären Applikation verwendet werden.

Weitere besondere Maßnahmen für das kranke Neugeborenen	
Therapie	**Prozedur**
Enterale Ernährung	*8-015 Enterale Ernährung als medizinische Hauptbehandlung*
Achtung: Nur kodieren, wenn als Hauptleistung durchgeführt!	
Transfusionen	*8-800 Transfusion von Vollblut, Erythrozytenkonzentrat und Thrombozytenkonzentrat*
	8-802 Transfusion von Leukozyten
	8-810 Transfusionen von Plasma und Plasmabestandteilen und gentechnisch hergestellten Volumenersatzmitteln
	8-811 Infusion von Volumenersatzmitteln bei Neugeborenen
Achtung: Nur kodieren, wenn Prozedur nicht Bestandteil anderer Therapien!	
Hinweis: Die Mengen beim Kodieren berücksichtigen! (siehe auch DKR 0302a) Hier sind geeignete Maßnahmen zu treffen, wie in mehreren Teilmengen und gegebenenfalls an unterschiedlichen Orten verabreichte Transfusionen adäquat dokumentiert und addiert werden können.	

1604a Atemnotsyndrom des Neugeborenen/Hyaline Membranenkrankheit/Surfactantmangel

1605a Massives Aspirationssyndrom und transitorische Tachypnoe beim Neugeborenen

Die Kodierung des Atemnotsyndroms beim Neugeborenen ist abhängig von der Schwere der Atemstörung, die in der Regel mit der Dauer der Sauerstoffzufuhr korreliert.

	Schwere Aspiration	**Milde** Aspiration	
Sauerstoff-zufuhr	>= 24 Stunden	< 24 Stunden	< 4 Stunden
Diagnosen	*P24.- Aspirations syndrome beim Neugeborenen* *Z38.- Lebendgeborene nach dem Geburtsort*	*P22.1 Transitorische Tachypnoe beim Neugeborenen* *Z38.- Lebendgeborene nach dem Geburtsort*	*P22.1 (z.B.)* *Z38.-*
Prozedur	*8-720 Sauerstoffzufuhr*	*8-720 Sauerstoffzufuhr*	-

Aus der ICD-10-GM stehen hierfür folgende Kodes zur Verfügung:

P22.-	**Atemnot [Respiratory distress] beim Neugeborenen** Exkl.: Respiratorisches Versagen beim Neugeborenen (P28.5)
P22.0	Atemnotsyndrom [Respiratory distress syndrome] des Neugeborenen Hinw.: Der Kode ist der Kodierung folgender Zustände vorbehalten: Hyaline Membranenkrankheit Atemnotsyndrom Surfactant-Mangel
P22.1	Transitorische Tachypnoe beim Neugeborenen oder Aspirationssyndrom beim Neugeborenen, wenn eine Sauerstofftherapie bis zu 24 Stunden erfolgt.
P22.8	Sonstige Atemnot [Respiratory distress] beim Neugeborenen
P22.9	Atemnot [Respiratory distress] beim Neugeborenen, nicht näher bezeichnet Hinw.: Möglichst nicht kodieren, da dieser Begriff als Symptom und nicht als Diagnose angesehen wird.
P24.-	**Aspirationssyndrome beim Neugeborenen** Inkl.: Pneumonie beim Neugeborenen durch Aspiration
P24.0	Mekoniumaspiration durch das Neugeborene
P24.1	Fruchtwasser- und Schleimaspiration durch das Neugeborene; Aspiration von Liquor (amnii)
P24.2	Blutaspiration durch das Neugeborene
P24.3	Aspiration von Milch und regurgitierter Nahrung durch das Neugeborene
P24.8	Sonstige Aspirationssyndrome beim Neugeborenen
P24.9	Aspirationssyndrom beim Neugeborenen, nicht näher bezeichnet Neonatale Aspirationspneumonie o.n.A.

Notizen:

Notizen:

18 Symptome und abnorme klinische und Laborbefunde, die anderenorts nicht klassifiziert sind

Bettina Busse

Kapitelübersicht:

ICD-Kodes für Symptome und abnorme Befunde finden sich nicht nur im Kapitel XVIII *Symptome und abnorme klinische und Laborbefunde, die anderenorts nicht klassifiziert sind (R00 bis R99)* der ICD-10-GM, sondern auch vereinzelt in den übrigen Kapiteln der ICD-10-GM. Beispiele hierfür sind E16.2 *Hypoglykämie, nicht näher bezeichnet* oder K92.1 *Meläna*. Im Allgemeinen sollten Symptome und abnorme Befunde nicht kodiert werden, wenn die Krankheit, welche die Ursache für die Symptome ist, diagnostiziert wird. Es gibt jedoch immer wieder Situationen, in denen Symptome dennoch kodiert werden müssen. Diese Situationen sind Gegenstand dieses Kapitels.

DKR	Titel	kommentiert	nicht kommentiert
1801a	Befunde und Symptome	x	
1802a	Ataxie	x	
1803a	Stürze	x	
1804a	Inkontinenz	x	
1805a	Fieberkrämpfe	x	
1806a	Schmerzdiagnosen und Schmerzbehandlungsverfahren	x	

1801a Befunde und Symptome

Anstelle von Symptomen und abnormen Befunden soll die zugrunde liegende Erkrankung kodiert werden (DKR D002c, D008b). Diese Regel gilt sowohl für Haupt- als auch für Nebendiagnosen.

Beispiel B18.01
Ein Patient wird mit Schmerzen im linken Oberbauch aufgenommen. Es wird eine akute Pankreatitis diagnostiziert und therapiert.

Hauptdiagnose:
K85.0   *Akute Pankreatitis ohne Organkomplikationen*

Achtung: Nicht kodiert wird *R10.1 Schmerzen im Bereich des Ober-bauches*, da dies ein Symptom der akuten Pankreatitis ist.

Beispiel B18.02
Eine Patientin wird wegen eines auffälligen Mammographiebefundes der linken Brust mit Verdacht auf Mammakarzinom aufgenommen. Die Biopsie bestätigt die Verdachtsdiagnose. Es wird eine brusterhaltende Operation durchgeführt.

Hauptdiagnose:
C50.4   *Bösartige Neubildung der Brustdrüse [Mamma],*
                         oberer äußerer Quadrant
Prozedur(en):
1-501   *Biopsie der Mamma durch Inzision (Mamma-PE)*
5-871.0   *Partielle (brusterhaltende) Exzision der Mamma mit*
                         axillärer Lymphadenektomie, Lumpektomie

Achtung: Nicht kodiert wird *R92 Abnorme Befunde bei der bildgebenden Diagnostik der Mamma.*

Von dieser Regel gibt es Ausnahmen, die zu Beginn des Kapitels XVIII *Symptome und abnorme klinische und Laborbefunde, die anderenorts nicht klassifiziert sind* der ICD-10-GM erläutert sind:

a)   Symptome und positive Befunde werden kodiert, wenn die zugrunde liegende Krankheit trotz umfangreicher Diagnostik nicht diagnostiziert werden kann.

Beispiel B18.03
Ein Patient wird mit Präkordialschmerz aufgenommen. Es wird sowohl Angina pectoris als auch ein Präkordialchondrokostalsyndrom ausgeschlossen. Eine Ursache für die Brustschmerzen kann nicht gefunden werden.

Hauptdiagnose:
R07.2   *Präkordiale Schmerzen*

Beispiel B18.04

Ein 8 Monate altes Kind wird mit hohem Fieber und Krampfanfällen aufgenommen. Die Symptome lassen kurz nach der Aufnahme nach. Eine Infektion und Epilepsie werden ausgeschlossen. Nach 2 Tagen wird das Kind, ohne dass eine Therapie eingeleitet wurde, entlassen.

Hauptdiagnose:
R56.0	Fieberkrämpfe

b)   Kann aus irgendwelchen Gründen die Diagnostik nicht zu Ende durchgeführt werden um eine Diagnose zu stellen, sind die Symptome zu kodieren.

Beispiel B18.05

Bei einem Patienten mit Bronchial-Ca im Endstadium tritt Polyurie auf. Diabetes insipidus und Diabetes mellitus werden ausgeschlossen. Wegen des schlechten Zustandes des Patienten wird auf die weitere Klärung der Ursache für die Polyurie verzichtet.

Hauptdiagnose:
C34.1	Bösartige Neubildung der Bronchien und der Lunge, Oberlappen

Nebendiagnose(n):
R35	Polyurie

Beispiel B18.06

Ein Kind wird mit Kopfschmerzen, rezidivierendem Erbrechen und reversibler Halbseitensymptomatik aufgenommen. Meningitis wird durch Lumbalpunktion, ein Gehirntumor durch CT ausgeschlossen. Wegen besserer Diagnostikmöglichkeiten wird das Kind (ohne konkrete Verdachtsdiagnose) in ein anderes Krankenhaus verlegt.

Hauptdiagnose:
G81.0	Schlaffe Hemiparese und Hemiplegie

Nebendiagnose(n):
R11	Übelkeit und Erbrechen
R51	Kopfschmerz

Prozedur(en):
1-204.2	Lumbale Liquorpunktion zur Liquorentnahme
3-220	Computertomographie des Schädels mit Kontrastmittel

c)   Stellt ein Symptom oder abnormer Befund, dessen verursachende
      Erkrankung bekannt ist, ein eigenständiges Problem dar, wird das
      Symptom zusätzlich zur zugrunde liegenden Krankheit kodiert. Ein
      Symptom stellt ein „eigenständiges Problem" dar, wenn es z.B. ge-
      sondert therapiert werden muss.

Beispiel B18.07
Eine Patientin wird wegen Lungenmetastasen nach Mamma-Ca stationär behandelt. Wegen der Lungenmetastasen leidet sie an starkem Husten, der durch Ko-
dein-Gaben gedämpft wird.

Hauptdiagnose:
> C78.0   *Sekundäre bösartige Neubildung der Lunge*

Nebendiagnose(n):
> C50.4   *Bösartige Neubildung der Brustdrüse [Mamma],*
>   *oberer äußerer Quadrant*
> R05   *Husten*

d)   Sind Symptome dazu geeignet, den Schweregrad einer Erkrankung zu
      beschreiben, sind sie zusätzlich zu kodieren. Dies gilt besonders für
      neurologische Ausfälle bei Apoplex-Patienten (DKR 0601a)

Beispiel B18.08
Ein Patient wird mit den typischen Symptomen eines Apoplex eingeliefert. Es wird
ein Hirninfarkt diagnostiziert. Die neurologischen Ausfälle wie Hemiplegie und
Aphasie erfordern einen erhöhten pflegerischen und therapeutischen Aufwand.

Hauptdiagnose:
> I63.4   *Hirninfarkt durch Embolie zerebraler Arterien*

Nebendiagnose(n):
> G81.0   *Schlaffe Hemiparese und Hemiplegie*
> R47.0   *Dysphasie und Aphasie*

e)   Wenn der Patient sich mit einem Symptom vorstellt und die zugrunde
      liegende Krankheit zum Zeitpunkt der Aufnahme bekannt ist, jedoch
      nur das Symptom behandelt wird, ist das Symptom als Hauptdiagnose
      zu kodieren. Die zugrunde liegende Krankheit ist anschließend als
      Nebendiagnose zu kodieren. (DKR *D002c Hauptdiagnose*)

Beispiel B18.09
Ein Patient mit Rektum-Ca und Knochenmetastasen wird rein palliativ behandelt und erhält nur eine mutlimodale Schmerztherapie.

Hauptdiagnose:

R52.1	*Chronischer unbeeinflussbarer Schmerz*

Nebendiagnose(n):

C20	*Bösartige Neubildung des Rektums*
C79.5	*Sekundäre bösartige Neubildung des Knochens und des Knochenmarkes*

Prozedur(en):

8-918	*Multimodale Schmerztherapie**

Hinweis: * Für die korrekte Anwendung des OPS-Kodes 8-918 sind die Hinweise zu diesem Kode im OPS-301 zu beachten.

1802a   Ataxie

R27.0 Ataxie, nicht näher bezeichnet darf nur kodiert werden, wenn die genaue Form der Ataxie nicht bekannt ist und deshalb keine spezifischere Diagnose gestellt werden kann.

Beispiele für genauer bezeichnete Formen der Ataxie sind:

F44.4	Dissoziative Bewegungsstörungen
G11.0	Angeborene nichtprogressive Ataxie
G11.1	Früh beginnende zerebellare Ataxie Hinw.: Beginn gewöhnlich vor dem 20. Lebensjahr Friedreich-Ataxie (autosomal-rezessiv) Früh beginnende zerebellare Ataxie [EOCA] mit: • erhaltenen Sehnenreflexen [retained tendon reflexes] • essentiellem Tremor • Myoklonie [Dyssynergia cerebellaris myoclonica (Hunt)] X-chromosomal-rezessive spinozerebellare Ataxie
G11.2	Spät beginnende zerebellare Ataxie *Hinw.:* Beginn gewöhnlich nach dem 20. Lebensjahr
G11.3	Zerebellare Ataxie mit defektem DANN-Reparatursystem Ataxia teleangiectatica [Louis-Bar-Syndrom] *Exkl.:* Cockayne-Syndrom (Q87.1) Xeroderma pigmentosum (Q82.1)
G11.4	Hereditäre spastische Paraplegie
G11.8	Sonstige hereditäre Ataxien
	../..

../..	
G11.9	Hereditäre Ataxie, nicht näher bezeichnet Hereditäre(s) zerebellare(s): • Ataxie o.n.A. • Degeneration • Krankheit • Syndrom
G31.2	Degeneration des Nervensystems durch Alkohol Alkoholbedingte: • Enzephalopathie • zerebellare Ataxie • zerebellare Degeneration • zerebrale Degeneration Dysfunktion des autonomen Nervensystems durch Alkohol

1803a Stürze

a) Wird ein Patient mit einer oder mehreren Verletzungen nach einem Sturz aufgenommen, ist die schwerste Verletzung als Hauptdiagnose zu kodieren, weitere Verletzungen werden als Nebendiagnosen angegeben. Der Sturz selbst wird nicht kodiert.

Beispiel B18.10
Eine 80-jährige Patientin wird nach einem Sturz im Badezimmer mit Oberschenkelhalsfraktur aufgenommen.

Hauptdiagnose:
        S72.01   *Schenkelhalsfraktur, intrakapsulär*
Prozedur(en):
        5-790.0e   *geschlossene Reposition einer Fraktur oder Epiphysenlösung mit Osteosynthese, durch Schraube, Schenkelhals*

Achtung: *R29.81 Stürze wird nicht kodiert.*

b) Führen bei einem Patienten Schwindel, Synkopen, Blutdruckregulationsstörungen oder Erkrankungen wie die Parkinson-Krankheit zu einem Sturz, so ist die zugrunde liegende Krankheit zu kodieren, nicht der Sturz.

Beispiel B18.11

Eine 80-jährige Patientin ist morgens beim Aufstehen auf dem Weg in das Badezimmer gestürzt. Sie wird zur Beobachtung aufgenommen. Es wird ein grippaler Infekt und zu niedriger Blutdruck festgestellt. Die Hypotonie hat offensichtlich zum Sturz geführt.

Hauptdiagnose:
    I95.1   *Orthostatische Hypotonie*
Nebendiagnose(n):
    J06.9   *Akute Infektion der oberen Atemwege nicht näher bezeichnet, grippaler Infekt*

Achtung: *R29.81 Stürze* wird nicht kodiert.

c) In den meisten Fällen ist es sinnvoll Regel a) vor Regel b) anzuwenden.

Beispiel B18.12

Eine 80-jährige Patientin ist morgens beim Aufstehen auf dem Weg in das Badezimmer gestürzt und hat sich eine intrakapsuläre Oberschenkelhalsfraktur zugezogen. Als Ursache für den Sturz werden ein grippaler Infekt und zu niedriger Blutdruck festgestellt.

Hauptdiagnose:
    S72.01   *Schenkelhalsfraktur, intrakapsulär*
Nebendiagnose(n):
    J06.9   *Akute Infektion der oberen Atemwege nicht näher bezeichnet, grippaler Infekt*
    I95.1   *Orthostatische Hypotonie*
Prozedur(en):
    5-790.0e   *geschlossene Reposition einer Fraktur oder Epiphysenlösung mit Osteosynthese, durch Schraube, Schenkelhals*

Achtung: *R29.81 Stürze* wird nicht kodiert.

Werden jedoch sowohl die Verletzung als auch die Ursache für den Sturz behandelt, kann der behandelnde Arzt die Hauptdiagnose anhand des meisten Ressourcenverbrauchs auswählen (DKR *D002c Hauptdiagnose*).

Beispiel B18.13
Ein Patient ist wegen eines Schwindelanfalls gestürzt und hat sich eine Ober-
schenkelhalsfraktur zugezogen. Die Fraktur wird reponiert. Als Ursache für den
Schwindelanfall wird eine Carotisstenose festgestellt, die operativ behandelt wird.

Hauptdiagnose **wird vom behandelnden Arzt** festgelegt:

S72.01	*Schenkelhalsfraktur, intrakapsulär*
oder	
I65.2	*Verschluß und Stenose der A. carotis*

Prozedur(en):

5-790.0e	*geschlossene Reposition einer Fraktur oder Epiphysenlösung mit Osteosynthese, durch Schraube, Schenkelhals*
5-380.02	*Inzision, Embolektomie und Thrombektomie von Blutgefäßen, A. carotis interna extrakraniell*

d) Nur in Fällen, bei denen Patienten (normalerweise ältere Patienten) aufgrund von Stürzen mit unbekannter Ätiologie aufgenommen werden, und
   bei denen weder eine Verletzung vorliegt noch während des Krankenhausaufenthalts ein Grund für den Sturz gefunden werden kann, ist
   R29.81 Stürze zu kodieren.

1804a Inkontinenz

Harninkontinenz (R32) und Stuhlinkontinenz (R15) dürfen nur dann kodiert
werden, wenn sie von klinischer Bedeutung sind. Das bedeutet, dass
„Inkontinenz" bei Kleinkindern selbstverständlich nicht kodiert wird. Aber
auch bei Patienten, die z.B. nach einer Operation eine übliche Zeitspanne
inkontinent sind, wird die Inkontinenz nicht kodiert.

Sobald die Inkontinenz jedoch über das Übliche hinausreicht, ist sie zu
kodieren. Zur Orientierung gibt es dafür die 7-Tage-Regel:

Besteht Inkontinenz

- 7 Tage oder länger

  oder

- bei Entlassung

wird sie als Nebendiagnose kodiert.

Für Inkontinenz als eigenständiges Problem gibt es spezifischere Schlüssel:

F98.0	**Nichtorganische Enuresis** Diese Störung ist charakterisiert durch unwillkürlichen Harnabgang am Tag und in der Nacht, untypisch für das Entwicklungsalter. Sie ist nicht Folge einer mangelnden Blasenkontrolle aufgrund einer neurologischen Krankheit, epileptischer Anfälle oder einer strukturellen Anomalie der ableitenden Harnwege. Die Enuresis kann von Geburt an bestehen oder nach einer Periode bereits erworbener Blasenkontrolle aufgetreten sein. Die Enuresis kann von einer schweren emotionalen oder Verhaltensstörung begleitet werden. Funktionelle Enuresis Nichtorganische primäre oder sekundäre Enuresis Nichtorganische Harninkontinenz Psychogene Enuresis Exkl: Enuresis o.n.A. (R32)
F98.1	**Nichtorganische Enkopresis** Wiederholtes willkürliches oder unwillkürliches Absetzen von Faeces normaler oder fast normaler Konsistenz an Stellen, die im soziokulturellen Umfeld des Betroffenen nicht dafür vorgesehen sind. Die Störung kann eine abnorme Verlängerung der normalen infantilen Inkontinenz darstellen oder einen Kontinenzverlust nach bereits vorhandener Darmkontrolle, oder es kann sich um ein absichtliches Absetzen von Stuhl an dafür nicht vorgesehenen Stellen trotz normaler physiologischer Darmkontrolle handeln. Das Zustandsbild kann als monosymptomatische Störung auftreten oder als Teil einer umfassenderen Störung, besonders einer emotionalen Störung (F93.-) oder einer Störung des Sozialverhaltens (F91.-). Funktionelle Enkopresis Nichtorganische Stuhlinkontinenz Psychogene Enkopresis Soll die Ursache einer eventuell gleichzeitig bestehenden Obstipation angegeben werden, ist eine zusätzliche Schlüsselnummer zu benutzen. Im Krankenhaus sollte diese Information immer verschlüsselt werden, wenn sie vorliegt. Exkl: Enkopresis o.n.A. (R15)
N31.0	Ungehemmte neurogene Blasenentleerung, anderenorts nicht klassifiziert
N31.1	Neurogene Reflexblase, anderenorts nicht klassifiziert
N31.2	Schlaffe neurogene Harnblase, anderenorts nicht klassifiziert Neurogene Harnblase: • atonisch (motorisch) (sensorisch) • autonom • nichtreflektorisch
N39.3	Streßinkontinenz
	../..

../..	
N39.4-	Sonstige näher bezeichnete Harninkontinenz Exkl.: Enuresis o.n.A. (R32) Harninkontinenz • nicht organischen Ursprungs (F98.0) • o.n.A. (R32)
N39.40	Reflexinkontinenz
N39.41	Überlaufkontinenz
N39.42	Dranginkontinenz
N39.43	Extraurethrale Harninkontinenz Urinverlust aus anderen Öffnungen als der Urethra
N39.48	Sonstige näher bezeichnete Harnkontinenz

1805a Fieberkrämpfe

R56.0 Fieberkrämpfe darf nicht als Hauptdiagnose angegeben werden, wenn die auslösende Krankheit bekannt ist. In solchen Fällen wird die auslösende Krankheit als Hauptdiagnose angegeben, die Fieberkrämpfe werden als komplizierende Nebendiagnose zusätzlich kodiert.

Beispiel B18.14
Ein Kind wird mit hohem Fieber und Krampfanfällen aufgenommen. Es wird eine Meningokokkenmeningitis diagnostiziert und therapiert.

Hauptdiagnose:
      A39.0†   *Meningokokkenmeningitis*
Nebendiagnose(n):
      G01*   *Meningitis bei anderenorts klassifizierten bakteriellen Krankheiten*
      R56.0   *Fieberkrämpfe*

Kann keine auslösende Krankheit für die Fieberkrämpfe diagnostiziert werden, darf *R56.0 Fieberkrämpfe* als Hauptdiagnose angegeben werden. (DKR 1801a)

1806a Schmerzdiagnosen und Schmerzbehandlungsverfahren

Ist die Ursache für Schmerzen bekannt, wird kein Kode für den Schmerz angegeben. Kodiert wird stattdessen die verursachende Erkrankung.

Beispiel B18.15

Ein Patient wird mit heftigen Rückenschmerzen und Sensibilitätsstörungen aufgenommen. Es wird ein Bandscheibenvorfall zwischen L4 und L5 diagnostiziert.

Hauptdiagnose:

  M51.2   *Sonstige näher bezeichnete Bandscheibenver-*
           lagerung

Nebendiagnose(n):

  keine

Prozedur(en):

  3-203   *Native Computertomographie von Wirbelsäule und*
           Rückenmark

Achtung: Rückenschmerzen und Sensibilitätsstörungen werden nicht kodiert.

Ist die Ursache für den Schmerz jedoch unbekannt, oder wird nur der Schmerz therapiert, ist er zu kodieren.

Beispiel B18.16

Ein Patient wird wegen meist abends auftretender Schmerzattacken im Bereich des rechten Auges, der Stirn und der rechten Schläfe aufgenommen. Die Schmerzattacken gehen mit Schwitzen, Rötung und Tränenfluss des schmerzenden Auges einher. Es wird ein Horton-Syndrom diagnostiziert und therapiert.

Hauptdiagnose:

  G44.0   *Cluster-Kopfschmerz*

Beispiel B18.17

Ein Patient leidet aufgrund eines inoperablen Hirntumors an Kopfschmerzen. Er wird palliativ behandelt, d.h. er erhält nur eine multimodale Schmerztherapie.

Hauptdiagnose:

  R51   *Kopfschmerz*

Nebendiagnose(n):

  C71.8   *Bösartige Neubildung des Gehirns, mehrere*
          Teilbereiche überlappend

Prozedur(en):

  8-918   *Multimodale Schmerztherapie**

Hinweis: * Für die korrekte Anwendung des OPS-Kodes 8-918 sind die Hinweise zu diesem Kode im OPS-301 zu beachten.

Für die Kodierung des Schmerzes sollte ein möglichst genauer ICD-Kode verwendet werden (vgl. DKR 1301a). Eine Übersicht über mögliche ICD-Kodes für Schmerzen gibt der Exklusivhinweis von R52.-, der hier von der Autorin um weitere ICD-Kodes ergänzt wurde:

Anhaltende somatoforme Schmerzstörung (F45.4)
Arzneimittelinduzierter Kopfschmerz, anderenorts nicht klassifiziert (G44.4)
Atypischer Gesichtsschmerz (G50.1)
Chronischer posttraumatischer Kopfschmerz (G44.3)
Chronisches Schmerzsyndrom mit Persönlichkeitsänderung (F62.8)
Cluster-Kopfschmerz (G44.0)
Kopfschmerz (R51)
Kopfschmerz nach Spinal- oder Periduralanästhesie in der Schwangerschaft
        (O29.4)
Kopfschmerz nach Spinal- oder Periduralanästhesie während der Wehentätigkeit
        und bei der Entbindung (O74.5)
Kopfschmerz nach Spinal- oder Periduralanästhesie im Wochenbett (O89.4)
Migräne (G43.-)
Nierenkolik (N23)
Phantomschmerz (G54.6)
Schmerzen:
- Abdomen und Becken (R10.-)
- Auge (H57.1)
- Becken und Damm (R10.2)
- durch Prothesen, Implantate oder Transplantate im Herzen und in den Gefäßen
  (T82.8)
- Extremität (M79.6-)
- Gelenk (M25.5-)
- Hals und Brust (R07.-)
- Lumbalregion (M54.5)
- Mamma (N64.4)
- Ohr (H92.0)
- Rücken (M54.-)
- Schulter (M75.8)
- Thorax (R07.1-R07.4)
- Wirbelsäule (M54.-)
- Zahn (K08.8)
- Zunge (K14.6)
Sonstige näher bezeichnete Kopfschmerzsyndrome (G44.8)
Spannungskopfschmerz (G44.2)
Trigeminusneuralgie (G50.0)
Vasomotorischer Kopfschmerz, anderenorts nicht klassifiziert (G44.1)

Erst wenn keiner dieser Schlüssel anwendbar ist, darf

R52.0	Akuter Schmerz
R52.1	Chronischer unbeinflußbarer Schmerz
R52.2	Sonstiger chronischer Schmerz
R52.9	Schmerz, nicht näher bezeichnet
	Diffuser Schmerz o.n.A.

kodiert werden.

Postoperative Schmerzen und akute Schmerzen in Zusammenhang mit einer Erkrankung werden nicht zusätzlich kodiert. Sie sind durch die Kodierung der schmerzverursachenden Erkrankung bzw. die Operation ausreichend abgebildet.

Beispiel B18.18
Ein Patient wird zur Hämorrhoiden-OP aufgenommen. Nach der OP hat er starke Schmerzen.

Hauptdiagnose:
      I84.9 *Hämorrhoiden ohne Komplikation, nicht näher bezeichnet*
Nebendiagnose(n):
      keine
Prozedur(en):
      5-493.1 *Operative Behandlung von Hämorrhoiden, Sklerosierung*

Achtung: Die postoperativen Schmerzen werden nicht kodiert.

Chronischer Schmerz wird nur dann als Hauptdiagnose angegeben, wenn der Patient speziell zur Schmerzdiagnostik oder Schmerztherapie aufgenommen wird. Ansonsten wird er als Nebendiagnose angegeben, wenn er zu therapeutischem Aufwand führt.

Bei einer operativen Behandlung des Schmerzes ist die Prozedur so oft zu kodieren wie sie durchgeführt wird. Nichtoperative Schmerztherapie wird nur einmal pro Aufenthalt kodiert (s.a. Hinweise im OPS-301 bei 8-91 ff.).

Notizen:

19 Verletzungen, Vergiftungen und bestimmte andere Folgen äußerer Ursachen

Bettina Busse, Susanne Hanser, Franz Metzger, Angelika Rathgeber

Kapitelübersicht:

DKR	Titel	kommentiert	nicht kommentiert
1901a	Verstauchungen und Zerrungen	x	
1902a	Oberflächliche Verletzungen	x	
1903c	Fraktur und Luxation	x	
1904a	Zerquetschung		x
1905a	Offene Wunden	x	
1906a	Offene Verletzungen mit Gefäß-, Nerven- und Sehnenbeteiligung	x	
1907a	Offene intrakranielle Verletzung	x	
1908a	Offene intrathorakale/ intraabdominale Verletzung	x	
1909c	Geschlossene Kopfverletzungen / Bewusstlosigkeit / Gehirnerschütterung		x
1910c	Verletzung des Rückenmarks (mit traumatischer Paraplegie und Tetraplegie)	x	
1911a	Mehrfachverletzungen	x	
1912a	Akute und alte Verletzungen	x	
1913a	Folgeerscheinungen von Verletzungen, Vergiftungen, toxischen Wirkungen und anderen äußeren Ursachen	x	
1914a	Verbrennungen	x	
1915c	Missbrauch/Misshandlung von Erwachsenen und Kindern		x
1916a	Vergiftung durch Arzneimittel, Drogen und biologisch aktive Substanzen	x	
1917a	Unerwünschte Nebenwirkungen von Arzneimitteln (bei Einnahme gemäß Verordnung)	x	
1918a	Unerwünschte Nebenwirkungen/Vergiftungen von zwei oder mehr in Verbindung eingenommenen Substanzen (bei Einnahme entgegen einer Verordnung)	x	
1919a	Komplikationen bei chirurgischen Eingriffen und medizinischer Behandlung	x	

Einleitung

Es lohnt sich die Hinweise zu Beginn des Kapitels XIX "Verletzungen, Vergiftungen und bestimmte andere Folgen äußerer Ursache" der ICD zu lesen. Dort wird definiert, was alles (z.B. Abriss, Distorsion, Sprengung, Riss, Verstauchung, Zerrung) zu den in der ICD-10-GM verwendeten Standard-Begriffen für die unterschiedlichen Verletzungsarten (z.B. Luxation) zu zählen ist. Ohne diese Kenntnisse ist es mitunter schwer den korrekten Schlüssel zu finden.

Beispiel B19.01

Frage: Wie kodiert man „**Sprengung** des Akromioklavikulargelenks"?

Lösung: *S43.1*   ***Luxation** des Akromioklavikulargelenks*
                       (Luxation inklusive Abriss)

1901a Verstauchungen und Zerrungen

In der ICD-10-GM werden die Bezeichnungen „Zerrung, Verstauchung und Luxation" nur im Zusammenhang mit Gelenken und Bändern verwendet.

Bei Muskeln und Sehnen werden diese Bezeichnungen für akute Verletzungen nicht verwendet. In den Diagnosebezeichnungen ist in diesem Fall in der Regel von „Verletzungen" die Rede. Der folgende ICD-Eintrag soll dies veranschaulichen.

M62.6- [0-9]	Muskelzerrung *Exkl.:* Akute Verletzung - siehe Muskelverletzung nach Körperregion

1902a Oberflächliche Verletzungen

In der ICD-10-GM werden folgende oberflächlichen Verletzungen unterschieden:

- Blasenbildung (nicht thermisch)
- Insektenbiss, -stich (ungiftig)
- Prellung [Kontusion] einschließlich Quetschwunde und Hämatom
- Schürfwunde
- Oberflächliche Fremdkörper (Splitter) ohne größere offene Wunde

Für einzelne Körperregionen, finden sich oberflächliche Verletzungen in:

	Oberflächliche Verletzungen
S00	... des Kopfes
S10	... des Halses
S20	... des Thorax
S30	... des Abdomens, der Lumbosakralgegend, der Lendenwirbelsäule und des Beckens
S40	... der Schulter und des Oberarmes
S50	... des Ellenbogens und des Unterarmes
S60	... des Handgelenkes und der Hand
S70	... der Hüfte und des Oberschenkels
S80	... des Knies und des Unterschenkels
S90	... der Knöchelregion und des Fußes

Sind mehrere Körperregionen von einer oberflächlichen Verletzung betroffen, kommt ein Schlüssel aus:

	Oberflächliche Verletzungen mehrerer Körperregionen
T00-T07	Verletzungen mit Beteiligung mehrerer Körperregionen
T08-T14	Verletzungen nicht näher bezeichneter Teile des Rumpfes, der Extremitäten oder anderer Körperregionen

in Frage.

Eine oberflächliche Verletzung wird nur dann kodiert,

- wenn keine schwerere Verletzung (z.B. Fraktur) an derselben Lokalisation vorliegt.
- wenn zwar eine schwerere Verletzung an derselben Lokalisation vorliegt, die oberflächliche Verletzung den Behandlungsaufwand jedoch erhöht.

Verbrennungen, Erfrierungen und Sonnenbrand haben separate ICD-Kodes.

Wenn mit der oberflächlichen Verletzung eine Infektion verbunden ist, wird der Erreger, falls bekannt, mit einem Sekundärkode aus B95.-! bis B97.-!, ggf. ergänzt um die Antibioktika-Resistenz (U80-U85!), verschlüsselt.

1903c Fraktur und Luxation

Ein Weichteilschaden in Verbindung mit einer Fraktur oder einer Luxation ist zusätzlich zum ICD-Kode für die Fraktur anzugeben. Den Hinweis auf den entsprechenden Sekundärkode für den Weichteilschaden findet man in der ICD-10-GM jeweils zu Beginn des jeweiligen Fraktur-Kodes.

S72.-	**Fraktur des Femurs**
	Benutze zusätzliche Schlüsselnummer aus S71.84 – S71.89 zusammen mit S72, um den Schweregrad einer Fraktur zu verschlüsseln

Die Formulierung „Schweregrad einer Fraktur" in der ICD-10-GM ist etwas irreführend. Damit ist nicht etwa der Schweregrad (z.B. einfache Fraktur, Keilfraktur, komplexe Fraktur) nach der AO-Klassifikation gemeint, sondern die Einteilung des Weichteilschadens nach Tscherne und Oestern mit einer Kombination aus

- Schweregrad der Weichteilverletzung,
- Unterscheidung zwischen offener und geschlossener Fraktur oder Luxation und
- teilweise aus dem Schweregrad der Fraktur selbst.

Dies wird anhand des Auszugs aus der ICD-10-GM zum Kode *S71.8- Offene Wunde sonstiger und nicht näher bezeichneter Teile des Beckengürtels* am Ende des Kommentars zu dieser DKR verdeutlicht.

Beispiel B19.02

Geschlossene Keilfraktur des Femurschaftes mit dekompensiertem Kompartmentsyndrom:

S72.3   Fraktur des Femurschaftes

S71.86! Geschlossene Fraktur oder Luxation III. Grades der Hüfte und des Oberschenkels
Ausgedehnte Hautkontusion, Hautquetschung oder Zerstörung der Muskulatur, subkutanes Décollement, dekompensiertes Kompartmentsyndrom

Bei geschlossenen Frakturen einfacher Bruchform mit nur geringem Weichteilschaden (0. Grad) ist kein Sekundärkode anzugeben.

Beispiel B19.03

Geschlossene, einfache Fraktur des Femurschaftes mit Prellung:

S72.3   Fraktur des Femurschaftes

Anmerkung: Kein Angabe eines Kodes aus S71.84! bis S71.89! und von S70.1 *Prellung des Oberschenkels* (s. DKR 1902a).

„**Bone Bruise**" (Knochenkontusion: radiologischer Nachweis einer Fraktur der Spongiosa bei intakter Kortikalis) wird wie eine Fraktur kodiert.

S71.8-   Offene Wunde sonstiger und nicht näher bezeichneter Teile des Beckengürtels

> *Hinw.:*   Bei den Schlüsselnummern S71.84 bis S71.89 erfolgt die Einteilung anhand des Weichteilschadens nach Tscherne und Oestern. Kodiere jeweils zuerst die Fraktur (S72.–) oder die Luxation (S73.–).

S71.84!   Geschlossene Fraktur oder Luxation I. Grades der Hüfte und des Oberschenkels

Oberflächliche Schürfung, einfache bis mittelschwere Bruchform

> *Hinw.:*   Geschlossene Frakturen oder Luxationen 0. Grades (geringer Weichteilschaden, einfache Bruchform) oder nicht näher bezeichneten Grades erhalten keine zusätzliche Schlüsselnummer.

S71.85!   Geschlossene Fraktur oder Luxation II. Grades der Hüfte und des Oberschenkels

Tiefe kontaminierte Schürfung, lokalisierte Haut- und Muskelkontusion, alle Bruchformen

S71.86!   Geschlossene Fraktur oder Luxation III. Grades der Hüfte und des Oberschenkels

Ausgedehnte Hautkontusion, Hautquetschung oder Zerstörung der Muskulatur, subkutanes Décollement, dekompensiertes Kompartmentsyndrom

S71.87!   Offene Fraktur oder Luxation I. Grades der Hüfte und des Oberschenkels

Fehlende oder geringe Kontusion, unbedeutende bakterielle Kontamination, einfache bis mittelschwere Bruchformen

Offene Fraktur oder Luxation nicht näher bezeichneten Grades

S71.88!   Offene Fraktur oder Luxation II. Grades der Hüfte und des Oberschenkels

Umschriebene Haut- und Weichteilkontusion, mittelschwere Kontamination

S71.89!   Offene Fraktur oder Luxation III. Grades der Hüfte und des Oberschenkels

Ausgedehnte Weichteildestruktion, häufig zusätzliche Gefäß- und Nervenverletzungen, starke Wundkontamination

> *Hinw.:*   Offene Frakturen IV. Grades (subtotale und totale Amputation) werden als Amputation nach deren Lokalisation kodiert.

1905a Offene Wunden und Verletzungen

1906a Offene Verletzungen mit Gefäß-, Nerven- und Sehnen-beteiligung

1907a Offene intrakranielle Verletzung

1908a Offene intrathorakale/intraabdominale Verletzung

Die Verschlüsselung von offenen Wunden hängt von verschiedenen Aspekten ab, wie zum Beispiel ob noch andere Verletzungen mit der offenen Wunde einhergehen oder ob zusätzlich Komplikationen auftreten. Ob die offene Wunde an erster, zweiter oder nachfolgender Stelle kodiert wird, geht aus der Spalte Kodierreihenfolge der Tabelle 19-1 hervor.

Die offene Wunde ist **zusätzlich** zur Verletzung (z.B. der Fraktur) zu kodieren

DKR	Art der offenen Verletzung	Besonderheit	Kodierreihenfolge	Beispiel
--	Offene Wunde	--	Verletzung + Offene Wunde	B19.04
1903b		mit Fraktur oder Luxation	Verletzung(en) + offene Wunde	B19.05
1905a		mit Komplikation	Offene Wunde + Komplikation + Infektionserreger	
1906a	Offene Verletzung mit Gefäßbeteilung	bei drohendem Verlust der Gliedmaße	Arterielle Verletzung + Nervenverletzung + Sehnenverletzung + Fleischverletzung	
		bei unwahr-scheinlichem Verlust der Gliedmaße	Kodierreihenfolge nach Schwere der jeweiligen Schäden	B19.06
				../..

../..				
1907a	Offene intrakranielle Verletzung	-	Intrakranielle Verletzung + Offene Wunde mit Verbindung zu intra-kranieller Verletzung (S01.83!)	
		mit Fraktur	Intrakranielle Verletzung + Fraktur + Offene Wunde mit Verbindung zu intra-kranieller Verletzung (S01.83!)	
1908a	Offene intrathorakale Verletzung	-	Intrathorakale Verletzung + Offene Wunde mit Verbindung zu intra-thorakaler Ver-letzung (S21.83!)	
	Offene intraabdominale Verletzung	-	Intraabdominale Verletzung + Offene Wunde mit Verbindung zu intra-abdominaler Ver-letzung (S31.83!)	
	Offene intrathorakale Verletzung und/oder offene intraabdominale Verletzung	mit Fraktur	Intrakavitäre Verletzung + Fraktur + Offene Wunde mit Verbindung zu intra-thorakaler Ver-letzung (S21.83!) oder: Intrakavitäre Verletzung + Fraktur + Offene Wunde mit Verbindung zu intra-abdominaler Ver-letzung (S31.83!)	

Tabelle 19-1:   Übersicht über die Reihenfolge der Kodierung bei offenen Verletzungen

Für jede Körperregion (Tabelle 19-2) steht für die Verschlüsselung im Kapitel XIX der ICD-10-GM ein Abschnitt für offene Wunden zur Verfügung. In diesem Kapitel sind auch Kodes aufgeführt, bei denen durch die Haut in Körperhöhlen eingedrungen wurde, wie bei intrakraniellen Wunden, intrathorakalen Wunden und intraabdominalen Wunden. Die Art der Verletzung ist jeweils aus der dritten Stelle des ICD-Kodes ersichtlich (siehe Tabelle 19-3). Handelt es sich also um die Verschlüsselung einer offenen Wunde ist demnach mindestens ein Kode mit einer 1 an der dritten Stelle zu erwarten (z.B. S01.- für eine offene Wunde am Hals). Die spezifischen Kodes für offene Wunden sind in Tabelle 19-4 tabellarisch aufbereitet.

Geht die offene Wunde mit einer **Komplikation** einher, so sind zusätzlich die Komplikationen aus T89.0- zu verschlüsseln. Die Kodes für die Komplikationen einer offenen Wunde sind in Tabelle 19-5 übersichtlich zusammengefasst.

Wenn es sich bei der Komplikation um eine **Infektion** handelt und die Erreger bekannt sind, sollen auch die Erreger als Nebendiagnose mit verschlüsselt werden. Diese sind in den ICD-10-Kapiteln B95.-! bis B97.-! detailliert zu finden. In der Tabelle 19-6 sind sie zum erleichternden Auffinden zusammengestellt. Alle diese Erregerkodes sind mit Ausrufe-zeichen (!) gekennzeichnete Zusatzkodes und dürfen **nicht alleine** als Hauptdiagnose kodiert werden. Die Erregerkodes sind im DRG-2004-System als relevante Nebendiagnosen eingestuft und beeinflussen sehr häufig den Gesamtschweregrad eines Patienten (PCCL). Zusätzlich zum Sekundärkode für den Erreger aus B95-B97! sollte, falls bekannt, auch ein Sekundärkode aus U80-U85! für die Antibiotika-Resistenz angegeben werden.

Merkregeln zur Kodierung von

a) ... offenen Wunden:

          Verletzung
  +   offene Wunde

b) ... offenen Wunden **mit Komplikationen**:

          offene Wunde
  +   Komplikation
  +   ggf. Erreger
  +   ggf. Antibiotika-Resistenz

c) ... offenen intrakraniellen/intrathorakalen/intraabdominalen/ intrakavitären Verletzungen:

          Intra...- Verletzung
  +   offene Wunde in Verbindung mit Intra...-Verletzung

d) ... offenen intrakraniellen/intrathorakalen/intraabdominalen/ intrakavitären Verletzungen in Verbindung mit einer Fraktur:

> Intra...- Verletzung
> + Fraktur
> + offene Wunde in Verbindung mit Intra...-Verletzung

Das Kapitel XIX der ICD-10-GM enthält Kodes für Verletzungen in den Kategorien S00 bis T14. Bei den Kategorien S00 bis S99 stehen die ersten beiden Stellen für die verletzte Körperregion. Die Kategorien gliedern sich in folgende Gruppen:

ICD-10	Verletzungsregion
S00 – S09	Verletzungen des Kopfes
S10 – S19	Verletzungen des Halses
S20 – S29	Verletzungen des Thorax
S30 – S39	Verletzungen des Abdomens, der Lumbosakralgegend, der Lendenwirbelsäule, des Beckens
S40 – S49	Verletzungen der Schulter und des Oberarmes
S50 – S59	Verletzungen des Ellbogens und des Unterarmes
S60 – S69	Verletzungen des Handgelenkes und der Hand
S70 – S79	Verletzungen der Hüfte und des Oberschenkels
S80 – S89	Verletzungen des Knies und des Unterschenkels
S90 – S99	Verletzungen der Knöchelregion und des Fußes
T00 – T07	Verletzungen mit Beteiligung mehrerer Körperregionen
T08 – T14	Verletzungen nicht näher bezeichneter Teile des Rumpfes, der Extremitäten oder anderer Körperregionen

Tabelle 19-2:   Grobstruktur der Kodes für Verletzungen in Kap. XIX

Die **Art der Verletzung** kommt in der **dritten** Stelle des ICD-Kodes zum Ausdruck. In der Regel bedeutet die 3. Ziffer des ICD-Kodes:

ICD-Kode 3. Stelle	Art der Verletzung
0	Oberflächliche Verletzung
1	Offene Wunde
2	Fraktur
3	Luxation, Verstauchung und Zerrung
4	Verletzung der Nerven und des Rückenmarks
5	Verletzung von Blutgefäßen
6	Verletzung von Muskeln und Sehnen
7	Zerquetschung
8	Traumatische Amputation
9	Sonstige und nicht näher bezeichnete Verletzungen

Tabelle 19-3:   Art der Verletzung in Kap. XIX

So kann der Kode S22 als Fraktur eines zum Thorax gehörenden Teiles interpretiert werden. Schlägt man in der ICD-10-GM nach, so findet man die genaue Bedeutung des Kodes: *„S22.- Fraktur der Rippe(n), des Sternums und der Brustwirbelsäule".*

In den folgenden Tabellen werden die ICD-Kodes für offene Wunden nach den anatomischen Gebieten gemäß Tabelle 19-2 aufgeführt.

ICD-10-Kodes für offene Wunden	
ICD-Kodes	**ICD-Text (gekürzt)**
S01.-	**Offene Wunde des Kopfes**
	Inkl.: Offene Wunde des Kopfes o.n.A.
	Offene Wunde mit Verbindung zu einer Fraktur, einer Luxation oder einer intrakraniellen Verletzung
	Exkl.: Dekapitation (S18)
	Traumatische Amputation von Teilen des Kopfes (S08.-)
	Verletzung des Auges und der Orbita (S05.-)
S01.0	behaarte Kopfhaut, Augenbraue
	Exkl.: Skalpierungsverletzung (S08.0)
S01.1	Augenlid, Periokularregion, ggf. Beteiligung der Tränenwege
S01.2	Nase
S01.20	Nase, Teil nicht näher bezeichnet
S01.21	Äußere Haut der Nase
S01.22	Nasenlöcher
S01.23	Nasenseptum
S01.29	Sonstige und mehrere Teile der Nase
S01.3	Ohr, Gehörstrukturen
S01.30	Teil n. n. bez., Ohr o.n.A.
S01.31	Ohrmuschel
S01.33	Tragus
S01.34	Äußerer Gehörgang
S01.35	Tuba auditiva
S01.36	Gehörknöchelchen
S01.37	Trommelfell
	Exkl.: Traumatische Trommelfellruptur (S09.2)
S01.38	Innenohr, Kochlea
S01.39	Sonstige und mehrere Teile des Ohres und der Gehörstrukturen
S01.4	Wange, Temporomandibularregion
S01.41	Wange
S01.42	Oberkieferregion
S01.43	Unterkieferregion
S01.49	Sonstige und mehrere Teile der Wange und der Temporomandibularregion

.../..

../..	
S01.5	Lippe, Mundhöhle Exkl.: Zahnfraktur (S02.5) Zahnluxation (S03.2)
S01.50	Mund, Teil n. n. bez.
S01.51	Lippe
S01.52	Wangenschleimhaut
S01.53	Zahnfleisch (Processus alveolaris)
S01.54	Zunge und Mundboden
S01.55	Gaumen
S01.59	Sonstige und mehrere Teile der Lippe und der Mundhöhle
S01.7	Multiple offene Wunden des Kopfes
S01.8-	Sonstige Teile des Kopfes
S01.80	N. n. bez. Offene Wunde sonstiger Teile des Kopfes, Gesicht, Kinn, Schädel, Stirn
S01.83!	Offene Wunde (jeder Teil des Kopfes) mit Verbindung zu einer intrakraniellen Verletzung **(Kodiere zuerst die intrakranielle Verletzung!)**
S01.84!	Geschlossene Fraktur oder Luxation I. Grades des Kopfes Oberflächliche Schürfung, einfache bis mittelschwere Bruchform
S01.85!	Geschlossene Fraktur oder Luxation II. Grades des Kopfes Tiefe kontaminierte Schürfung, lokalisierte Haut- und Muskel-kontusion, alle Bruchformen
S01.86!	Geschlossene Fraktur oder Luxation III. Grades des Kopfes Ausgedehnte Hautkontusion, Hautquetschung oder Zerstörung der Muskulatur, subkutanes Décollement, dekompensiertes Kompart-mentsyndrom
S01.87!	Offene Fraktur oder Luxation I. Grades des Kopfes Fehlende oder geringe Kontusion, unbedeutende bakterielle Kontamination, einfache bis mittelschwere Bruchformen Offene Fraktur oder Luxation nicht näher bezeichneten Grades
S01.88!	Offene Fraktur oder Luxation II. Grades des Kopfes Umschriebene Haut- und Weichteilkontusion, mittelschwere Kontamination
S01.89!	Offene Fraktur oder Luxation III. Grades des Kopfes Ausgedehnte Weichteildestruktion, häufig zusätzliche Gefäß- und Nervenverletzungen, starke Wundkontamination
S01.9	Kopf, Teil nicht näher bezeichnet

S11.-	**Offene Wunde des Halses**
	Exkl.: Dekapitation (S18)
S11.0	Kehlkopf, Trachea
S11.01	Kehlkopf
S11.02	Trachea, Pars cervicalis
	Exkl.: Trachea, Pars thoracica (S27.5)
S11.1	Beteiligung der Schilddrüse
S11.2	Rachen, Ösophagus, Pars cervicalis
	Exkl.: Ösophagus o.n.A. (S27.83)
S11.21	Rachen
S11.22	Ösophagus, Pars cervicalis
S11.7	Multiple offene Wunden des Halses
S11.8-	sonstiger Teile des Halses
S11.80	sonstige Teile des Halses, Epiglottis, Rachen, Supraklavikularregion
S11.84!	Geschlossene Fraktur oder Luxation I. Grades des Halses Oberflächliche Schürfung, einfache bis mittelschwere Bruchform
S11.85!	Geschlossene Fraktur oder Luxation II. Grades des Halses Tiefe kontaminierte Schürfung, lokalisierte Haut- und Muskel-kontusion, alle Bruchformen
S11.86!	Geschlossene Fraktur oder Luxation III. Grades des Halses Ausgedehnte Hautkontusion, Hautquetschung oder Zerstörung der Muskulatur, subkutanes Décollement, dekompensiertes Kompart-mentsyndrom
S11.87!	Offene Fraktur oder Luxation I. Grades des Halses Fehlende oder geringe Kontusion, unbedeutende bakterielle Kontamination, einfache bis mittelschwere Bruchformen Offene Fraktur oder Luxation nicht näher bezeichneten Grades
S11.88!	Offene Fraktur oder Luxation II. Grades des Halses Umschriebene Haut- und Weichteilkontusion, mittelschwere Kontamination
S11.89!	Offene Fraktur oder Luxation III. Grades des Halses Ausgedehnte Weichteildestruktion, häufig zusätzliche Gefäß- und Nervenverletzungen, starke Wundkontamination
S11.9	Teil des Halses n. n. bez.

S21.-	**Offene Wunde des Thorax**
	Exkl.: Traumatisch:
	• Hämatopneumothorax (S27.2)
	• Hämatothorax (S27.1)
	• Pneumothorax (S27.0)
S21.0	Mamma [Brustdrüse]
S21.1	Vordere Thoraxwand
S21.2	Hintere Thoraxwand
S21.7	Multiple offene Wunden der Thoraxwand
S21.8-	sonstige Teile des Thorax
S21.80	n. n. bez. offene Wunde sonstiger Teile des Thorax
S21.83!	Offene Wunde (jeder Teil des Thorax) mit Verbindung zu einer intrathorakalen Verletzung **(Kodiere zuerst die intrathorakale Verletzung!)**
S21.84!	Geschlossene Fraktur oder Luxation I. Grades des Thorax Oberflächliche Schürfung, einfache bis mittelschwere Bruchform
S21.85!	Geschlossene Fraktur oder Luxation II. Grades des Thorax Tiefe kontaminierte Schürfung, lokalisierte Haut- und Muskelkontusion, alle Bruchformen
S21.86!	Geschlossene Fraktur oder Luxation III. Grades des Thorax Ausgedehnte Hautkontusion, Hautquetschung oder Zerstörung der Muskulatur, subkutanes Décollement, dekompensiertes Kompartmentsyndrom
S21.87!	Offene Fraktur oder Luxation I. Grades des Thorax Fehlende oder geringe Kontusion, unbedeutende bakterielle Kontamination, einfache bis mittelschwere Bruchformen Offene Fraktur oder Luxation nicht näher bezeichneten Grades
S21.88!	Offene Fraktur oder Luxation II. Grades des Thorax Umschriebene Haut- und Weichteilkontusion, mittelschwere Kontamination
S21.89!	Offene Fraktur oder Luxation III. Grades des Thorax Ausgedehnte Weichteildestruktion, häufig zusätzliche Gefäß- und Nervenverletzungen, starke Wundkontamination
S21.9	Thorax, Teil n. n. bez., (Äußere) Brustwand, Thoraxwand

S31.-	**Offene Wunde Abdomen, Lumbosakralgegend, Becken**
	Exkl.: Offene Wunde der Hüfte (S71.0),
	Traumatische Amputation von Teilen des Abdomens, der
	Lumbosakralgegend und des Beckens (S38.2 - S38.3)
S31.0	Lumbosakralgegend, Becken, Beckenboden, Gesäß, Perineum, Sakralgegend
S31.1	Bauchdecke, Epigastrium, Flanke, Iliakalregion, Inguinalregion, Leiste, Schambeinregion
S31.2	Penis
S31.3	Skrotum, Testes
S31.4	Vagina, Vulva
S31.5	sonstige und n. n. bez. äußere Genitalorgane, Pudendum
	Exkl.: Traumatische Amputation der äußeren Genitalorgane (S38.2)
S31.7	Multiple offene Wunden des Abdomens, der Lumbosakralgegend, des Beckens
S31.8-	sonstiger und nicht näher bezeichneter Teile des Abdomens
S31.80	Offene Wunde sonstiger und n. n. bez. Teile des Abdomens. Analsphinkter, Anus, Septum rectovaginale
S31.83!	Offene Wunde (jeder Teil des Abdomens, der Lumbosakralgegend und des Beckens) mit Verbindung zu einer intraabdominalen Verletzung **(Kodiere zuerst die intraabdominale Verletzung!)**
S31.84!	Geschlossene Fraktur oder Luxation I. Grades der Lendenwirbelsäule und des Beckens Oberflächliche Schürfung, einfache bis mittelschwere Bruchform
S31.85!	Geschlossene Fraktur oder Luxation II. Grades der Lendenwirbelsäule und des Beckens Tiefe kontaminierte Schürfung, lokalisierte Haut- und Muskelkontusion, alle Bruchformen
S31.86!	Geschlossene Fraktur oder Luxation III. Grades der Lendenwirbelsäule und des Beckens Ausgedehnte Hautkontusion, Hautquetschung oder Zerstörung der Muskulatur, subkutanes Décollement, dekompensiertes Kompartmentsyndrom
S31.87!	Offene Fraktur oder Luxation I. Grades der Lendenwirbelsäule und des Beckens Fehlende oder geringe Kontusion, unbedeutende bakterielle Kontamination, einfache bis mittelschwere Bruchformen Offene Fraktur oder Luxation nicht näher bezeichneten Grades
S31.88!	Offene Fraktur oder Luxation II. Grades der Lendenwirbelsäule und des Beckens Umschriebene Haut- und Weichteilkontusion, mittelschwere Kontamination
S31.89!	Offene Fraktur oder Luxation III. Grades der Lendenwirbelsäule und des Beckens Ausgedehnte Weichteildestruktion, häufig zusätzliche Gefäß- und Nervenverletzungen, starke Wundkontamination

S41.-	**Offene Wunde der Schulter und des Oberarmes**
	Exkl.: Traumatische Amputation an Schulter und Oberarm (S48.-)
S41.0	Schulter
S41.1	Oberarm
S41.7	Multiple offene Wunden von Schulter und Oberarm
S41.8-	Offene Wunde sonstiger und n. n. bez. Teile des Schultergürtels
S41.80	n. n. bez. offene Wunde sonstiger und n. n. bez. Teile des Schultergürtels, Axilla, Schulterblattregion
S41.84!	Geschlossene Fraktur oder Luxation I. Grades des Oberarmes Oberflächliche Schürfung, einfache bis mittelschwere Bruchform
S41.85!	Geschlossene Fraktur oder Luxation II. Grades des Oberarmes Tiefe kontaminierte Schürfung, lokalisierte Haut- und Muskelkontusion, alle Bruchformen
S41.86!	Geschlossene Fraktur oder Luxation III. Grades des Oberarmes Ausgedehnte Hautkontusion, Hautquetschung oder Zerstörung der Muskulatur, subkutanes Décollement, dekompensiertes Kompartmentsyndrom
S41.87!	Offene Fraktur oder Luxation I. Grades des Oberarmes Fehlende oder geringe Kontusion, unbedeutende bakterielle Kontamination, einfache bis mittelschwere Bruchformen Offene Fraktur oder Luxation nicht näher bezeichneten Grades
S41.88!	Offene Fraktur oder Luxation II. Grades des Oberarmes Umschriebene Haut- und Weichteilkontusion, mittelschwere Kontamination
S41.89!	Offene Fraktur oder Luxation III. Grades des Oberarmes Ausgedehnte Weichteildestruktion, häufig zusätzliche Gefäß- und Nervenverletzungen, starke Wundkontamination

S51.-	**Offene Wunde des Unterarmes**
	Exkl.: Traumatische Amputation am Unterarm (S58.-)
	Offene Wunde des Handgelenkes und der Hand (S61.-)
S51.0	Ellenbogen
S51.7	Multiple offene Wunden des Unterarmes
S51.8-	Offene Wunde sonstiger Teile des Unterarmes
S51.80	n. n. bez. offene Wunde sonstiger und n. n. bez. Teile des Unterarmes
S51.84!	Geschlossene Fraktur oder Luxation I. Grades des Unterarmes Oberflächliche Schürfung, einfache bis mittelschwere Bruchform
S51.85!	Geschlossene Fraktur oder Luxation II. Grades des Unterarmes Tiefe kontaminierte Schürfung, lokalisierte Haut- und Muskel-kontusion, alle Bruchformen
S51.86!	Geschlossene Fraktur oder Luxation III. Grades des Unterarmes Ausgedehnte Hautkontusion, Hautquetschung oder Zerstörung der Muskulatur, subkutanes Décollement, dekompensiertes Kompart-mentsyndrom
S51.87!	Offene Fraktur oder Luxation I. Grades des Unterarmes Fehlende oder geringe Kontusion, unbedeutende bakterielle Kontamination, einfache bis mittelschwere Bruchformen Offene Fraktur oder Luxation nicht näher bezeichneten Grades
S51.88!	Offene Fraktur oder Luxation II. Grades des Unterarmes Umschriebene Haut- und Weichteilkontusion, mittelschwere Kontamination
S51.89!	Offene Fraktur oder Luxation III. Grades des Unterarmes Ausgedehnte Weichteildestruktion, häufig zusätzliche Gefäß- und Nervenverletzungen, starke Wundkontamination
S51.9	Offene Wunde des Unterarmes, Teil n. n. bez.

S61.-	**Offene Wunde des Handgelenkes und der Hand**
	Exkl.: Traumatische Amputation an Handgelenk und Hand (S68.-)
S61.0	ein oder mehrere Finger ohne Schädigung des Nagels, ein oder mehrerer Finger o.n.A., Daumen
	Exkl.: Offene Wunde mit Beteiligung des Nagels oder der Nagelmatrix (S61.1)
S61.1	ein oder mehrere Finger mit Schädigung des Nagels
S61.7	Multiple offene Wunden des Handgelenkes und der Hand
S61.8-	Offene Wunde sonstiger Teile des Handgelenkes und der Hand
S61.80	n. n. bez. offene Wunde sonstiger Teile des Handgelenkes und der Hand, Handfläche
S61.84!	Geschlossene Fraktur oder Luxation I. Grades des Handgelenkes und der Hand
	Oberflächliche Schürfung, einfache bis mittelschwere Bruchform
S61.85!	Geschlossene Fraktur oder Luxation II. Grades des Handgelenkes und der Hand
	Tiefe kontaminierte Schürfung, lokalisierte Haut- und Muskelkontusion, alle Bruchformen
S61.86!	Geschlossene Fraktur oder Luxation III. Grades des Handgelenkes und der Hand
	Ausgedehnte Hautkontusion, Hautquetschung oder Zerstörung der Muskulatur, subkutanes Décollement, dekompensiertes Kompartmentsyndrom
S61.87!	Offene Fraktur oder Luxation I. Grades des Handgelenkes und der Hand
	Fehlende oder geringe Kontusion, unbedeutende bakterielle Kontamination, einfache bis mittelschwere Bruchformen
	Offene Fraktur oder Luxation nicht näher bezeichneten Grades
S61.88!	Offene Fraktur oder Luxation II. Grades des Handgelenkes und der Hand
	Umschriebene Haut- und Weichteilkontusion, mittelschwere Kontamination
S61.89!	Offene Fraktur oder Luxation III. Grades des Handgelenkes und der Hand
	Ausgedehnte Weichteildestruktion, häufig zusätzliche Gefäß- und Nervenverletzungen, starke Wundkontamination
S61.9	Offene Wunde des Handgelenkes und der Hand, Teil n. n. bez.

S71.-	**Offene Wunde der Hüfte und des Oberschenkels**
	Exkl.: Traumatische Amputation an Hüfte und Oberschenkel (S78.-)
S71.0	Hüfte
S71.1	Oberschenkel
S71.7	Multiple offene Wunden der Hüfte und des Oberschenkels
S71.8-	Offene Wunde sonstiger und n. n. bez. Teile des Beckengürtels
S71.80	Offene Wunde sonstiger und n. n. bez. Teile des Beckengürtels
S71.84!	Geschlossene Fraktur oder Luxation I. Grades der Hüfte und des Oberschenkels Oberflächliche Schürfung, einfache bis mittelschwere Bruchform
S71.85!	Geschlossene Fraktur oder Luxation II. Grades der Hüfte und des Oberschenkels Tiefe kontaminierte Schürfung, lokalisierte Haut- und Muskel-kontusion, alle Bruchformen
S71.86!	Geschlossene Fraktur oder Luxation III. Grades der Hüfte und des Oberschenkels Ausgedehnte Hautkontusion, Hautquetschung oder Zerstörung der Muskulatur, subkutanes Décollement, dekompensiertes Kompart-mentsyndrom
S71.87!	Offene Fraktur oder Luxation I. Grades der Hüfte und des Oberschenkels Fehlende oder geringe Kontusion, unbedeutende bakterielle Kontamination, einfache bis mittelschwere Bruchformen Offene Fraktur oder Luxation nicht näher bezeichneten Grades
S71.88!	Offene Fraktur oder Luxation II. Grades der Hüfte und des Oberschenkels Umschriebene Haut- und Weichteilkontusion, mittelschwere Kontamination
S71.89!	Offene Fraktur oder Luxation III. Grades der Hüfte und des Oberschenkels Ausgedehnte Weichteildestruktion, häufig zusätzliche Gefäß- und Nervenverletzungen, starke Wundkontamination

S81.-	**Offene Wunde des Unterschenkels**
	Exkl.: Offene Wunde der Knöchelregion und des Fußes (S91.-)
	Traumatische Amputation am Unterschenkel (S88.-)
S81.0	Knie
S81.7	Multiple offene Wunden des Unterschenkels
S81.8-	sonstiger Teile des Unterschenkels
S81.80	n. n. bez. offene Wunde sonstiger Teile des Unterschenkels
S81.84!	Geschlossene Fraktur oder Luxation I. Grades des Unterschenkels
	Oberflächliche Schürfung, einfache bis mittelschwere Bruchform
S81.85!	Geschlossene Fraktur oder Luxation II. Grades des Unterschenkels
	Tiefe kontaminierte Schürfung, lokalisierte Haut- und Muskelkontusion, alle Bruchformen
S81.86!	Geschlossene Fraktur oder Luxation III. Grades des Unterschenkels
	Ausgedehnte Hautkontusion, Hautquetschung oder Zerstörung der Muskulatur, subkutanes Décollement, dekompensiertes Kompartmentsyndrom
S81.87!	Offene Fraktur oder Luxation I. Grades des Unterschenkels
	Fehlende oder geringe Kontusion, unbedeutende bakterielle Kontamination, einfache bis mittelschwere Bruchformen
	Offene Fraktur oder Luxation nicht näher bezeichneten Grades
S81.88!	Offene Fraktur oder Luxation II. Grades des Unterschenkels
	Umschriebene Haut- und Weichteilkontusion, mittelschwere Kontamination
S81.89!	Offene Fraktur oder Luxation III. Grades des Unterschenkels
	Ausgedehnte Weichteildestruktion, häufig zusätzliche Gefäß- und Nervenverletzungen, starke Wundkontamination
S81.9	Offene Wunde des Unterschenkels, Teil n. n. bez.

S91.-	**Offene Wunde der Knöchelregion und des Fußes**
	Exkl.: Traumatische Amputation am oberen Sprunggelenk und Fuß (S98.-)
S91.0	Knöchelregion
S91.1	ein oder mehrere Zehen ohne Schädigung des Nagels oder o.n.A.
S91.2	ein oder mehrere Zehen mit Schädigung des Nagels
S91.3	sonstiger Teil des Fußes, Ferse
S91.7	Multiple offene Wunden der Knöchelregion und des Fußes
S91.8-	sonstiger Teil der Knöchelregion und des Fußes
S91.80	Sonstige Teile der Knöchelregion und des Fußes
S91.84!	Geschlossene Fraktur oder Luxation I. Grades der Knöchelregion und des Fußes Oberflächliche Schürfung, einfache bis mittelschwere Bruchform
S91.85!	Geschlossene Fraktur oder Luxation II. Grades der Knöchelregion und des Fußes Tiefe kontaminierte Schürfung, lokalisierte Haut- und Muskelkontusion, alle Bruchformen
S91.86!	Geschlossene Fraktur oder Luxation III. Grades der Knöchelregion und des Fußes Ausgedehnte Hautkontusion, Hautquetschung oder Zerstörung der Muskulatur, subkutanes Décollement, dekompensiertes Kompartmentsyndrom
S91.87!	Offene Fraktur oder Luxation I. Grades der Knöchelregion und des Fußes Fehlende oder geringe Kontusion, unbedeutende bakterielle Kontamination, einfache bis mittelschwere Bruchformen Offene Fraktur oder Luxation nicht näher bezeichneten Grades
S91.88!	Offene Fraktur oder Luxation II. Grades der Knöchelregion und des Fußes Umschriebene Haut- und Weichteilkontusion, mittelschwere Kontamination
S91.89!	Offene Fraktur oder Luxation III. Grades der Knöchelregion und des Fußes Ausgedehnte Weichteildestruktion, häufig zusätzliche Gefäß- und Nervenverletzungen, starke Wundkontamination

T01.-	**Offene Wunden mit Beteiligung mehrerer Körperregionen** Exkl.: Traumatische Amputationen mit Beteiligung mehrerer Körperregionen (T05.-)
T01.0	Offene Wunden mit Beteiligung von Kopf und Hals Offene Wunden an Lokalisationen, die unter S01.-und S11.- klassifizierbar sind Exkl.: Mit Beteiligung sonstiger Körperregion(en) (T01.8)
T01.1	Offene Wunden mit Beteiligung von Thorax und Abdomen, von Thorax und Lumbosakralgegend oder von Thorax und Becken Offene Wunden an Lokalisationen, die unter S21.-, S31.-und T09.1 klassifizierbar sind Exkl.: Mit Beteiligung sonstiger Körperregion(en) (T01.8)
T01.2	Offene Wunden mit Beteiligung mehrerer Regionen der oberen Extremität(en) Offene Wunden an Lokalisationen, die unter S41.-, S51.-, S61.-und T11.1 klassifizierbar sind. Exkl.: Mit Beteiligung der unteren Extremität(en) (T01.6) Mit Beteiligung des Thorax, des Abdomens, der Lumbo- sakralgegend oder des Beckens (T01.8)
T01.3	Offene Wunden mit Beteiligung mehrerer Regionen der unteren Extremität(en) Offene Wunden an Lokalisationen, die unter S71.-, S81.-, S91.-und T13.1 klassifizierbar sind Exkl.: Mit Beteiligung der oberen Extremität(en) (T01.6) Mit Beteiligung des Thorax, des Abdomens, der Lumbosakralgegend oder des Beckens (T01.8)
T01.6	Offene Wunden mit Beteiligung mehrerer Regionen der oberen Extremität(en) und mehrerer Regionen der unteren Extremität(en) Offene Wunden an Lokalisationen, die unter T01.2 und T01.3 klassifizierbar sind Exkl.: Mit Beteiligung des Thorax, des Abdomens, der Lumbosakralgegend oder des Beckens (T01.8)
T01.8	Offene Wunden an sonstigen Kombinationen von Körperregionen
T01.9	Multiple n. n. bez. offene Wunden Multiple: • Risswunden | • multiple Schnittwunden | • multiple Stichwunden | o.n.A. • multiple Tierbisse | • multiple offene Wunden |

T11.1	Offene Wunde der oberen Extremität, Höhe n. n. bez.
T13.1	Offene Wunde der unteren Extremität, Höhe n. n. bez.

T14.1	Offene Wunde an einer n. n. bez. Körperregion
	Offene Wunde |
	Risswunde |
	Schnittwunde | o.n.A.
	Stichwunde mit (penetrierendem) Fremdkörper |
	Tierbiss |
	Exkl.: Multiple:
	    • offene Wunden o.n.A. (T01.9)
	    • traumatische Amputationen o.n.A. (T05.9)
	    Traumatische Amputation o.n.A. (T14.7)

Tabelle 19-4: ICD-Kodes für offene Wunden

Kodes für Komplikationen bei offenen Wunden	
ICD-Kode	**Komplikation**
T89.0	Komplikationen einer offenen Wunde
T89.00	Nicht näher bezeichnet
T89.01	Fremdkörper (mit oder ohne Infektion)
T89.02	Infektion
T89.03	Sonstige (auch: Verzögerte Behandlung, Verzögerte Wundheilung)

Tabelle 19-5: Komplikationen einer offenen Wunde

Die Verschlüsselung mit den Kodes für Bakterien, Viren und sonstige Infektionserreger ist als Zusatzkode anzugeben. Diese Kodes dürfen nicht alleine als Hauptdiagnose verwendet werden.

Zusatzkodes für Infektionserreger	
ICD-Kode	**Infektionserreger**
B95.-!	**Streptokokken und Staphylokokken**
B95.0!	Streptokokken, Gruppe A
B95.1!	Streptokokken, Gruppe B
B95.2!	Streptokokken, Gruppe D
B95.3!	Streptococcus pneumoniae
B95.4!	Sonstige Streptokokken
B95.41!	Streptokokken, Gruppe C
B95.42!	Streptokokken, Gruppe G
B95.48!	Sonstige näher bezeichnete Streptokokken
B95.5!	Nicht näher bezeichnete Streptokokken
B95.6!	Staphylococcus aureus
B95.7!	Sonstige Staphylokokken
B95.8!	Nicht näher bezeichnete Staphylokokken
B95.9!	Sonstige näher bezeichnete grampositive Erreger
B95.90!	Grampositive aerobe Erreger
B95.91!	Grampositive anaerobi, nicht sporenbildende Erreger ../..

../..	
B96.-!	**Sonstige Bakterien**
B96.0!	Mycoplasma pneumoniae [M. pneumoniae], Pleuropneumonia-like-organism [PPLO]
B96.2!	Escherichia coli [E. coli]
B96.3!	Haemophilus influenzae [H. influenzae]
B96.5!	Pseudomonas (aeruginosa) (mallei) (pseudomallei)
B96.6!	Bacillus fragilis [B. fragilis]
B96.7!	Clostridium perfringens [C. perfringens]
B96.8!	Sonstige näher bezeichnete Bakterien
B96.81!	Helicobacter pylori [H. pylori]
B96.88!	Sonstige näher bezeichnete Bakterien
B97.-!	**Viren**
B97.0!	Adenoviren
B97.1!	Enteroviren, Coxsackieviren, ECHO-Viren
B97.2!	Koronaviren
B97.3!	Retroviren, Lentiviren, Onkoviren
B97.4!	Respiratory-Syncytial-Viren [RS-Viren]
B97.5!	Reoviren
B97.6!	Parvoviren
B97.7!	Papillomaviren
B97.8!	Sonstige Viren

Tabelle 19-6: Zusatzkodes für Infektionserreger

Die folgenden Beispiele sollen die Verschlüsselung verdeutlichen.

Beispiel B19.04
Offene Wunde der Arteria radialis am Unterarm:

Hauptdiagnose:
        S55.1   *Verletzung der A. radialis in Höhe des Unterarmes*
Nebendiagnose(n):
        S51.80   *Nicht näher bezeichnete offene Wunde sonstiger und nicht näher bezeichneter Teile des Unterarmes*

Beispiel B19.05
Bei einem Autounfall erleidet eine 23-jährige Patientin mehrere tiefe, offene
Wunden im Gesicht sowie am Hals. Außerdem werden eine Luxation ihrer
Schulter mit Oberarmkopfbruch und eine Oberschenkelschaftfraktur festgestellt.

Hauptdiagnose:

	S72.3	*Fraktur des Femurschaftes*

Nebendiagnose(n):

	S01.7	*Multiple offene Wunden des Kopfes*
	S11.7	*Multiple offene Wunden des Halses*
	S43.00	*Luxation des Schultergelenkes [Glenohumeralgelenk], nicht näher bezeichnet*
	S42.21	*Fraktur des proximalen Endes des Humerus, Kopf*
	V99!	*Transportmittelunfall*

Beispiel B19.06
Bei Gartenarbeiten schneidet sich ein junger Mann versehentlich mit der großen
Gartenschere in den rechten Daumen und verletzt sich den Daumennerv und die
Daumenarterie. Die Arterie und der Nerv werden stationär operativ versorgt.

Hauptdiagnose:

	S64.3 R	*Verletzung der Nn. digitales des Daumens*

Nebendiagnose(n):

	S65.4	*Verletzung eines oder mehrerer Blutgefäße des Daumens*
	S61.0	*Offene Wunde eines oder mehrerer Finger ohne Schädigung des Nagels*
	W49.9!	*Unfall durch Exposition gegenüber mechanischen Kräften unbelebter Objekte*

Prozedur(en):

	5-044.4	*Epineurale Naht eines Nerven und Nervenplexus, primär, Hand*
	5-388.2x	*Naht von Blutgefäßen, sonstige Arterien Unterarm und Hand*

1910c Verletzung des Rückenmarks mit traumatischer Paraplegie und Tetraplegie

Die Behandlung von Verletzungen des Rückenmarks erfordert häufig lang
andauernde Krankenhausaufenthalte, ggf. mit Verlegungen zwischen Krankenhäusern unterschiedlichen Profils.

a)   Akute Phase:

Die Hauptdiagnose ist in der akuten Phase „unmittelbar nach dem Trauma"
immer die Verletzung des Rückenmarks, auch in den Krankenhäusern, in

die ein Patient nach der Erstversorgung verlegt wird. Die Definition der akuten Phase bleibt dabei relativ vage. Kriterium nach DKR 1910c ist die *„unmittelbare* Verlegung von einem *Akutkrankenhaus* in ein anderes".

Reihenfolge der Kodes	Kodes bzw. endständige Kodes aus	Anzugeben bei ...
Art der Rücken- marksläsion	S14.1- S24.1- S34.1- (5.Stelle: komplett, inkomplett, sonstige/n.n.bez)	... Vorliegen einer Rückenmarksläsion.
Funktionale Höhe der Rückenmarks- läsion	S14.7-! S24.7-! S34.7-! (5. Stelle: betroffenes Segment)	... Vorliegen einer Rückenmarksläsion; Angabe des untersten intakten Rückenmarkssegmentes.
Fraktur	S12.- S22.- S32.-	... Vorliegen.
Weichteilschaden	S11.84! bis S11.89! S21.84! bis S21.89! S31.84! bis S31.89!	... Vorliegen eines mit der Fraktur verbundenenen Weichteilschadens > 0. Grades. Nur einmal angeben!
Luxation	S13.- S23.- S33.-	... Vorliegen.
Weichteilschaden	S11.84! bis S11.89! S21.84! bis S21.89! S31.84! bis S31.89!	... Vorliegen eines mit der Luxation verbundenenen Weichteilschadens > 0. Grades, wenn nicht bereits ein Weichteilschaden in Verbindung mit einer Fraktur kodiert wurde. Nur einmal angeben!
Abhängigkeit vom Respirator	Z99.1	... Beatmungspflichtigkeit.

Tabelle 19-7: Kodierung von Verletzungen des Rückenmarks, akute Phase

Anmerkung: Bei offenen Frakturen wird ab 2004 differenziert der Schweregrad des Weichteilschadens kodiert, siehe ICD-Kodes Sx1.84!- Sx1.89! und DKR 1903c. Ausgenommen sind Frakturen mit „einfacher Bruchform und geringem Weichteilschaden", die nicht mit einer zusätzlichen zweiten Schlüsselnummer (Sekundärkode) verschlüsselt werden.

b)   Chronische Phase:

Die chronische Phase ist durch die Behandlung von Erkrankungen gekennzeichnet, die

- als Folgen der Rückenmarksverletzung angesehen werden können,
- mit dem Z.n. Rückenmarksverletzung in Zusammenhang stehen

oder

- unabhängig vom Z.n. Rückenmarksverletzung auftreten.

In der chronischen Phase ist gemäß DKR *D002b Hauptdiagnose* der Zustand als Hauptdiagnose anzugeben, der „hauptsächlich für die Veranlassung des stationären Krankenhausaufenthaltes des Patienten verantwortlich ist." Die Verletzung des Rückenmarks wird nicht mehr kodiert; stattdessen sind **Folgezustände** wie eine Paraplegie anzugeben, ergänzt durch den Kode *T91.3 Folgen einer Verletzung des Rückenmarkes* (DKR 1913a, Beispiel B19.08).

1911a Mehrfachverletzungen

1.   Diagnosen:

- Bei Mehrfachverletzungen/Polytrauma spezifisch kodieren, d.h.: **die einzelnen Verletzungen** werden nach ihrer Lokalisation kodiert
- Hauptdiagnose ist die **schwerwiegendste** Verletzung, sie wird **zuerst** angegeben
- Kombinationskategorien für Mehrfachverletzungen möglichst nicht verwenden (Ausnahme: hohe Anzahl von Verletzungen und begrenzte Anzahl von übermittelbaren Diagnosen. Auch dann nur für die weniger schweren Verletzungen verwenden!)
- Bei Bewusstlosigkeit: Dauer der Bewusstlosigkeit mit einem Kode aus *S06.7- Bewußtlosigkeit bei Schädel-Hirn-Trauma* kodieren

2.   Prozeduren:

- durchgeführte Diagnostik und Therapie
- ggf. Dauer der Beatmung
- zusätzlich :

5-981	Versorgung bei Mehrfachverletzung
oder	
5-982.0,.1, .2, .x, .y	Versorgung bei Polytrauma

Hinweis: Der ICD-10-GM-Diagnosenthesaurus empfiehlt für Mehrfach-verletzung und Polytrauma den unspezifischen Kode *T07 Nicht näher bezeichnete multiple Verletzungen.*

Diese Kodierung ist zu vermeiden, stattdessen sind die einzelnen Verletzungen anzugeben.

1912a Akute und alte Verletzungen

a) Akute Verletzung

Bei der Behandlung einer akuten Verletzung über mehrere Aufenthalte bleibt die Hauptdiagnose dieselbe wie bei der Erstversorgung.

Die Schlüsselnummer für die akute Verletzung ist demnach Hauptdiagnose bei jeder nachfolgenden Aufnahme zur Behandlung, zum Beispiel auch bei der Aufnahme zur Entfernung einer Metallplatte (s.a. D002c Hauptdiagnose – geplanter Eingriff).

Beispiel B19.07
Ein Patient wird zur Entfernung einer Platte bei Z.n. Femurfraktur vor 15 Monaten aufgenommen.

Hauptdiagnose:
      S72.3   *Fraktur des Femurschaftes*
Nebendiagnose(n):
      Z47.0   *Entfernung einer Metallplatte oder einer anderen inneren Fixationsvorrichtung*
Prozedur(en):
      5-787.3g   *Entfernung von Osteosynthesematerial: Platte: Femurschaft*

b) Alte Verletzung

Eine „alte" Verletzung (Behandlung abgeschlossen) wird nicht kodiert. Liegen allerdings Folgeschäden vor, sind diese zu verschlüsseln – siehe dazu DKR 1913a.

1913a Folgeerscheinungen von Verletzungen, Vergiftungen, toxischen Wirkungen und anderen äußeren Ursachen

Ist die **Behandlung** einer Erkrankung oder Verletzung **abgeschlossen**, der Gesundheitszustand des Patienten aber auf Dauer beeinträchtigt, liegen „Folgezustände oder -erscheinungen" vor. Diese Folgezustände können ihrerseits zur Krankenhausaufnahme führen oder erhöhten Aufwand bei Aufnahmen aus anderen Gründen verursachen.

Die Verschlüsselung von Folgezuständen erfordert zwei Kodes:

1. Art des Folgezustands

2. Ursache des Folgezustands

(Siehe auch DKR D005a)

Mit den ICD-Kategorien T90-T98 wird angezeigt, dass anderenorts klassifizierte krankhafte Zustände „Folgen von Verletzungen, Vergiftungen und sonstigen Auswirkungen äußerer Ursachen" sind.

Beispiel B19.08
Ein Patient wird zur Behandlung einer akuten Zystitis bei neurogener Blase aufgenommen. Es besteht eine schlaffe Paraplegie aufgrund einer Rückenmarkschädigung.

Hauptdiagnose:

N30.0	*Akute Zystitis*

Nebendiagnose(n):

N31.9	*Neuromuskuläre Dysfunktion der Harnblase, n.n.bez.*
G82.07	*Schlaffe Paraparese und Paraplegie, komplett*
G82.65!	*Funktionale Höhe der Schädigung des Rückenmarks, Th11-L1*
T91.3	*Folgen einer Verletzung des Rückenmarkes*

1914a Verbrennungen

Die ICD-10-GM Version 2004 enthält im Bereich T20-T31 Kodes sowohl für Verbrennungen als auch für Verätzungen. Obwohl der Titel der Kodierrichtlinie 1914a nur „Verbrennungen" lautet, gelten alle Aussagen sinngemäß auch für **Verätzungen**.

Verbrennungen/Verätzungen werden **einzeln** nach der betroffenen Region kodiert.

- Reihenfolge der Kodes: siehe Tabelle 19-8

- Verwendung von
  T29.- Verbrennungen oder Verätzung mehrerer Körperregionen
  nur bei Überschreiten der Anzahl übermittelbarer Diagnosen

- Verwendung von
  T29.- Verbrennungen oder Verätzung mehrerer Körperregionen
  nie für Verbrennungen 3. Grades

- Verbrennungen unterschiedlichen Grades in einer Region:
  als Verbrennung des **höheren** Grades kodieren

Reihenfolge der Kodes	Kodes aus	
Verbrennung(en)	T20-T30	• Schwere Verbrennung/ Verätzung **vor** leichter Verbrennung/ Verätzung • Schwere der Verbrennung/ Verätzung **vor** Ausmaß (z.B.: Verbrennungen 3. Grades vor Verbrennungen 2. Grades) • Verbrennungen/Verätzungen gleichen Grades: größeres betroffenes Gebiet **vor** kleinerem betroffenen Gebiet"
Ausmaß der betroffenen Körperoberfläche	T31.-!/T32.-!	Nicht anzugeben bei **alleinigem** Vorliegen einer Inhalationsverbrennung (T27.-)

Tabelle 19-8: Reihenfolge der Diagnosekodes bei Verbrennungen/ Verätzungen

Die **Prozeduren**, die zur Behandlung von Verbrennungen/Verätzungen zur
Verfügung stehen, finden sich in

5-92   *Operationen an Haut und Unterhaut bei Verbrennungen* und
         Verätzungen

und

8-191   *Verbände bei großflächigen und schwerwiegenden*
         Hauterkrankungen.

Kodes	Prozeduren aus:
	Das Anlegen eines Verbandes ist zusätzlich anzugeben (mit 8-191)!
5-920	Inzision an Haut und Unterhaut bei Verbrennungen und Verätzungen
5-921	Chirurgische Wundtoilette [Wunddébridement] und Entfernung von erkranktem Gewebe an Haut und Unterhaut bei Verbrennungen und Verätzungen
5-922	Wunddébridement an Muskel, Sehne und Faszie bei Verbrennungen und Verätzungen
5-923	Temporäre Weichteildeckung bei Verbrennungen und Verätzungen
5-924	Freie Hauttransplantation und Lappenplastik an Haut und Unterhaut bei Verbrennungen und Verätzungen, Entnahmestelle **Kodes zur Entnahme** eines Hauttransplantats (s.a. DKR 1207b) Die Entnahme des Transplantates ist nur anzugeben, wenn dieser Eingriff in einer gesonderten Sitzung erfolgt!
5-925	Freie Hauttransplantation und Lappenplastik an Haut und Unterhaut bei Verbrennungen und Verätzungen, Empfängerstelle Hauttransplantation: **Kodes zum Empfang** eines Hauttransplantats (s.a. DKR 1207b)
5-926	Lokale Lappenplastik an Haut und Unterhaut bei Verbrennungen und Verätzungen
5-927	Kombinierte plastische Eingriffe an Haut und Unterhaut bei Verbrennungen und Verätzungen
5-928	Primärer Wundverschluss der Haut und Revision einer Hautplastik bei Verbrennungen und Verätzungen
5-929	Andere Operationen bei Verbrennungen und Verätzungen
8-191	Verbände bei großflächigen und schwerwiegenden Hauterkrankungen Nur einmal pro stationärem Aufenthalt zu kodieren

Tabelle 19-9: Prozeduren bei Verbrennungen (s.a. DKR 1207b)

Hauptdiagnose bei Wiederaufnahmen:

Die Hauptdiagnose hängt bei Wiederaufnahmen von Verbrennungspatienten davon ab, was der Anlass der Aufnahme ist.

a) **Weiterbehandlung** von Verbrennungen (Hauttransplantation, Débridement): Hauptdiagnose bleibt die Verbrennung

b) Behandlung von **Folgeschäden** (Narbenkontrakturen etc.): In diesem Fall wird der jeweilige Folgeschaden Hauptdiagnose, zum Beispiel ein Narbenkeloid.

Beispiel B19.09:
Ein 10-jähriges Kind wird zur chirurgischen Behandlung von Narbenkeloid an der Brustwand aufgenommen. Die Narben sind Folge einer Verbrennung 2. Grades vor 4 Monaten, die etwa 5 % der Körperoberfläche betraf.

Hauptdiagnose:
L91.0	Keloid

Nebendiagnose(n):
T95.1	Folgen einer Verbrennung, Verätzung oder Erfrierung des Rumpfes

Prozedur(en):
5-894.1a	Lokale Exzision von erkranktem Gewebe an Haut und Unterhaut mit primärem Wundverschluss, Brustwand und Rücken

Die Kodes aus T95.- sind als Hauptdiagnose nicht akzeptabel und führen zur Eingruppierung in eine Fehler-DRG (961Z Ungültige Hauptdiagnose).

1916a Vergiftung durch Arzneimittel, Drogen und biologisch aktive Substanzen

1917a Unerwünschte Nebenwirkungen von Arzneimitteln (bei Einnahme gemäß Verordnung)

1918a Unerwünschte Nebenwirkungen/Vergiftung von zwei oder mehr in Verbindung eingenommenen Substanzen (bei Einnahme entgegen einer Verordnung)

Die Verwendung von Kodes aus den Kategorien

T36 – T50 *Vergiftungen durch Arzneimittel, Drogen und biologisch aktive Substanzen*

und

T51 – T65 *Toxische Wirkung von vorwiegend nicht medizinisch verwendeten Substanzen*

ist bei verschiedenen medizinischen Konstellationen vorgesehen, die sich inhaltlich deutlich unterscheiden:

a) **Vergiftungen** aus suizidaler Absicht

b) **Vergiftungen** aufgrund irrtümlicher Einnahme oder unsachgemäßer Anwendung

c) **Nebenwirkungen** aufgrund irrtümlicher Einnahme oder unsachgemäßer Anwendung

d) **Nebenwirkungen** bei kombinierter Anwendung von verordneten Medikamenten und Eigenmedikation oder Alkohol

> **Achtung: In den letzten beiden Fällen ist eine Nebenwirkung für die Kodierung als Vergiftung zu interpretieren, obwohl im medizinischen Sinne keine eigentliche Vergiftung vorliegt.**

Die Unterschiede der Schlüssel der Kategorien T36-T50 und T51-T65 beruhen nicht auf der Differenzierung zwischen den Begriffen **Vergiftung** und **toxischer Wirkung**, sondern auf den unterschiedlichen Substanzenarten.

Weiterhin ist zur vollständigen Kodierung zusätzlich mindestens ein Schlüssel einer signifikanten Manifestation anzugeben.

Bei Vergiftung in suizidaler Absicht (Konstellation a) ist der Suizidversuch (X84.9!) nicht zu kodieren (s. DKR Version 2004, Seite 199).

In den Konstellationen b) bis d) (unsachgemäße Anwendung oder Nebenwirkungen bei kombinierter Anwendung) kann optional der Schlüssel X49.9! kodiert werden, um eine versehentliche Einnahme zu beschreiben.

X49.9!	Akzidentelle Vergiftung
	Inkl.: Akzidentelle Überdosierung eines Arzneimittels oder einer Droge
	Irrtümliche Verabreichung oder Einnahme eines falschen Arzneimittels
	Vergiftung (akzidentell) durch und Exposition gegenüber:
	• Alkohol
	• Arzneimittel, Drogen und sonstige biologisch aktive Substanzen
	• ätzende Flüssigkeit
	• halogenierte Kohlenwasserstoffe
	• organische Lösungsmittel
	• Schädlingsbekämpfungsmittel
	Verzehr von giftigen Tieren und Pflanzen
	Exkl.: Anwendung in suizidaler Absicht oder zum Zwecke der Tötung oder Schädigung oder bei sonstigen, unter X84.9, Y09.9, Y34.9 klassifizierbaren Sachverhalten
	Kontakt mit giftigen Tieren und Pflanzen (X29.9)
	Unerwünschte Nebenwirkung durch indikationsgerecht angewendete und in therapeutischer oder prophylaktischer Dosierung korrekt verabreichte Arzneimittel (Y57.9, Y59.9)

Die **Ausnahme** von dieser Regel, die Insulinüberdosierung, ist kongruent mit der Kodierrichtlinie DKR 0401b *Diabetes mellitus*, da der Aufnahmegrund in direktem Zusammenhang mit der Diabetesgrunderkrankung zu sehen ist und damit diese, abweichend von DKR D002, als Hauptdiagnose zu kodieren ist.

Bei Nebenwirkungen/Vergiftungen eines Medikamentes durch Dosierungsfehler während der stationären Behandlung ist optional der Zusatzschlüssel

Y69! Zwischenfälle bei chirurgischerm Eingriff und medizinischer Behandlung

mit folgenden Inklusiva und unter Berücksichtigung der folgenden Exklusiva zu verwenden.

Y69!	Zwischenfälle bei chirurgischem Eingriff und medizinischer Behandlung
	Inkl.: Dosierungsfehler Kontaminierte Substanzen Unzulängliche aseptische Kautelen Versehentlich im Körper zurückgelassener Fremdkörper Versehentliche(r) Schnitt, Punktion, Perforation oder Blutung Vorzeitiger Behandlungsabbruch Exkl.: Chirurgische und medizinische Maßnahmen als Ursache einer abnormen Reaktion eines Patienten oder einer späteren Komplikation, ohne Angabe eines Zwischenfalls zum Zeitpunkt der Durchführung der Maßnahme (Y84.9) Medizintechnische Geräte und Produkte im Zusammenhang mit Zwischenfällen bei diagnostischer und therapeutischer Anwendung (Y82.8)

Von den bislang geschilderten Fallkonstellationen zu unterscheiden sind **Nebenwirkungen** bei **sachgemäßer** Anwendung.

Hier wird/werden zunächst die Nebenwirkung/en kodiert, optional ergänzt um den Kode

Y57.9!	Komplikationen durch Arzneimittel oder Drogen
	Inkl.: Unerwünschte Nebenwirkung von Arzneimitteln und Drogen bei indikationsgerechter Anwendung und in korrekter therapeutischer oder prophylaktischer Dosierung Exkl.: Unfälle bei der Verabreichungsmethode von Arzneimitteln, Drogen oder biologisch aktiven Substanzen bei medizinischen und chirurgischen Maßnahmen (Y69)

Die folgende Abbildung gibt einen Gesamtüberblick über die aufgeführten Fallkonstellationen:

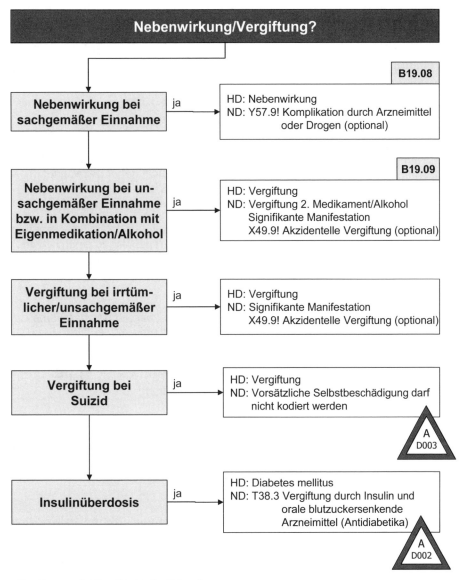

Abbildung 19-1: Überblick zu Nebenwirkungen und Vergiftungen
(DKR 1916a - 1918a)

Beispiel B19.10
21 Jahre, männlich, Aufnahme wegen eines Quincke-Ödems, bei am Vortag wegen einer akuten Bronchitis begonnener Antibiotikaeinnahme. Nach Umsetzen des Antibiotikums rasche Besserung. Verweildauer 3 Tage.

Hauptdiagnose:
        T78.3   *Angioneurotisches Ödem*
Nebendiagnose(n):
        Y57.9!   *Komplikationen durch Arzneimittel oder Drogen*
        J20.9   *Akute Bronchitis, nicht näher bezeichnet*

Beispiel B19.11
53 Jahre, weiblich, Aufnahme wegen AV-Block II. Grades mit ausgeprägter Bradykardie und Schwindel unter ß-Blockertherapie wegen eines Hypertonus. Aufgrund von Verständigungsproblemen wurde eine falsche Dosierung eingenommen. Verweildauer 6 Tage.

Hauptdiagnose:
        T44.7   *Vergiftung durch primär auf das autonome Nervensystem wirkende Arzneimittel, Beta-Rezeptorenblocker*
Nebendiagnose(n):
        I44.1   *Atrioventrikulärer [AV-] Block 2. Grades*
        X49.9!   *Akzidentelle Vergiftung*

1919a Komplikationen bei chirurgischen Eingriffen und medizinischer Behandlung

Auch hier ist zwischen unterschiedlichen medizinischen Fallkonstellationen zu unterscheiden:

a)   Komplikation eines Eingriffs (Operation, med. Maßnahme, etc.)

b)   Komplikation einer Krankheit, wobei die Komplikation in Zusammenhang mit einem Eingriff steht, aber nicht als typische Komplikation des Eingriffs anzusehen ist.

In der ersten Konstellation ist zunächst nach einem spezifischen Komplikationsschlüssel im jeweiligen Kapitel der ICD-10-GM zu suchen. So stehen zum Beispiel bei Schädigungen des Nervensystems als Komplikationen medizinischer Maßnahmen folgende Schlüssel zur Verfügung:

G97.-	**Krankheiten des Nervensystems nach medizinischen Maßnahmen, anderenorts nicht klassifiziert**
G97.0	Austritt von Liquor cerebrospinalis nach Lumbalpunktion
G97.1	Sonstige Reaktion auf Spinal- und Lumbalpunktion
G97.2	Intrakranielle Druckminderung nach ventrikulärem Shunt
G97.8	Sonstige Krankheiten des Nervensystems nach medizinischen Maßnahmen
G97.9	Krankheit des Nervensystems nach medizinischer Maßnahme, nicht näher bezeichnet

Weitere Kodes hierzu finden sich in den folgenden Kategorien:

E89.-	**Endokrine und Stoffwechselstörungen nach medizinischen Maßnahmen, anderenorts nicht klassifiziert**
H59.-	**Affektionen des Auges und der Augenanhangsgebilde nach medizinischen Maßnahmen, anderenorts nicht klassifiziert**
H95.-	**Krankheiten des Ohres und des Warzenfortsatzes nach medizinischen Maßnahmen, anderenorts nicht klassifiziert**
I97.-	**Kreislaufkomplikationen nach medizinischen Maßnahmen, anderenorts nicht klassifiziert**
J95.-	**Krankheiten der Atemwege nach medizinischen Maßnahmen, anderenorts nicht klassifiziert**
K91.-	**Krankheiten des Verdauungssystem nach medizinischen Maßnahmen, anderenorts nicht klassifiziert**
M96.-	**Krankheiten des Muskel-Skelett-Systems nach medizinischen Maßnahmen, anderenorts nicht klassifiziert**
N99.-	**Krankheiten des Urogenitalsystems nach medizinischen Maßnahmen, anderenorts nicht klassifiziert**

Nur wenn in diesen spezifischeren Kategorien keine Schlüssel zur Verfügung stehen, sind Kodes der Kategorien T80-T88 zu verwenden.

> ## Komplikationen bei chirurgischen Eingriffen und medizinischer Behandlung, anderenorts nicht klassifiziert (T80-T88)
>
> Sollen die eingesetzten Hilfsmittel oder die näheren Umstände angegeben werden, sind zusätzliche Schlüsselnummern (Kapitel XX) zu benutzen.
> Soll der Infektionserreger angegeben werden, ist eine zusätzliche Schlüsselnummer (B95-B97) zu benutzen. Im Krankenhaus sollte diese Information immer verschlüsselt werden, wenn sie vorliegt.
>
> *Exkl.:*   Jede Inanspruchnahme medizinischer Betreuung wegen postoperativer Zustände, bei denen keine Komplikationen bestehen, wie z.B.:
> - Anpassen und Einstellen von Ektoprothesen (Z44.-)
> - Verschluß eines äußeren Stomas (Z43.-)
> - Vorhandensein einer künstlichen Körperöffnung (Z93.-)
>
> Komplikationen bei chirurgischen Eingriffen während der Schwangerschaft, der Geburt oder des Wochenbettes (O00-O99)
> Näher bezeichnete Komplikationen, die anderenorts klassifiziert sind, wie z.B.:
> - Austritt von Liquor cerebrospinalis nach Lumbalpunktion (G97.0)
> - Funktionsstörung nach Kolostomie (K91.4)
> - Funktionsstörungen nach kardiochirurgischem Eingriff (I97.0-I97.1)
> - Lymphödem nach Mastektomie (I97.2)
> - Postlaminektomie-Syndrom, anderenorts nicht klassifiziert (M96.1)
> - Störungen des Wasser- und Elektrolythaushaltes (E86-E87)
> - Syndrom der blinden Schlinge nach chirurgischem Eingriff (K91.2)
> - Syndrome des operierten Magens (K91.1)
>
> Unerwünschte Nebenwirkungen von Arzneimitteln und Drogen (A00-R99, T78.-)
> Verbrennungen oder Verätzungen durch lokale Applikationen und Bestrahlung (T20-T32)
> Vergiftung durch und toxische Wirkungen von Arzneimitteln, Drogen und chemische Substanzen (T36-T65)

Auf die zahlreichen, zu beachtenden Exklusiva dieser Kategorie sei an der Stelle nochmals hingewiesen.

In oben genannter Konstellation b) ist die entsprechende Diagnose (z.B. Pneumonie) der „Komplikation", optional gefolgt von

Y82.8!   *Zwischenfälle durch medizintechnische Geräte und Produkte*

oder

Y84.9!   *Zwischenfälle durch medizinische Maßnahmen, nicht näher bezeichnet*

um den Zusammenhang zu einer Prozedur darzustellen, zu kodieren.

Beispiel B19.12
Das folgende Beispiel soll diesen Unterschied nochmals erläutern:

Konstellation a:

Hypoxischer Hirnschaden als Komplikation einer schwierigen Reanimation bei mehrmals misslungener Intubation und frustraner Maskenbeatmung:

G97.8	*Sonstige Krankheiten des Nervensystems nach medizinischen Maßnahmen*
T88.4	*Misslungene oder schwierige Intubation*
I46.0	*Herzstillstand mit erfolgreicher Wiederbelebung*

Konstellation b:

Hypoxischer Hirnschaden (als Komplikation der "Erkrankung Herzstillstand") nach suffizienter Reanimation:

G93.1	*Anoxische Hirnschädigung, anderenorts nicht klassifiziert*
Y84.9!	*Zwischenfälle durch medizinische Maßnahmen, nicht näher bezeichnet*
I46.0	*Herzstillstand mit erfolgreicher Wiederbelebung*

Notizen:

Notizen:

LITERATURVERZEICHNIS

Australian Refined Diagnosis Related Groups (AR-DRG), Version 4.1: Definition Manual, Commonwealth, Department of Health and Aged Care, Canberra, Austalia, 1998

Deutsche Kodierrichtlinien, Version 2004: Deutsche Krankenhausgesellschaft (DKG), Spitzenverbände der Krankenkassen (GKV), Verband der privaten Krankenversicherung (PKV), Institut für das Entgeltgeltsystem im Krankenhaus gGmbH (InEK)

G-DRG German Diagnosis Related Groups, Version 2004: Definitionshandbuch Band 1 bis 5, Institut für das Entgeltsystem im Krankenhaus gGmbH (InEK)

ICD-10-AM Australian Coding Standards, 1st Edition: Volume 5 of the International Classification of Diseases and Related Health Problems, 10th Revision, Australian Modification, 1st Edition July 1998, National Centre for Classification in Health, Sydney

ICD-10-AM Australian Coding Standards, 2nd Edition: Volume 5 of the International Classification of Diseases and Related Health Problems, 10th Revision, Australian Modification, 2nd Edition July 2000, National Centre for Classification in Health, Sydney

ICD-10-AM Australian Coding Standards, 3rd Edition: Volume 5 of the International Classification of Diseases and Related Health Problems, 10th Revision, Australian Modification, 3rd Edition July 2002, National Centre for Classification in Health, Sydney

ICD-10 International Statistical Classification of Diseases and Related Health Problems, 10th Revision. World Health Organisation (WHO), Geneva. Vol. 1: Tabular List, 1992. Vol. 2: Instruction Manual 1993. Vol. 3: Alphabetical Index 1994.

ICD-10 Internationale statistische Klassifikation der Krankheiten und verwandter Gesundheitsprobleme, 10. Revision, (WHO-Ausgabe) Version 2004: Deutsches Institut für Medizinische Dokumentation und Information (DIMDI), Köln, 1999

ICD-10-GM Systematisches Verzeichnis Version 2004 - Internationale statistische Klassifikation der Krankheiten und verwandter Gesundheitsprobleme, 10. Revision, German Modification: Deutsches Institut für Medizinische Dokumentation und Information (DIMDI), Köln, 2003

ICD-10-GM-Diagnosenthesaurus, Version 2004: Alphabetisches Verzeichnis zur Internationalen statistischen Klassifikation der Krankheiten und verwandter Gesundheitsprobleme, 10. Revision – German Modification, Version 2004. Deutsches Institut für Medizinische Dokumentation und Information (DIMDI), Köln, 2003

Operationen- und Prozedurenschlüssel nach § 301 SGB V
Internationale Klassifikation der Prozeduren in der Medizin (OPS-301),
Version 2004: Band 1: Systematisches Verzeichns. Deutsches Institut für
Medizinische Dokumentation und Information (DIMDI), Köln, 2003

Operationen- und Prozedurenschlüssel nach § 301 SGB V
Internationale Klassifikation der Prozeduren in der Medizin (OPS-301),
Version 2004: Band 2: Alphabetisches Verzeichnis. Deutsches Institut für
Medizinische Dokumentation und Information (DIMDI), Köln, 2003

Verordnung zum Fallpauschalensystem für Krankenhäuser (KFPV) vom
19. September 2002, Bundesministerium für Gesundheit und Soziale
Sicherung

Verordnung zum Fallpauschalensystem für Krankenhäuser für das
Jahr 2004 (Fallpauschalenverordnung 2004 - KFPV 2004) vom 13.
Oktober 2003, Bundesministerium für Gesundheit und Soziale Sicherung

WEITERFÜHRENDE LITERATUR

Kodierempfehlungen für Diagnosen und Prozeduren in der Pädiatrischen Onkologie und Hämatologie. Hrsg.: DRG-Arbeitsgruppe der Gesellschaft für Pädiatrische Onkologie und Hämatologie (GPOH).
http://www.kinderkrebsinfo.de/e2260/e5888/e6154/index_ger.html

Kodierleitfaden Dermatologie. Hrsg.: Deutsche Dermatologische Gesellschaft (DGG) und DRG Research Group, Universitätsklinikum Münster.
http://drg.uni-muenster.de/de/kodierung/kodierleitfaden/kodierleitfaden.html

Kodierleitfaden Gastroenterologie. Hrsg.: Deutsche Gesellschaft für Verdauungss- und Stoffwechselerkrankungen und DRG Research Group, Universitätsklinikum Münster.
http://drg.uni-muenster.de/de/kodierung/kodierleitfaden/kodierleitfaden.html

Kodierleitfaden Geriatrie. Hrsg.: Arbeitsgruppe der Bundesarbeitsgemeinschaft der Klinisch–Geriatrischen Einrichtungen e.V. (BAG KGE), der Deutschen Gesellschaft für Geriatrie e.V. (DGG) und der Deutschen Gesellschaft für Gerontologie und Geriatrie (DGGG).
http://www.bag-geriatrie.de/Frames/Kodierleitfaden.html

Kodierleitfaden HNO (Entwurfsversion). Hrsg.: Klinik und Poliklinik für HNO-Heilkunde und DRG-Research-Group, Universitätsklinikum Münster
http://drg.uni-muenster.de/de/kodierung/kodierleitfaden/kodierleitfaden.html

Kodierleitfaden Infektionskrankheiten und Infektionserreger. Erstellt von der DRG AG der Deutschen Gesellschaft für Hygiene (DHGM) in Zusammenarbeit mit der Gesllschaft für Virologie (GfV) u.a., Version 2004.
http://www.dghm.org/texte/DRG-KDL-INF-2004-008.pdf

Kodierleitfaden Kardiovaskularchirurgie. Hrsg.: Deutsche Gesellschaft für Herz-, Thorax- und Gefäßchirurgie und DRG- Research-Group, Universitätsklinikums Münster.
http://drg.uni-muenster.de/de/kodierung/kodierleitfaden/kodierleitfaden.html

Kodierleitfaden Kinder- und Jugendmedizin der verbändeübergreifenden Arbeitsgruppe DRG, Version 2004, Hrsg: Gesellschaft der Kinderkrankenhäuser und Kinderabteilungen in Deutschland e.V.
http://www.GKinD.de

Kodierleitfaden Nephrologie. Hrsg.: Deutsche Arbeitsgemeinschaft für Klinische Nephrologie, Deutsche Gesellschaft für Nephrologie und DRG-Research-Group, Universitätsklinikum Münster
http://www.uni-essen.de/nieren&hochdruck/Media/Kodierleitfaden.pdf

Kodierleitfaden Rheumatologie. Hrsg.: Verband Rheumatologischer Akut-kliniken e.V., Deutsche Gesellschaft für Rheumatologie und DRG-Research-Group, Universitätsklinikum Münster.
http://drg.uni-muenster.de/de/kodierung/kodierleitfaden/kodierleitfaden.html

Kodierleitfaden Schlaganfall – Ein Kompendium für die Praxis zur leis-tungsorientierten Abbildung der Schlaganfallversorgung im deutschen DRG-System; Deutsche Schlaganfall-Gesellschaft und Institut für Integrative Ver-sorgung in der Medizin, Universitätsklinikum Gießen; ISBN 3-934849-40-7
Online-Version: http://www.dsg-info.de oder http://www.institut-ivm.de

Kodierleitfaden Unfallchirurgie und Orthopädie. Hrsg.: Deutsche Gesellschaft für Unfallchirurgie, Deutsche Gesellschaft für Orthopädie und Traumatologie und DRG- Research-Group, Universitätsklinikums Münster
http://www.dgu-online.de/drg/

STICHWORTVERZEICHNIS